匠が伝える
低侵襲脊椎外科の奥義

The Master's Techniques of
Minimally Invasive
Spine Surgery

編集
西良浩一
徳島大学大学院医歯薬学研究部運動機能外科学（整形外科）主任教授

石井　賢
国際医療福祉大学医学部整形外科学 主任教授

MEDICAL VIEW

本書では，厳密な指示・副作用・投薬スケジュール等について記載されていますが，これらは変更される可能性があります。本書で言及されている薬品については，製品に添付されている製造者による情報を十分にご参照ください。

The Master's Techniques of Minimally Invasive Spine Surgery
（ISBN978-4-7583-1877-8 C3047）

Editors：Koichi Sairyo
　　　　Ken Ishii

2019. 12. 10　1st ed

©MEDICAL VIEW, 2019
Printed and Bound in Japan

Medical View Co., Ltd.
2-30　Ichigayahonmuracho, Shinjyukuku, Tokyo, 162-0845, Japan
E-mail　ed @ medicalview.co.jp

序文

このたび，2019 年に高松市で開催される第 22 回日本低侵襲脊椎外科学会（JASMISS）に併せ，低侵襲脊椎外科手術の最前線を解説する本書を，国際医療福祉大学医学部整形外科学の石井 賢主任教授とともに編集し，上梓するに至りました。2019 年の JASMISS は私が会長で徳島大学が担当させていただきます。

さて約 1 年前，東京都にて第 21 回 JASMISS が石井 賢会長の下で盛大に開催され，非常に多くの斬新的な低侵襲手術が紹介されました。閉会式にて私が会長を引き継ぎました。1999 年，内視鏡手術から始まった JASMISS ですが，現在は脊椎固定手術や制動手術の低侵襲化，いわゆる MISt が進化を遂げ，この 10 年間さまざまな低侵襲手術が出現しております。技術進化のスピードに，教科書がまったく追いついていないというのが現状です。しかし，ついに時は来ました。本書作成の絶好の時期に来ていることを石井教授と 2 人で実感したのです。

本書は 4 つのパートから構成されます。最初の 2 つを私が，後の 2 つを石井教授が編集担当しました。Part 1 は，まず運動療法です。脊椎手術に運動療法は欠かせません。運動療法をセラピスト任せにする時代は終わりました。われわれ脊椎外科医も，最先端の理論を知っておく必要があります。目次を見ると，脊椎外科医には馴染みのない言葉があふれていると思います。しかし，これら運動療法はスポーツ医学の現場では当たり前のように行われているのです。低侵襲脊椎手術後のリハビリテーションにも同様の概念を導入していただきたく思います。次の Part 2 は，全内視鏡手術です。1998 年より日本に上陸した MED 法には多くの成書が存在します。しかし，全内視鏡手術（旧：経皮的内視鏡手術，PED 法）の教科書は見当たりません。ヘルニア摘出術から始まった本手技ですが，現在では狭窄症から固定術へと技術革新が進んでおります。全内視鏡の最前線をご堪能くだされればと思います。

Part 3 は MISt の奥義です。2005 年の経皮的椎弓根スクリュー（PPS）国内導入後，現在で 10 年余。当初は MIS-TLIF のみであった手技が，さまざまな病態に応用されております。PPS 自身も進化を遂げ，第一世代の Sextant と比較すると，極めて user friendly なシステムに進化しております。さらに，PPS 以外にも低侵襲 screw 法としての CBT，また側方から背筋に低侵襲となる OLIF & XLIF & KLIF と，この 10 年でこれほど多くの MISt が開発されていることは，驚愕に値します。国内最前線を走る匠が伝える MISt の奥義が紹介されています。Part 4 は最先端治療です。いわゆるアートの MISt です。まだまだ日本で始まったばかりの手技も紹介されています。これら state of the art 手技も，今後症例を重ねることで国内に広まっていくものと期待されます。

第 22 回 JASMISS のテーマは，"Determination 脊椎外科を先導する"としました。大きく切開する従来法に比較して，低侵襲手術は独特の合併症に加え，ラーニングカーブもあり，開始・導入にあたり『断固たる決意：determination』が必要となります。つまり，低侵襲手術を習得する脊椎外科医が脊椎外科を先導すると言っても過言ではありません。

「低侵襲手術を制する者は脊椎外科手術を制する」

本書が国内における低侵襲脊椎手術の今後の発展を，さらに加速させることと期待しております。

令和元年 11 月吉日

徳島大学大学院医歯薬学研究部運動機能外科学（整形外科）主任教授
第 22 回 JASMISS 会長

西良浩一

執筆者一覧

■編　集

西良浩一	徳島大学大学院医歯薬学研究部運動機能外科学（整形外科）主任教授
石井　賢	国際医療福祉大学医学部整形外科学 主任教授

■執筆（掲載順）

倉持梨恵子	中京大学スポーツ科学部スポーツ健康科学科 准教授
清水卓也	中京大学スポーツ科学部スポーツ健康科学科 教授
鈴木　岳.	株式会社R-body project 代表取締役
増渕喜秋	整形外科 スポーツ・栄養クリニック代官山
武田淳也	整形外科 スポーツ・栄養クリニック 理事長
室伏由佳	順天堂大学スポーツ健康科学部スポーツ科学科 講師
佐藤　紀	徳島大学病院リハビリテーション部 特任講師
西良浩一	徳島大学大学院医歯薬学研究部運動機能外科学（整形外科）主任教授
藤谷順三	整形外科 スポーツ・栄養クリニック福岡
本橋恵美	一般社団法人 Educate Movement Institute 代表理事 株式会社E.M.I. 代表取締役
成田崇矢	桐蔭横浜大学スポーツ健康政策学部スポーツテクノロジー学科 教授
金岡恒治	早稲田大学スポーツ科学学術院 教授
南部浩史	富山県済生会高岡病院 診療部長，整形外科部長
山屋誠司	仙台西多賀病院整形外科 脊椎内視鏡センター長
土屋邦喜	JCHO九州病院整形外科 診療部長
坂根正孝	筑波学園病院リハビリテーション科 部長
手束文威	徳島大学大学院医歯薬学研究部運動機能外科学（整形外科）
寺井智也	四国中央病院整形外科 第三整形外科部長
山下一太	徳島大学大学院医歯薬学研究部運動機能外科学（整形外科）講師
東野恒作	四国こどもとおとなの医療センター 統括診療部長／骨・運動器センター部長
長濱　賢	我汝会さっぽろ病院整形外科
眞鍋裕昭	徳島大学大学院医歯薬学研究部運動機能外科学（整形外科）
中野正人	高岡市民病院整形外科 科長・主任部長，富山大学医学部 臨床教授
鈴木亨暢	大阪市立大学大学院医学研究科整形外科学 講師
海渡貴司	大阪大学大学院医学系研究器官制御外科学 講師
篠原　光	東京慈恵会医科大学整形外科学講座
曽雌　茂	東京慈恵会医科大学整形外科学講座 教授
丸毛啓史	東京慈恵会医科大学整形外科学講座 主任教授

二階堂琢也	福島県立医科大学医学部整形外科学講座 准教授
伊藤康夫	神戸赤十字病院整形外科 部長
磯貝宜広	国際医療福祉大学三田病院整形外科
石井　賢	国際医療福祉大学医学部整形外科学 主任教授
岡田英次朗	慶應義塾大学医学部整形外科学教室 講師
渡辺航太	慶應義塾大学医学部整形外科学教室 准教授
松本守雄	慶應義塾大学医学部整形外科学教室 教授
石原昌幸	関西医科大学医学部整形外科学講座
原田智久	洛和会丸太町病院 副院長／脊椎センター長
石橋秀信	洛和会丸太町病院／脊椎センター
岩﨑　博	和歌山県立医科大学整形外科学講座 准教授
山田　宏	和歌山県立医科大学整形外科学講座 教授
藤林俊介	京都大学医学部附属病院整形外科 特定教授
酒井紀典	徳島大学大学院医歯薬学研究部運動機能外科学（整形外科）准教授
時岡孝光	高知医療センター整形外科 主任科長
折田純久	千葉大学大学院医学研究院整形外科学 特任准教授
大鳥精司	千葉大学大学院医学研究院整形外科学 教授
野尻英俊	順天堂大学医学部整形外科学講座 准教授
石濱嘉紘	徳島大学大学院医歯薬学研究部運動機能外科学（整形外科）
吉井俊貴	東京医科歯科大学大学院医歯学総合研究科整形外科学 准教授
船尾陽生	国際医療福祉大学医学部整形外科学 准教授
横須賀公章	久留米大学医学部整形外科学講座 講師
鵜飼淳一	名古屋第二赤十字病院整形外科 医長
中西一夫	川崎医科大学脊椎・災害整形外科学教室 准教授
朴　正旭	関西医科大学整形外科学講座
富田　卓	青森県立中央病院整形外科 部長
星野雅洋	苑田第三病院東京脊椎脊髄病センター センター長
齋藤貴徳	関西医科大学整形外科学講座 主任教授
佐藤公治	名古屋第二赤十字病院整形外科 院長
小谷善久	関西医科大学総合医療センター整形外科 准教授
中西一義	広島大学大学院医系科学研究科生理機能情報科学 教授
松山幸弘	浜松医科大学医学部整形外科学講座 教授

目 次

Part 1　低侵襲を支える運動療法の奥義　*1*

体幹リハの基本理論：Joint by Joint Theory ──────── 倉持梨恵子，清水卓也　**2**

Joint by Joint Theoryを基にした運動療法の
目的・目標・意義 ……………………………… 2
コレクティブアプローチにおける
Joint by Joint Theoryの位置づけ …………… 2

腰椎・骨盤帯，体幹のスタビリティ改善
－ローカル筋と腹腔圧 ………………………… 5
その他の関節における役割を改善するための
アプローチ ……………………………………… 9

体幹リハの基本理論：integrated movement approach ──────── 鈴木　岳．　**13**

運動指導における「奥義」 ……………………… 13
正しい動作教育について ………………………… 13
不良動作の改善のためのコンディショニング
トレーニングプログラムデザイン …………… 19

実務の必須要素 …………………………………… 21
まとめ ……………………………………………… 22
最後に ……………………………………………… 22

体幹リハの基本理論：elongation and articulation ──────── 増渕喜秋，武田淳也　**23**

メカニカルストレスによる脊椎疾患の原因 …… 23
脊柱の動きの機能的なゴール …………………… 24
脊柱のneutralポジション ……………………… 24
脊柱neutralのアライメントを整えるAE意識 … 25
脊柱の動きの分配の評価 ………………………… 30

さまざまなフィードバックを用いて
SA機能の獲得を目指す ………………………… 30
AE意識とSA機能をADLやスポーツ活動の
課題に汎化させる ……………………………… 35

体幹リハの基本理論：active corrective approach ──────── 室伏由佳，倉持梨恵子　**37**

はじめに …………………………………………… 37
身体活動と体力の低下に影響する腰痛症 ……… 37
エクササイズやレジスタンストレーニングの
実施に向けて …………………………………… 38

FMS®による動作パターンの評価と
コレクティブエクササイズの位置づけ ……… 38
コレクティブエクササイズの実践 ……………… 42
コレクティブエクササイズの種目例 …………… 42

体幹リハの基本理論：mobilization & stabilization ──────── 佐藤　紀，西良浩一　**55**

はじめに …………………………………………… 55
まず，「joint-by-joint approach」を知ろう … 55
次に，胸椎・胸郭，股関節の可動性の
向上を図ろう …………………………………… 56

さらに，腰椎の安定化を図ろう ………………… 61
すべての運動において留意する点 ……………… 65
患者指導のコツ …………………………………… 65
まとめ ……………………………………………… 65

応用：ピラティス（Pilates） ──────── 藤谷順三，武田淳也　**67**

エビデンスベースの運動療法：ピラティス …… 67
ピラティスの原理原則 …………………………… 67

低侵襲の運動療法として－ピラティスの実際 … 67
まとめ ……………………………………………… 77

応用：Core Power Yoga CPY® ——————————— 本橋恵美　**78**

体幹の安定化に関与するローカル筋と		脊椎の機能改善	84
グローバル筋	78	屈曲時痛	84
Core Power Yoga CPY®	78	体幹屈曲機能向上	86
CPYプログラム構成	79	まとめ	86
CPYによる動作評価	84		

応用：胸椎・胸郭をよみがえらせる運動療法 ————————— 成田崇矢　**88**

目的・目標	88	基礎疾患・合併症への配慮	90
胸椎・胸部に対する運動療法の意義	88	患者指導のコツ	90
インフォームドコンセント	88	実技解説	91

応用：体幹motor control機能不全　－評価と改善策　金岡流－ ——— 金岡恒治　**96**

はじめに	96	体幹と四肢のmotor control	100
脊柱のmotor control機能	96	終わりに	105

応用：体幹motor control不全　－評価と改善策　武田流－ ——————— 武田淳也　**106**

はじめに	106	リハビリテーション(運動療法)の原理原則	111
モーターコントロール＆ラーニングとは	106	終わりに	124
MCの評価	108		

Part 2 **匠が伝える全内視鏡手技の奥義**　　*125*

腰椎椎間板ヘルニア：transforaminal full-endoscopic discectomy (inside-out)
——————— 南部浩史　**126**

Introduction	126	⑤注射針刺入～椎間板造影	130
手術手技	128	⑥カニューラ挿入	132
①術前準備	128	⑦ヘルニア摘出	134
②手術体位	129	⑧硬膜外鏡視	136
③手術環境	129	⑨閉創	137
④麻酔および鎮静	129	⑩後療法	137

腰椎椎間板ヘルニア：transforaminal full-endoscopic discectomy (outside-in)

山屋誠司　**138**

Introduction ・・・・・・・・・・・・・・・・・・・・・ 138	①シリアルダイレーション・・・・・・・・・・・・・・ 145
Inside-out法，outside-in法 ・・・・・・・・・・・ 141	②カニューラ挿入・・・・・・・・・・・・・・・・・・・・・ 145
手術手技・・・・・・・・・・・・・・・・・・・・・・・・・ 141	③High speed barで上関節突起腹側を
①椎間板穿刺・椎間板造影後CT検査の	掘削・・・・・・・・・・・・・・・・・・・・・・・・・・・・ 146
重要性・・・・・・・・・・・・・・・・・・・・・・・・ 141	④Hand-down，カニューラをinsideに挿入，
②術前検査でinside-out法かoutside-in法か	ヘルニア摘出・・・・・・・・・・・・・・・・・・・・ 147
計画する・・・・・・・・・・・・・・・・・・・・・・ 143	⑤Ventral epiduroscopic observation
③Kambin's triangleとtwo-incision法 ・・ 144	technique ・・・・・・・・・・・・・・・・・・・・・ 147
TF-FED (foraminoplastic outside-in法) ・・・・・・ 145	⑥神経根の除圧を確認・・・・・・・・・・・・・・・ 147
手術手技・・・・・・・・・・・・・・・・・・・・・・・・・ 145	⑦後療法・・・・・・・・・・・・・・・・・・・・・・・・・ 148

腰椎椎間板ヘルニア：inter-laminar full-endoscopic discectomy

土屋邦喜　**154**

Introduction ・・・・・・・・・・・・・・・・・・・・・ 154	④エンドポイント・・・・・・・・・・・・・・・・・・・・ 160
手術手技・・・・・・・・・・・・・・・・・・・・・・・・・・ 157	⑤より安全，効率的な操作のために・・・・・・・ 161
①アプローチ，オリエンテーション・・・・・・ 157	⑥特殊な病態，解剖学的バリエーションへの
②ヘルニア摘出のポイント・・・・・・・・・・・・ 158	対応・・・・・・・・・・・・・・・・・・・・・・・・・・・ 162
③出血コントロール・・・・・・・・・・・・・・・・・ 159	まとめ・・・・・・・・・・・・・・・・・・・・・・・・・・・・ 163

腰椎外側椎間板ヘルニア：extraforaminal full-endoscopic discectomy

坂根正孝　**164**

Introduction ・・・・・・・・・・・・・・・・・・・・・ 164	②外筒管の選択，ヘルニア摘出・・・・・・・・・・ 166
手術手技・・・・・・・・・・・・・・・・・・・・・・・・・・ 166	③ヘルニア摘出後・・・・・・・・・・・・・・・・・・・ 169
①ガイド針刺入点の位置，外筒管刺入まで・・・ 166	

腰椎L5/s椎間板ヘルニア：transforaminal full-endoscopic discectomy (outside-in)

手束文威　**170**

Introduction ・・・・・・・・・・・・・・・・・・・・・ 170	③椎間孔拡大・・・・・・・・・・・・・・・・・・・・・・ 174
手術手技・・・・・・・・・・・・・・・・・・・・・・・・・・ 173	④Outside設置でのヘルニア摘出 ・・・・・・・ 174
①穿刺，麻酔，椎間板造影・・・・・・・・・・・・ 173	⑤Inside設置でのヘルニア摘出 ・・・・・・・・・ 176
②皮膚切開，ダイレーティング，	⑥硬膜外鏡視，神経根の除圧の確認・・・・・・・ 176
内視鏡設置・・・・・・・・・・・・・・・・・・・・ 173	⑦止血，ドレーン挿入，閉創・・・・・・・・・・・ 177

CONTENTS

腰部脊柱管狭窄症 (foraminal)：full-endoscopic foraminotomy ———— 寺井智也　**178**

Introduction ……………………… 178
手術手技……………………………… 179
　①麻酔，椎間板穿刺，造影……… 179
　②ダイレーター挿入，外筒設置……… 180
　③Foraminoplasty による SAP 切除 ……… 181
④黄色靱帯切除……………………… 183
⑤椎間板ヘルニア切除，exiting nerve root の
　除圧確認………………………… 184
⑥術後ドレーン留置，後療法……… 185

腰部脊柱管狭窄症 (recess)：transforaminal full-endoscopic ventral facetectomy (TF-FEVF) ———— 山下一太　**186**

Introduction ……………………… 186
手術手技……………………………… 188
　①アプローチ，麻酔，椎間板造影・染色…… 188
　②皮膚切開，ダイレーション…… 189
　③内視鏡設置，上関節突起の掘削…… 190
④黄色靱帯の露出，下関節突起の掘削……… 190
⑤黄色靱帯の剥離，除去，神経根の除圧の
　確認……………………………… 191
⑥ドレーン設置，閉創…………… 192
⑦術後処置………………………… 192

化膿性脊椎炎，椎間板炎に対する全内視鏡手技 ———— 東野恒作，西良浩一　**194**

Introduction ……………………… 194
手術手技……………………………… 195
　①麻酔の注入……………………… 195
　②培養検体の採取………………… 195
③掻把洗浄………………………… 196
症例提示…………………………… 197
考察………………………………… 200
結語………………………………… 201

Full-endoscopic discectomy & foraminoplasty テクニックの腰椎固定術への応用：PETLIF (ペトリフ) ———— 長濱　賢　**202**

Introduction ……………………… 202
手術手技……………………………… 204
　①経皮的椎弓根スクリューシステムを用いた
　　テクニックで椎体すべりを整復……… 204
　②楕円スリーブを挿入，回転させ椎体間高を
　　開大…………………………… 205
③楕円スリーブを経由してキュレットで
　移植母床を作製………………… 208
④半楕円スリーブで椎体間高を開大させたまま
　椎体間ケージを挿入…………… 209
⑤神経症状に対し間接除圧のみで良好な
　結果を獲得……………………… 210
結語………………………………… 211

腰椎椎間板症への thermal annuroplasty ———— 眞鍋裕昭　**212**

Introduction ……………………… 212
手術手技……………………………… 215
　①刺入ポイントと皮切…………… 215
　②内視鏡設置……………………… 216
　③内視鏡視，変性椎間板の切除… 217
④HIZ と painful annular tear の処置……… 218
⑤閉創……………………………… 219
⑥術後後療法……………………… 219
終わりに…………………………… 219

Part 3 匠が伝える MISt の奥義　221

胸椎・腰椎 PPS の基本手技　　　　　　　　　　　　　　　中野正人　222

Introduction …………………………… 222
手術手技 ………………………………… 223
　①皮膚マーキング・切開 ………………… 223
　②PPS 挿入 ……………………………… 224
③ロッド挿入 ……………………………… 226
④閉創 …………………………………… 226
手技のコツとピットフォール ……………… 228

腰椎変性疾患：MIS-TLIF　　　　　　　　　　　　　　　　鈴木亨暢　232

Introduction …………………………… 232
L4/5 MIS-TLIF，左進入 ……………… 234
手術手技 ………………………………… 234
　①皮切 …………………………………… 234
　②椎弓の展開 …………………………… 234
③除圧および進入側椎間関節の切除 ……… 235
④椎間板切除と椎体間固定 ……………… 236
⑤PPS の挿入とロッド固定 …………… 238
⑥閉創 …………………………………… 239
⑦後療法 ………………………………… 239

腰椎変性疾患：CBT 法　　　　　　　　　　　　　　　　　海渡貴司　240

Introduction …………………………… 240
手術手技 ………………………………… 242
　①皮切と展開 …………………………… 242
　②スクリュー挿入点の同定とスタートホールの
　　作製 ………………………………… 242
③ドリリング，タップ，スクリュー挿入 …… 243
④ロッドとの連結 ………………………… 243
⑤患者適合型スクリューガイドを
　使用する場合 ………………………… 244
最後に …………………………………… 245

MIS-long fixation 総論　　　　　　　　　　　篠原　光，曽雌　茂，丸毛啓史　246

Introduction …………………………… 246
手術手技 ………………………………… 248
　①皮切 …………………………………… 248
　②J プローブと PPS の挿入 …………… 249
③ロッドベンディング …………………… 251
④ロッド挿入とセットスクリュー設置 …… 251
⑤エクステンダー取りはずしと閉創 ……… 253

破裂骨折：MISt　　　　　　　　　　　　　　　　　　　　二階堂琢也　254

Introduction …………………………… 254
手術手技 ………………………………… 256
　①皮切，筋膜切開，筋層の展開 ………… 256
　②PPS 挿入 ……………………………… 257
　③ロッドベンディング，ロッド挿入，
　　セットスクリュー設置 ……………… 257
④骨折椎体の整復 ………………………… 258
⑤タブまたはエクステンダーの取りはずし … 258
⑥椎体形成 ……………………………… 258
⑦閉創 …………………………………… 259
⑧初期の後療法 ………………………… 259
⑨抜釘 …………………………………… 259

CONTENTS

不安定型骨盤輪骨折：MISt ——————— 伊藤康夫 **261**

Introduction ················ 261
手術手技················ 263
　①皮切とPPSの挿入 ······ 263
　②腸骨スクリューの挿入········ 266
　③ロッドの挿入·········· 267
　④整復操作················ 267
　⑤ロッド間の連結，インストゥルメンテーション
　　の完成 ················ 269
　⑥後療法················ 269

転移性脊椎腫瘍と感染性疾患：MIS-long ——————— 磯貝宜広，石井 賢 **270**

Introduction ················ 270
手術手技················ 273
　①皮切················ 273
　②Jamshidi® ニードルの挿入 ··· 274
　③ガイドワイヤー・スクリューの挿入······ 277
　④ロッドの連結··········· 278
　⑤閉創················ 278
　⑥後療法················ 278

びまん性特発性骨増殖症を伴った脊椎損傷：MIS-long fixation
——————— 岡田英次朗，渡辺航太，松本守雄 **279**

Introduction ················ 279
手術手技················ 281
　①X線透視によるマーキング··· 281
　②除圧················ 281
　③経皮的椎弓根スクリュー設置········ 282
　④ロッドの連結··········· 283
　⑤閉創················ 285

成人脊柱変形：MIS-long ——————— 石原昌幸 **286**

Introduction ················ 286
手術手技················ 288
　①イメージにて各椎弓根レベルを確認····· 288
　②皮切················ 288
　③L5/S1 TLIF ············ 289
　④S2AI挿入··········· 290
　⑤PPS挿入 (T10, 11) ······· 291
　⑥PPS挿入
　　(T12 〜 S1 LICAPテクニックを用いて) ··· 291
　⑦スクリューエクステンダーの高さを
　　そろえる ················ 292
　⑧rodベンディング·········· 292
　⑨rod挿入とセットスクリュー設置······ 293
　⑩X線画像にて前弯および
　　冠状面バランス確認············ 295
　⑪エクステンダーの取り外しと閉創········ 297

成人脊柱変形：All PPS ——————— 原田智久，石橋秀信 **298**

Introduction ················ 298
手術手技················ 300
　①LIF ················ 300
　②体位変換，術前のマーキング········ 300
　③皮切，胸椎部への骨移植············ 302
　④皮切，L5/S PLIF または TLIF ······ 303
　⑤皮切，All PPSと腸骨スクリューの挿入 ··· 303
　⑥ロッドの挿入··········· 305
　⑦矯正操作··········· 306
　⑧閉創················ 308
　⑨初期の後療法············ 308

LIF (direct lateral approach) ———————————— 岩崎　博, 山田　宏　**309**

Introduction	309	②レトラクター設置	312
手術手技	310	③椎間板郭清	313
①皮切，展開	310	④ケージ設置	314

LIF (oblique approach) ———————————————————— 藤林俊介　**316**

Introduction	316	⑤レトラクター設置	322
手術手技	320	⑥椎間板郭清	322
①手術体位	320	⑦ケージ挿入	322
②皮膚切開	320	⑧閉創	323
③術野の展開	321	⑨後方固定	323
④レベル確認	322		

脊柱後弯症：stand-alone LIF ——————————————————— 酒井紀典　**324**

Introduction	324	手術手技	328

頚椎MISt（後外側進入によるMICEPS法）————————————— 時岡孝光　**330**

Introduction	330	⑤椎体後縁から椎体内の掘削	335
手術手技	334	⑥椎間関節固定と骨移植	335
①ナビゲーションの準備	334	⑦除圧術	336
②後外側の皮膚切開と外側塊の展開	334	⑧ロッド締結	336
③椎弓根スクリューのエントリーポイントの決定	334	⑨創を閉鎖	336
④椎弓根の掘削	335	⑩後療法	336

L5/S1前側方椎体間固定術（OLIF51：Hynes technique）——— 折田純久, 大鳥精司　**337**

Introduction	337	②外腹斜筋膜から後腹膜腔への進入	342
手術手技	341	③術野の展開と確保	343
①体位・皮切の設定	341	④椎間板郭清とケージ設置	344

経皮的S2AIスクリュー ————————————————— 野尻英俊, 篠原　光　**346**

Introduction	346	③仙腸関節部の進入	349
手術手技	348	④タッピングとスクリュー挿入	350
①セッティング	348	⑤ロッドへの連結	350
②皮切とエントリー	348	まとめ	352

分離部修復術：smiley face rod ──────── 石濱嘉紘，西良浩一　**353**

Introduction	353	③採骨	356
手術手技	354	④PPS挿入	356
①皮切と展開	354	⑤ロッド設置	357
②分離部郭清，神経根除圧	354	⑥分離部骨移植，閉創，術後Ｘ線撮影	359

Part 4　新規医療機器・手術手技・薬物併用の奥義　*361*

頸椎人工椎間板置換術（Prestige LP®） ──────── 吉井俊貴　**362**

Introduction	362	②除圧操作	363
手術手技	363	③インプラント挿入	364
①展開	363	④閉創，術後	365

頸椎人工椎間板置換術（Mobi-C®） ──────── 石井　賢　**366**

Introduction	366	④硬膜管・神経根の除圧	369
手術手技	367	⑤インプラントのサイズ決定	369
①皮切と展開	367	⑥トライアルの設置	370
②フィクセーションピンの刺入	368	⑦インプラント設置	370
③椎間板切除	368	⑧ドレーン留置と閉創	371

脊柱管内治療（経仙骨的脊柱管形成術）：intraspinal canal treatment (trans-sacral canal plasty) ── 船尾陽生，横須賀公章，鵜飼淳一，中西一夫，朴　正旭　富田　卓，星野雅洋，齋藤貴徳，石井　賢，佐藤公治　**372**

Introduction	372	④薬剤投与，カテーテルの抜去	377
硬膜外腔アプローチ，myeloscopyの歴史	373	⑤皮膚を縫合	377
適応・禁忌等	373	TSCPの治療成績	378
手術手技	375	周術期合併症	378
①皮切，イントロデューサーの挿入	375	症例	379
②カテーテルの挿入	375	終わりに	380
③硬膜外腔造影，剥離操作	376		

ナビゲーションを応用したMISt手技の実際 ——————— 小谷善久 **382**

Introduction ………………………… 382
後方MISt手技におけるナビゲーション技術の
応用と有用性………………………… 382
手術手技…………………………… 385
　LIFにおけるナビゲーション手術の実際 …… 385
　①体位取りとreference frameの設置 …… 385
　②3D撮影と使用機器の先端情報の登録 …… 386
　③皮切とアプローチ方向のデザイン……… 386
　④ケージの設置…………………… 387
　⑤経皮スクリューの設置を行う場合……… 388
その他の前方手技における
ナビゲーションの応用……………… 388
終わりに…………………………… 389

仮想現実・拡張現実技術を用いた手術支援による脊椎・脊髄腫瘍手術の低侵襲化
——————— 中西一義 **390**

Introduction ………………………… 390
手術手技…………………………… 392
　①皮切と頚椎，病巣の展開……………… 392
　②VR/AR技術を使用した画像閲覧による
　　3D空間認識 ………………………… 392
　③椎弓切除，椎間関節部分切除…………… 392
　④腫瘍切除………………………… 393
　⑤閉創…………………………… 393
　⑥初期の後療法…………………… 393

腰椎椎間板ヘルニアに対する化学的融解術：コンドリアーゼを使用して — 松山幸弘 **394**

Introduction ………………………… 394
コンドリアーゼ……………………… 394
至適適応について…………………… 396
手技……………………………… 399
代表症例…………………………… 402
考察……………………………… 406

おわりに：次世代の低侵襲脊椎外科…………… 407

索引…………………………………… 409

Part

1

低侵襲を支える
運動療法の
奥義

Part 1　低侵襲を支える運動療法の奥義

体幹リハの基本理論：
Joint by Joint Theory

倉持梨恵子，清水卓也

● Joint by Joint Theoryを基にした運動療法の目的・目標・意義

　脊椎疾患解決のため，症状のある「局所」で何が起こっているのかを明らかにすることは最優先の課題である。腰椎での代表的な疾患である「腰椎椎間板ヘルニアによる腰痛・下肢痛の直接的な原因」は，「椎間板の脱出による神経の圧迫」である。そして，脱出した椎間板を取り除くことにより痛みは著しく改善する。さらに，低侵襲手術の発展に伴い，筋や軟部組織の損傷が最小限となることで，早期の回復が可能となった。

　ところが，「椎間板の脱出に至った原因」をもう一段階掘り下げ，なぜヘルニアになったのか？　を分析すると，椎間板の脱出を促す歪み，つまり「腰が痛む前に存在していた不適切な動作や姿勢が原因」であることに気付く。この視点に立つとヘルニアという疾患も腰痛の原因ではなく，結果の1つと捉えられる。

　運動器に生じる外傷・障害は関節や筋の許容範囲を超えた外力が加わることで生じる。したがって，動きによって生じる外傷・障害の根本的な解決は「動きを修正する」ことにある。特に術後の再発予防を考えるうえでこの考え方は重要であり，修正（Correct）することを主眼に置くことから，「コレクティブアプローチ」とよばれる。

　低侵襲手術の発展によって「痛み」という主訴が早期に解決される一方で，患者が抱えている元来の「不適切な動き（クセ）」を修正するためには，原因の特定と修正のために一定の期間が必要である。そのパラドックスを埋めるためにも，本項では運動療法による目標設定の基本となるJoint by Joint Theory（関節別アプローチ）について，その概念と適用のポイントについて解説し，術後の再発予防，慢性痛の予防・改善に導く。

● コレクティブアプローチにおけるJoint by Joint Theoryの位置づけ

　通常，筆者らが患者の現状を捉えようとする場合，問診によって主訴を聞き出し，画像検査によって問題を把握しようとする。一方で，受傷部位に歪みを起こす患部外の状態については，患者が痛みや不具合として認識できない潜在的な問題であることが多く，それを指摘・修正することは難しい。このような難題に対し，米国のストレングス＆コンディショニングのスペシャリストであるMichael Boyle[1]と理学療法士で

体幹リハの基本理論：Joint by Joint Theory

あるGray Cook[2]は評価と修正のアプローチを体系化した（図1）。

彼らはしゃがむ，腕をあげる，などの「基本動作の質」に焦点を当てて評価することを提唱している。ここで強調される動作の質とは身体の可動関節の主な役割を「スタビリティ：安定性」と「モビリティ：可動性」に整理して定義づけられた「Joint by Joint Theory」であり[1,2]，隣り合う主要な関節はそれらが交互に配置される（図2）。

例えば，スポーツにおいて腕を挙上するという動作が要求された際，肩に何らかの問題があり可動域が制限されていると図3bのような姿勢を呈する。このような場面で，「フォームのチェック」において腕の挙上角度が不足していることを指摘されると，

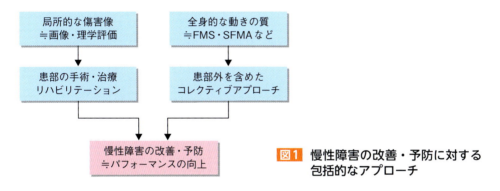

図1 慢性障害の改善・予防に対する包括的なアプローチ

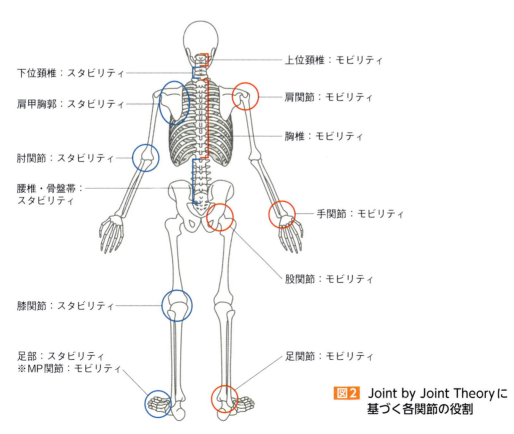

図2 Joint by Joint Theoryに基づく各関節の役割

選手はそれを改善しようと試みる。その場合に，肩の可動域を改善せずに腕の挙上角度を大きくしようとすると，他のいずれかの部位での代償が必要となる。図3cでは腰椎の伸展で代償をし，腕は挙上しているものの，これを何度も繰り返せばやがて腰部に痛みが生じることが想像できる。

　このような手順で問題を整理すると，腰痛の真の原因は腕の挙上を制限している要素，つまり肩の可動域制限にあることが理解できる。しかしながら，図3cの動作を繰り返した選手がわれわれに訴えてくるのはあくまで腰の痛みであり，肩の問題には気付いていない。そして選手は腰部への治療やアプローチを期待してくる。このような場合への対応として患部の安静や除痛，腰部周辺の筋をほぐすといった対症的なアプローチだけでは問題は解決しない。

　このような基本動作を評価するにあたり，各関節がJoint by Joint Theoryの役割に則り「分離」されつつ「協働」しているかが重要なポイントとなる。この場面では「腰椎・骨盤帯が安定」した状態で「肩関節が可動」させられるか，つまり，全身の関節の可動性や安定性を個別に，他動的に評価するのではなく，相互関係を踏まえたうえで動きのなかで評価する必要がある。その効率的かつ体系的な方法として提案されたのがFunctional Movement Screen (FMS)，Selective Functional Movement Assessment (SFMA)であり[2]，その詳細は次章以降を参照いただきたい。

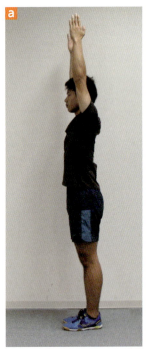 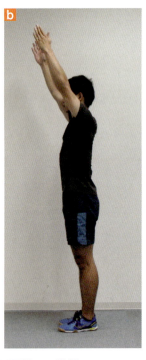 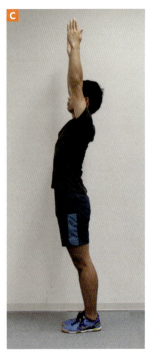

図3　肩関節の可動性低下と腰椎での代償
a：体幹の安定性と肩関節の可動性が同時に行えている
b：肩関節の可動性が低下した状態
c：腕を垂直に挙上するというタスクを優先し，腰椎伸展で代償した状態

● 腰椎・骨盤帯，体幹のスタビリティ改善－ローカル筋と腹腔圧

　Joint by Joint Theoryにおいて，多くの問題はモビリティ関節の制限を受け，スタビリティ関節がその制限を代償して生じるとされる。このような現象を受け，Gray Cookらは解決の優先順位として「モビリティ・ファースト」を提唱し，可動性の改善からアプローチすることを推奨している[2]。ただし，腰椎・骨盤帯≒体幹部の安定性改善は脊椎疾患において最重要課題であるため，他の関節の可動性改善のアプローチと平行して早期より取り組む。

　腰椎の安定性において，椎骨間の動きの量を決定するものは，組織の硬さ（関節包，筋肉，筋膜など）とローカル筋による能動的な制御である。ローカル筋とは椎間を制御する筋を指し，分節的な安定性を担う。これに対し，腰椎をまたいで胸郭と骨盤を結ぶ筋をグローバル筋と称する（図4）[3]。腹側・屈筋群には分節的な安定を制御するローカル筋はなく，矢状面における腰椎・骨盤帯の制御に関与する筋の模式図と，腰椎の安定性破綻による障害発症のモデルを図5に示した。

　腹側のローカル筋の役割を補う制御機構として，腹腔圧が挙げられる。腹腔圧は腹腔を裏打ちする横隔膜，腹横筋・内腹斜筋，骨盤底筋群を指し，腰椎の腹側を支持する役割を担う（図6）[4]。腹腔圧を高め，維持するためには，姿勢，呼吸，腹腔壁を構成する筋群の機能評価と再教育を行う。機能改善の方策として，腹部を凹ませるド

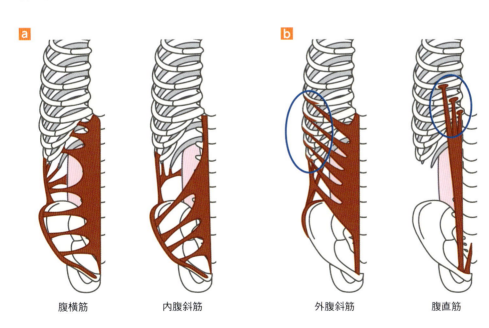

図4　腹壁筋群の起始・停止からみる制御の範囲
a：ローカル筋。腹横筋・内腹斜筋は腹壁の縁のみを起始・停止としているため，腹腔内圧を高めるためのローカル筋と捉えることができる。
b：グローバル筋。腹直筋・外腹斜筋は肋骨を起始とするため腰椎に対するグローバル筋と捉えられる。

ローイン，それとは反対に膨らませるブレーシングなどの方法が知られており，いずれも臨床的な有用性は示されている．しかしながら，骨格筋の最適な力発揮を生むサルコメア長から考えると，極端に縮めた状態や伸ばした状態での力発揮はいずれも弱くなる（図7）．腹腔圧を高めるために，腹壁の筋にとって適切な筋長と体幹筋訓練の

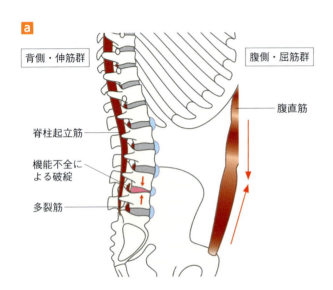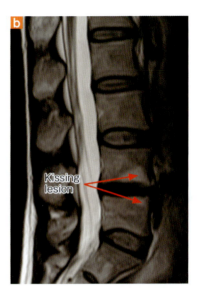

図5 腰椎屈曲のグローバル筋（腹直筋）作用と伸展のローカル筋（多裂筋）破綻による終板障害
a：模式図，b：Modic type 1 lesionのMRI画像．

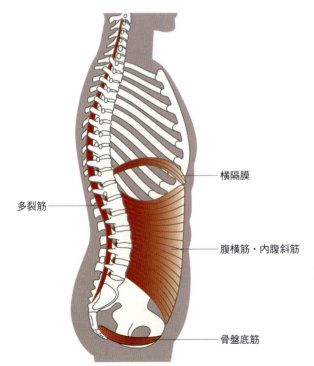

図6 矢状面における腰椎骨盤帯の安定化に関わる要素
後弯：横隔膜，腹壁筋群，骨盤底筋の共収縮による腹腔内圧．
前弯：腹腔内圧の強度に応じた反射的な多裂筋の収縮．

方法については今後のエビデンスの蓄積が期待される。
　さらに体幹部の安定性を評価するにあたり，四肢の動きや四肢への外乱を通じて腰椎部にかかる負荷に「耐える」ための能力が重要となる。そのためには腰椎を安定させて（腹腔圧を高めて）から四肢を動かすこと，四肢を動かす際に腰椎にひずみを起こさ

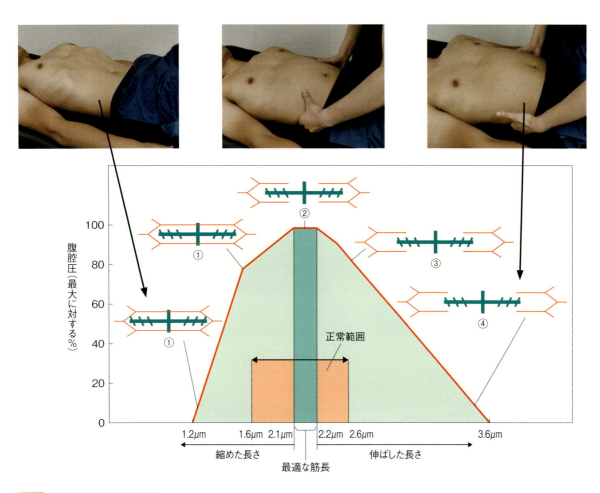

図7　腹壁筋群の至適筋長
サルコメアの長さが短すぎても長すぎても適切な力の出力範囲とはならない。

匠の奥義

腰椎は腹腔を裏打ちする筋肉すべてが機能しないと安定しない。
　腹横筋だけでなく，横隔膜，骨盤底筋，多裂筋の機能評価と改善を！
腸腰筋のタイトネスは腰痛改善のピットフォールになっている！
　股関節前面につまりを感じたら，腸骨筋の起始，大腰筋の走行，腸腰筋の停止などからアプローチして改善を図る。

ないことを患者に理解させ，正しい運動パターンを獲得する[5]。その能力を計る簡便な評価として肘と膝をついた姿勢から手足を挙げさせた際の体幹部の安定性を確認する方法が有用である（図8）。

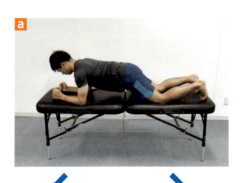

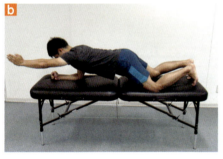

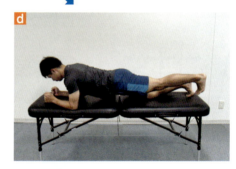

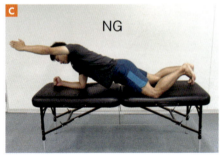

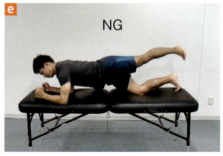

図8 体幹安定性の評価
a：開始姿勢：肘を肩幅で，膝を腰幅でつき，頭から仙骨までを一直線に保つ。
b：上肢挙上：体幹部の姿勢を保ちながら片方の腕を挙上する。
c：bのNG。
d：下肢挙上：体幹部の姿勢を保ちながら片方の脚を挙上する。
e：dのNG。

● その他の関節における役割を改善するためのアプローチ

　モビリティ関節を中心に腰椎・骨盤以外の関節における改善の鍵となるアプローチについて概説する。

足部：スタビリティ関節

　足部はスタビリティ関節であるが，さらに機能を分解するとMP関節（第3関節）では可動性が，中〜後足部では安定性が重要である。安定性獲得のために内在筋の訓練などによる機能改善はもちろん，「靴」という足部にとっての環境要因を改善することも大きな効果をもたらす。足部に必要な機能と同様に，MP関節部にヒンジポイントがあるか，中足部から踵部（特にヒールカウンター）が安定しているかといった靴の基本的な構造を確認し，選択する。

足関節：モビリティ関節

　しゃがみ込む動作における足関節の背屈制限は隣接する膝関節の安定性を脅かし，腰椎への代償も引き起こすため，解決へのアプローチは必須である。足関節の背屈制限を引き起こす要素は多岐にわたるが，距骨のモビライゼーション，足関節底屈筋群の柔軟性や滑走の改善などが効果的である。

股関節：モビリティ関節

　股関節の可動性のうち，矢状面上の動きの獲得が腰痛の予防・改善にとって重要であり，特に股関節屈筋群の柔軟性が鍵となる。トーマステストや股関節伸展の可動域などによる柔軟性の評価はもちろん，股関節屈曲によって前面に「つまる」訴えがないかを確認する（図9）。これらの症状に対しては腸腰筋・大腿直筋起始部へのアプローチが股関節可動域を著しく改善する（図10）。

　股関節の可動域が改善された後には，腰椎・骨盤を安定させながら股関節の屈伸を行う「股関節ヒンジ」での動作訓練を，さまざまな姿勢において徹底する（図11）。

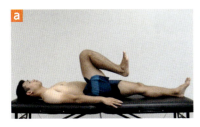 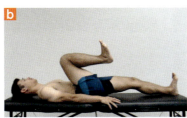 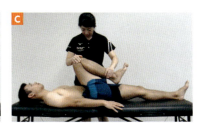

図9　トーマステストにおける股関節屈曲の可動性評価
a：自動での股関節屈曲。
b：骨盤の後傾に伴う反対側の股関節屈曲（トーマステスト）。
c：他動での股関節屈曲で股関節前面の「つまり」も併せて確認する。

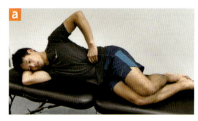 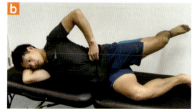 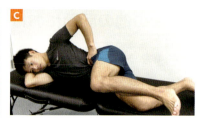

図10 股関節屈曲可動域改善のためのセルフケア
大腰筋のセルフケア。腹直筋の外縁から深く手を差し込み(a)股関節を屈伸する(b, c)。

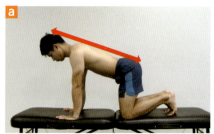 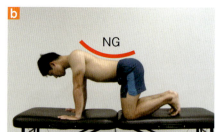
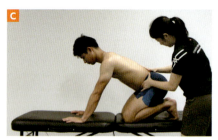 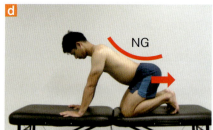
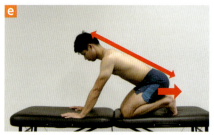 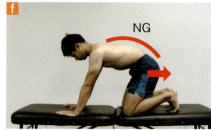
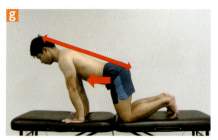 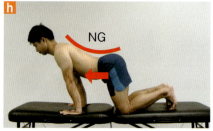

図11 四つ這い姿勢でのエクササイズ

a：開始姿勢
b：aのNG。頭が下がる，肩甲骨内転位，腰椎伸展など。
c：後方シフト①。
d：cのNG。腰椎過伸展。
e：後方シフト②。
f：eのNG。腰椎屈曲。
g：前方シフト。
h：gのNG。腰椎過伸展。

胸椎：モビリティ関節

　各胸椎での動きは小さいが，全体として捉えると可動範囲は大きく，特に伸展・回旋の可動性獲得は隣接する腰椎への代償を引き起こさないために重要である（図12）。

肩関節：モビリティ関節

　肩甲上腕関節は可動域の大きな関節であり，体幹と上腕をつなぐ筋の柔軟性の改善・維持は日常的なケアとして必須である。また上肢の挙上として肩関節の可動性を捉えると，鎖骨および肩甲骨の動きを併せて評価し，胸鎖関節から肩甲上腕関節までの肩複合体の可動性を改善する必要がある。

肩甲胸郭関節：スタビリティ関節

　肩甲帯の安定性獲得のためには，肩甲骨挙上位の改善，翼状肩甲骨の改善が鍵となり，肩甲骨の最大外転を伴う腕立て伏せなどが効果的である（図13）。また，肩甲骨の挙上に伴って胸郭が挙上し，腹腔圧を高めるための腹式呼吸が阻害されるため，肩甲骨の正しい位置や肩甲帯の安定性獲得は腰椎の安定性獲得のために重要である。

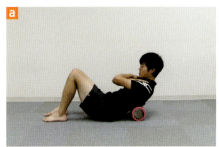
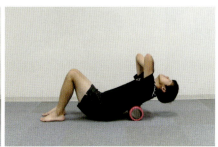
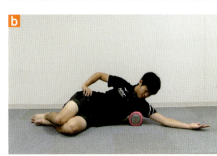
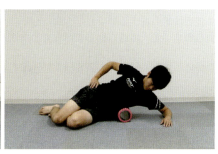
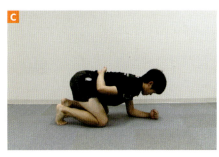
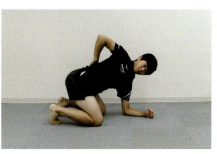

図12 胸椎の可動性改善エクササイズ
a：胸椎屈曲伸展
b：広背筋〜胸郭
c：胸椎回旋

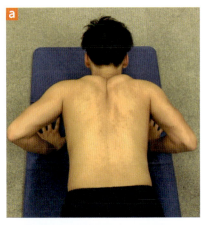
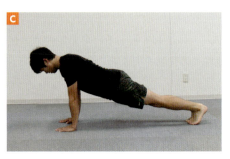
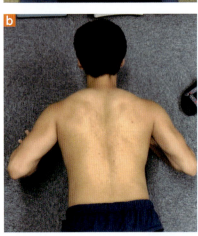
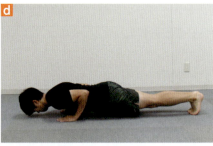
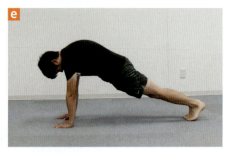

図13 肩甲帯の機能評価と安定性獲得のエクササイズ

a：肩甲骨の挙上・過内転（翼状化）によるKissing Scapula現象。
b：肩甲骨の位置や安定性の改善（aからエクササイズ実施6日後）。
c：Scapula Push Up①。手の位置は肩の真下より少し足方向につく。
d：Scapula Push Up②。頭から脚までを一直線に保ちながら肘を曲げる（できない場合は膝をついてもよい）。
e：Scapula Push Up③。肘を伸ばした後，肩甲骨を最終域まで外転する。

文献

1) Michael Boyle: Advances in Functional Training: Training Techniques for Coaches, Personal Trainers and Athletes. USA: On Target Publication; 2010.
2) Gray Cook: Movement; Functional Movement Screening, Assessment and Corrective Strategies. USA: On Target Publication; 2010.
3) Bergmark A: Stability of the lumbar spine. A study in mechanical engineering. Acta Orthop Scand Suppl 1989; 230: 1-54.
4) Stokes IA, Gardner-Morse MG, Henry SM: Intra-abdominal pressure and abdominal wall muscular function: Spinal unloading mechanism. Clin Biomech(Bristol, Avon) 2010; 25: 859-66.
5) Hodges PW, Richardson CA: Inefficient muscular stabilization of the lumbar spine associated with low back pain. A motor control evaluation of transversus abdominis. Spine (Phila Pa 1976) 1996; 21: 2640-50.

Part 1 低侵襲を支える運動療法の奥義

体幹リハの基本理論：
integrated movement approach

鈴木　岳.

● 運動指導における「奥義」

「奥義」というと，特別な手技・テクニックを指すことが多いと思うが，アスレティックトレーナーやコンディショニングコーチによる障害予防のための運動指導における「奥義」は，むしろ秘伝の必殺技といったようなものではなく，クラシックなウエイトトレーニング（または自重トレーニング）を「正しく行えるよう指導すること」に集約しているように思う。

低侵襲の脊椎の障害のための運動療法においても同じことがいえる。なぜならば，すでに症状を発している脊柱への直接的な診察および治療は，ドクターによって対応されている。再発予防がアスレティックトレーナーとコンディショニングコーチの役割だとするならば，アスレティックトレーナーとコンディショニングコーチが行うべきことは，日常動作のなかで脊椎に痛みを発生させているであろう不良動作を動作評価のなかから検出し，それを修正することであるだろう。

「正しい動作教育」というと，とても抽象的であり，この言葉から秘伝となるものを感じにくいと思うが，そもそも正しい動作とは何か？　を理解し，どのような手順で正しい動作を習得させるのか？　を読み解くことに，低侵襲の脊椎の痛みに対する再発予防のための運動療法の奥義が隠されているのかもしれない。

● 正しい動作教育について

関節には適切な関節可動域が存在し，関節によってその角度は異なる。複合動作，例えばスクワット動作では，足関節，膝関節，股関節，脊柱を同時に動かす。そのスクワット動作のなかで，それらの各関節が適正な関節可動域内で動いていれば痛みがなく実施することができるはずである。つまり，そのスクワット動作は正しく行われているということである。

そのスクワット動作も誰もが皆，まったく同じ動作を行っているということはなく，股関節優位に動かしてスクワットをする人もいれば，膝関節優位に動かす人もいる。つまり，1つの複合動作において使われる関節角度の割合は異なる。

このようなことから，複合動作における正解の動作というのはたった1つではないということを理解したほうがよい。つまり，正しい動作にはたくさんの種類があると

いうことである。しかし，逆の見方をすると，多数ある正しい動作に当てはまらない動作，つまり，「こんな動作をしていたら怪我をする」と想像がつく動作は，明確に検出しやすい。

すなわち，正しい動作教育における奥義は，間違った動作の検出方法とその改善方法のなかにある。

まとめると，

①クライアントがタスクとして与えられた統合動作(integrated movement)を正しく行えているのか評価し，脊椎の痛みを誘発させている原因となる動作不良を見出す。

②その原因となる動作不良を改善するために適切なエクササイズを処方し，そのエクササイズを通じて脊柱に痛みを誘発させない適切な動作を教育する。

上記2点を踏まえたうえで，functional exercise（機能向上のためのトレーニング）を通じてfunctional test（機能評価）を行い，functional testの視点でfunctional exerciseを実施する。ここにアスレティックトレーナー，コンディショニングコーチの奥義があるといえる。

①動作不良の検出方法

(1) 各関節の機能不全の評価

痛みのある患部以外の各関節の機能評価を行う。主にactive ROM（能動的可動域）のチェックを行う。

そもそも，複数の関節を用いた複合動作における障害は，各関節の機能不全によって，統合動作が正しく行えないことが原因であったり，また，各関節の機能は正常でありながらも複合動作が正しく行えないことが原因である場合もある。いずれにせよ，各関節の機能を評価し，複合動作に不良動作が起きたときの原因探しの情報として収集しておく必要がある。

関節には各々に適切な関節可動域があり，その関節可動域内にて関節が動き，他の関節と協同しながら複合動作ができれば怪我をしない動作，つまり正しい動作となる。逆にその複合動作のなかで，ある関節の動きが適正可動域に比べて非常に少ない(hypomobile)と，隣り合う関節は過剰に動いてしまい(hypermobile)，その関節にoveruseによる痛みを誘発することがある。このようなことから，hypomobileの関節とhypermobileの関節を検出することが必要なのである。

(2) 全身動作の評価

全身の関節を使う複合動作によって動作の評価を行う。全身の複合動作に不良動作がみられた場合，(1)で検出された各関節の機能不全(hypermobileの関節，

hypomobileの関節）と不良動作を起こした複合動作を照合し，その全身の複合動作が正しくできなかった原因をキネティックチェーン[*1]の理論に基づいて仮説立てる．

例えば，(1)にて胸椎伸展の可動域制限が検出され（図1），その後(2)にてフロントスクワットの動作を行った際に，脊柱をニュートラルポジションに保ちながらフルスクワットが実施できず，肘を前方に維持することができなかった（図2）．

この動作をみた際に，その不良動作の原因が胸椎にあることがわかる．また，(1)で股関節屈曲に制限があった際のフロントスクワットでも同じ動作不良がみられるが，その原因は胸椎ではなく股関節であることも考えられる（図3）．さらには，(1)にて胸椎と股関節の両方に制限があり，フロントスクワットの動作不良の原因は胸椎と股関節の両関節に起因していることもある．このように複数の関節に機能不全が起きていることは多く，さらには，関節の機能不全を起こす原因は，他の関節の機能不全であることも多い．このことから，(1)各関節の機能不全の評価と(2)全身動作の不良動作の評価の両方が必要であり，(1)と(2)の結びつきを仮説立てたうえで，機能改善のためのコンディショニングトレーニングプログラムを作成する必要がある．

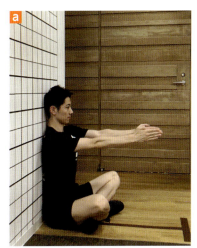 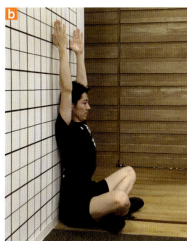 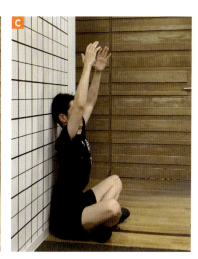

図1　胸椎伸展の機能評価
a：胸椎伸展動作のスタートポジション．
b：よい例．脊柱を壁に接したまま，腕が壁に接する．
c：悪い例．腕が壁に接しない（腰椎が壁から離れる）．

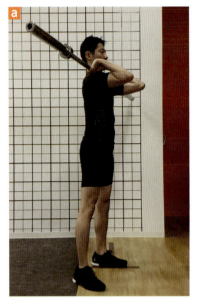 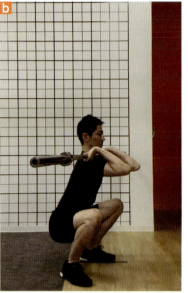 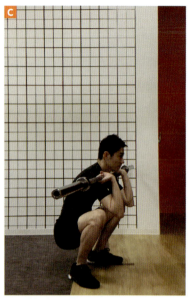

図2 フロントスクワット

a：フロントスクワットのスタートポジション。
b：よい例。肘が前方を向いたまま胸を張ってスクワット動作ができる。
c：悪い例。肘が床の方向に向かい胸椎伸展を維持することができない。

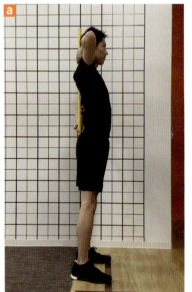 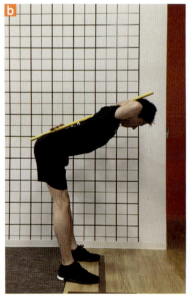 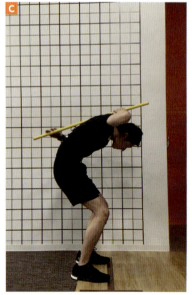

図3 股関節屈曲の機能評価

a：股関節屈曲のスタートポジション。
b：よい例。脊柱をバーに接したまま股関節を屈曲（90°）できる。
c：悪い例。脊柱が丸まってしまう。

＊1：キネティックチェーン

　キネティックチェーンとは，人の動作において無意識に行われる関節の連動動作である。

　例えばプッシュプレス（図4）であれば，体幹や下半身の動きを最小限のまま上肢によってバーベルを押し上げる際に，肩関節，肩甲胸郭関節が連動する。その際に，上肢におけるキネティックチェーンが正常に働くと，肩関節や肩甲胸郭関節の動きに連動して胸椎が自然に伸展する。このことから，腰椎や股関節の過剰な伸展が起きない。

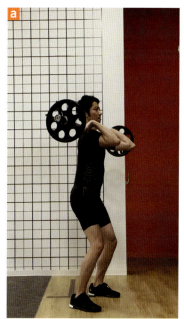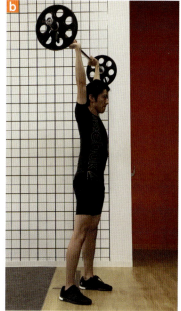

図4　プッシュプレス
a：スタート時
b：フィニッシュ時

②修正方法（コーチング）

　機能不全の検出後は，hypomobile関節とhypermobile関節を，mostability[※2]の原則に基づいて改善のアプローチをする必要がある。

　①動作不良の検出方法でも説明したとおり，1つの関節の問題の原因が複数の関節に起因していることが多い。腰部の痛みが胸椎と股関節の両方に問題があることはよくある。またさらに，胸椎の機能不全の原因が股関節の機能不全による場合も多くある。股関節がhypomobile関節となることで，腰部がhypermobile関節となり，腰部がhypermobile関節になったことが原因で日常における胸椎の動きが少なくなり，胸椎がhypomobile関節となる。そして，hypomobile関節となってしまった胸椎が，さらに腰部がhypermobile関節となるのを助長することで，腰部に痛みを発生させるといっ

た悪いサイクルを生み出す。

　つまり，1つの関節に痛みがあった際，その原因は複数の関節に原因があることが多いため，患部による痛みの改善のための患部外のアプローチは，全身に行うべきである。

　痛みのある部位がどこにあるかにかかわらず，全身の主要な関節にアプローチすべきである。

　主要な各関節のmostabilityを獲得してそれらを統合し，全身の複合動作においても各関節が正常に機能するよう導く必要がある。

　そのためには，コンディショニングトレーニングにおける適切なプログラムデザインが重要となる。

＊2：Mostability

　Mobilityとは関節の可動性を意味し，適切な筋の柔軟性および関節の適合性を要する。Stabilityとは関節の安定性を意味し，与えられたmobilityのなかでその関節を自由自在に動かせる能力のことである。"Motion under control"という言葉で適切に説明できる［stability＝固定（no movement）ではない］。このことからから考えると，すべての関節には適切なmobilityと十分なstabilityが必要であり，そのどちらも欠かすことのできない機能である。

　Mobilityの不全は，筋の柔軟性および関節の適合性の低下によって引き起こされていることが多いため，改善へのアプローチは，ストレッチ，マッサージ，物理療法，鍼灸，マニュアルセラピーなどさまざまある。アプローチ方法はなんであれ，mobilityの獲得は，つまりpassive ROM（他動的可動域）獲得へのアプローチということになる。これに関しては，しかるべき医療従事者によってサポートを受けることができる。また，stabilityの機能不全はモーターコントロールに起因していることが多いため，クライアント自身でその関節を正確に動かすことにより改善が見込まれる。つまり，エクササイズによるactive ROMの獲得である。また，与えられたmobilityのなかでのみstabilityが機能するので，mobilityに問題のある関節には，stability獲得への介入の前にmobility獲得への介入がスタンダードなアプローチといえる。しかしながら，一度stabilityを獲得した後にmobilityが向上することもある。いずれにせよ，関節機能の正常化にはどちらか一方だけのアプローチでは成果が出ないことは明確である。このことも踏まえて，すべての関節にmobilityとstabilityの機能を正常化することが必須である。このようなことから，Gary Gray氏は，その機能を合わせて"mostability"という造語で表現している。

● 不良動作の改善のためのコンディショニングトレーニングプログラムデザイン

不良動作の改善のためのコンディショニングトレーニングプログラムは，
①Movement preparation（各関節のmostabilityの獲得）(図5)
②Core（体幹と四肢との連動）(図6)
③Balance（立位による姿勢維持筋を活動させて行う全身の連動動作）(図7)
④Strength（負荷を加えた立位を中心にしたウエイトトレーニング）(図2)
の順番で行うことが望ましい．

上記のプログラムをみていただいてもわかるとおり，このプログラムはクライアント自身が能動的に行うものばかりである．

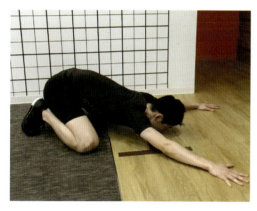

図5 胸椎伸展のactive stretch
股関節最大屈曲によって腰椎を屈曲位に誘導し，胸椎のみを使って伸展動作を行う．

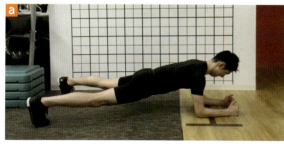
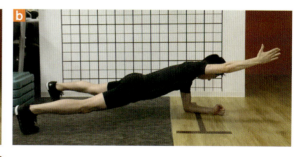

図6 体幹の安定と胸椎動作の連動エクササイズ (FB SA)

体幹を安定させフロントブリッジのポジションから，片手を挙げて肩関節屈曲と同時に胸椎伸展を誘導する．
a：FB SAのスタートポジション．
b：よい例：挙上した手からかかとまで一直線を維持している．
c：悪い例：胸椎が安定せず，伸展動作が見られる．

患部の治療が終了した後に行わなければならないことは，クライアント自身で行う正しい動作の習得である。クライアントが自分自身で正しい動作を実施することが最終的なゴールであるかぎり，アスレティックトレーナーやコンディショニングコーチも，自分たちの役割はクライアントの自立のサポートであることを忘れてはならない。

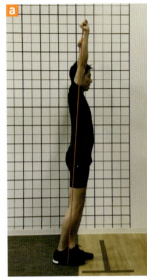
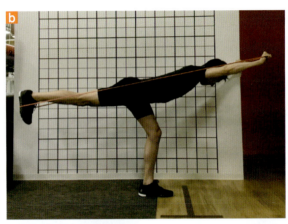
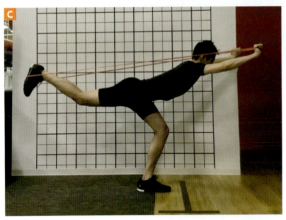
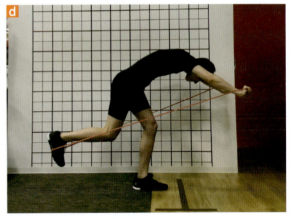

図7 立位にて姿勢維持のための筋機能を活動させながら，体幹安定，股関節屈曲，胸椎伸展の連動エクササイズ（SL OH RDL）

a：SL OH RDLのスタートポジション。
b：よい例：挙上した手から非軸足までが一直線である。
c：悪い例①：体幹の不安定さから，腰椎伸展の代償動作が起きている。
d：悪い例②：軸足の股関節屈曲制限から，腰椎屈曲の代償動作が起きている。

● 実務の必須要素

　そういった観点で，アスレティックトレーナーやコンディショニングコーチの実務の必須要素は，クライアントが自分自身で自分の体を動かす能力，つまり，各関節におけるmostabilityの獲得と複数の関節を統合させて行う動作全体を適切に行うモーターコントロールの獲得のサポートである。動作評価に基づき，全身の関節への統合動作によって機能改善のアプローチを図る，つまりintegrated movement approach（IMA）が必要である。

　前述したように，IMAによるstabilityやモーターコントロールの獲得のために必須のものは，クライアント自身が自らの意思で行う能動的動作である。つまり，自身で行うトレーニングなのである。にもかかわらず，運動指導でよくみられる光景で，アスレティックトレーナーやコンディショニングコーチがクライアントに正しい動作を教えるために，自らの手でクライアントの体に触れて関節を正しい方向に導いている姿がある。状況によっては必要な行為だとは思うが，この行為でクライアントの関節を動かしているのは，アスレティックトレーナーやコンディショニングコーチであってクライアント自身ではない。

　コーチングの最中に，アスレティックトレーナーとコンディショニングコーチが意識すべきことは，クライアントが自分自身で正しい動作を行えるよう導くことである。

　そのためには，バーバルコマンド（口頭指示）の質を上げる必要がある。アスレティックトレーナー，コンディショニングコーチがクライアントの体に触れることなく，口頭で的確に指導することが重要となる。

　以下にフローを示す。

①今から行うエクササイズの目的と正しいやり方を伝える

②クライアントに起きている動作の問題点について説明する

③そのエクササイズのなかでクライアントが起こしやすいであろう動作不良を先に伝える

　以上の事項をエクササイズの前にクライアントに伝え，

④エクササイズを実施する

　エクササイズの実施中において，クライアントが正しくエクササイズを実施できていない場合は，

⑤口頭（バーバル）とデモンストレーション（ノンバーバル）で，再度このエクササイズで行ってほしい正しい動作を説明し，同時にクライアントが行ってしまっている悪い動作もトレーナーが模倣して（ミラーリング）みせる。行ってほしい動作と今，起きている現状の動作（間違った動作）を明確に伝える

　⑤を行ってもなお改善できない場合に限って初めて，次なるコーチングとしてアスレティックトレーナー，コンディショニングコーチの手を使ってアプローチをするのである。ただ，その「手を使う（hands on）」においても，あくまでもクライアント自身に

不良動作が起きていることに気付きを与えるようなアプローチが必要である。

● まとめ

　障害予防のための運動指導がアスレティックトレーナーやコンディショニングコーチの役割だとすると，そもそも予防は物事が問題になる前に防ぐことなので，問題を一瞬で解決するような必殺技といえるようなものはむしろないほうが望ましいはずであろう。

　その観点でいうと，アスレティックトレーナーとコンディショニングコーチがなすべき役割は，IMAに集約されているかと思う。個々の関節へのアプローチで終わることなく，全身動作へのアプローチにつなげることを主眼とし，全身動作を通じてその動作から生じる不良動作を検出し，改善へと導く。個々の関節へのアプローチは，理学療法士や治療家の方々の専門領域でもあるので，密に連携をとり，改善への道筋を描く必要がある。

　また，IMAによる正しい動作の習得（コンディショニングトレーニング）は最終ゴールではなく，その動作を用いてパフォーマンス向上のためのトレーニングに移行する必要がある。コンディショニングトレーニングの先にパフォーマンストレーニングがあることを意識して，コンディショニングトレーニングを行うべきである。

● 最後に

　人間における動作は，関節の動く可動域や方向が決まっている。その法則は不変であり，トップアスリートも一般人も基本同じである。それを正しい状態にするということは，機能解剖学の本質的な理解が必要である。もし，動作教育のなかに奥義があるならば，教育は，know how（ノウハウ）よりも know why を理解する必要がある。本質的な BIG WHY となる「なぜ脊柱に痛みが発生するのか」に着目し，「痛みが発生しないためのカラダ作りをサポートすること」が，アスレティックトレーナーとコンディショニングコーチの役目であると考える。

　それを実施するために必要なことは，「動作を見る目」と「コーチング力」であることから，アスレティックトレーナー，コンディショニングコーチにとっての奥義は，正しい評価ができる「目」と正しい指導をする「口」にある。

　「スクワットを30回やっとけ！」といっても絶対に機能は改善しない。正しいスクワットをやらせなければ機能は改善しない。逆に，スクワットを完璧に正しい動作で行いそれを継続すれば，普通のトレーニングが立派な運動療法に一変する。

　そのためには，正しい動作とは何か？　を理解して，目の前にいるクライアントが正しい動作をしているかを評価する必要があり，もし間違った動作をしていれば，それを修正して正解に導く能力が必要である。

Part 1 低侵襲を支える運動療法の奥義

体幹リハの基本理論：
elongation and articulation

増渕喜秋，武田淳也

● メカニカルストレスによる脊椎疾患の原因

　メカニカルストレスによる脊椎疾患は脊柱の三次元的な動きの要素を考慮する必要があるが，大別すると屈曲動作による椎体の前方組織へのストレスに伴った椎間板障害や椎間板ヘルニアなどの屈曲型障害と，繰り返しの伸展動作による後方組織へのストレスに伴った椎間関節障害や分離症などの伸展型障害となる．

　脊柱の矢状面における各椎体間の可動域（図1）[1]と代表的な疾患である頸椎椎間板ヘルニアの好発部位（C5-6，C4-5，C6-7）や腰椎椎間板ヘルニアの好発部位（L4-5，L5-S1），および腰椎分離症の好発部位（L5）[2]を照合すると，可動域をより多く有する椎

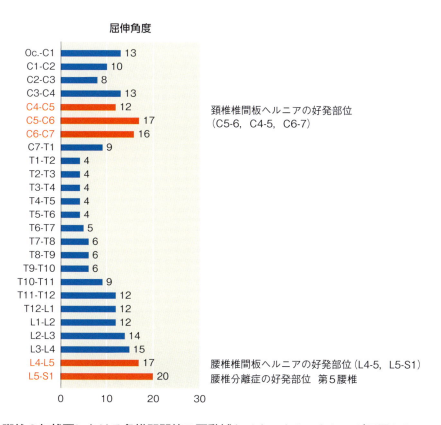

図1　脊柱の矢状面における各椎間関節の可動域とメカニカルストレスが原因となる代表的な脊椎疾患の好発部位

間関節とその周囲の椎体が疾患の好発部位であることがわかる。屈曲型と伸展型のいずれの障害においても当該関節の過可動性と隣接する関節の低可動性が併発することで，局所にメカニカルストレスが集積することが疾患の原因となる。

脊柱の動きの機能的なゴール

メカニカルストレスによる脊椎疾患の改善のためには，運動課題において過可動となりがちな頚椎および腰椎（骨盤帯も含む）は安定性向上を目指し，低可動となりがちな隣接する胸椎・股関節は可動性向上を目指す必要がある。そのために局所における短縮した軟部組織の可動性改善や弱化した筋に対する個別の筋力強化が一般的に行われているが，筆者らは体幹における神経−筋の活動のタイミングを整え，よりイメージ通りの姿勢や動作ができるようになるためのモーターコントロールアプローチ（motor control approach；MCA）（関連ページ，p.106〜124参照）として，脊柱の長軸方向の伸張（axial elogation；AE）の意識と脊柱の分節的な動き（spine articulation；SA）の機能獲得・向上も重要と考えている。本項ではそれらを中心に解説し，さらに具体的な方法も例示したい。

脊柱のneutralポジション

立位姿勢での良好な体幹機能の指標として，生理的な頚椎前弯・胸椎後弯・腰椎前弯位である脊柱neutralポジションの獲得・保持能力（以下，脊柱neutral機能）がある

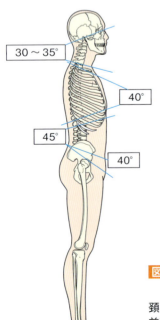

図2 矢状面の正常な立位姿勢アライメントと脊柱neutralポジション

頚椎前弯は約30〜35°，胸椎後弯は約40°，腰椎前弯は約45°，仙骨底は第5腰椎に対して約40°前下方に傾斜している。

（図2）[3]。脊柱neutralポジションは基礎運動学においてランドマークと重心線で表され，歩行などの移動時のエネルギー消費や脊柱での衝撃吸収作用において効率的である[4,5]。また，Kendallら[6]は偏った立位姿勢における局所の筋の短縮や弱化が起きていることを模式化しており（図3）[6]，脊柱neutral機能改善のアプローチの方向性を示している。

● 脊柱neutralのアライメントを整えるAE意識

　メカニカルストレスを分散するための脊柱neutralポジションの獲得には，ピラティス氏[7]（関連ページ，p.67〜77参照）の著書である『YOUR HEALTH』の表紙（図4）で示されている脊柱のAEの意識が重要と考える。AEの意識の効果は，バラバラに並んだ真珠のネックレスを一直線に近づけるために，一つひとつの位置を直すのではなく，両端を反対方向に引っ張ることで瞬時に整うといったイメージからも理解が深まる（図5）。臨床では立位姿勢を取った時の上衣の皺が横方向（図6a）ではなく縦方向（図6b）に出ていることが簡易的なAEの意識の有無の指標となる。頭頂と尾骨でお互いに引き合う感覚のAEの意識は，ピラティスやヨガ，ダンスといったさまざまなbody workや声楽等において活用されてきた[8]が，医療においても疾患の根本的な原因であるメカニカルストレスの分散に活用できると思われる。以下，姿位別の運動課題でAEの意識を使った脊柱neutral機能の獲得・向上のためのMCAを紹介する。

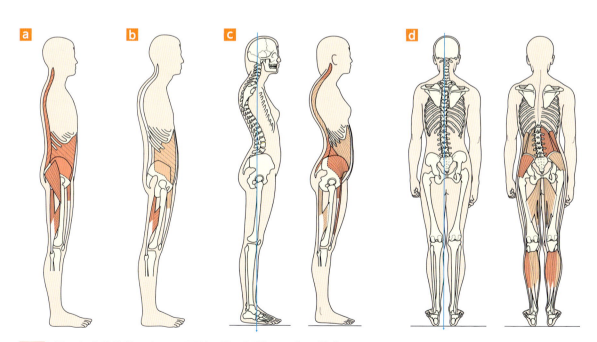

図3　偏った立位姿勢における局所の筋の短縮や弱化の模式図
a：理想的な姿勢，b：後弯・平坦姿勢，c：後弯-前弯姿勢，d：不良アライメント（後面）

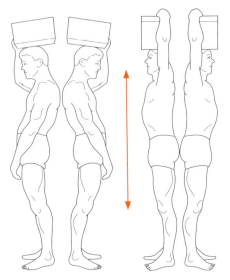

図4 脊柱のメカニカルストレスを分散するAE意識のイメージ

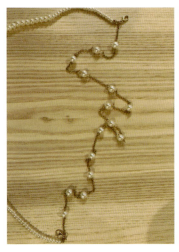 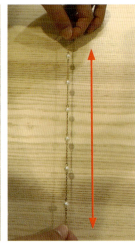

図5 真珠のネックレスのイメージを使ったAE意識の効果
バラバラに並んだ真珠のネックレスを一直線に整えるためには両端を反対方向に引っ張る＝elongation

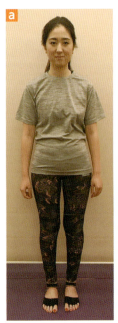 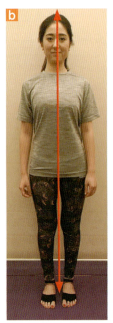

図6 立位でのAE意識有無の簡易的な指標 服の立て皺と横皺
a：AEの意識の低下による上衣の横方向の皺
b：AEの意識の向上による上衣の縦方向の皺

1) 仰臥位でのAE意識を使った脊柱neutralとMCA

　仰臥位での脊柱neutralポジションを獲得するためには，体幹に対する床面からの触圧覚刺激がサポートとなる．骨盤を左右の上前腸骨棘(anterior superior iliac spine；ASIS)と恥骨を結ぶ面が床と平行となる角度に整え[6]，腰椎の生理的前弯による隙間を意識する(図7a)．頭頂から尾骨にかけてAEの意識を入れた中で姿勢を保持し，股関節や肩関節の分離運動を行う(図7b)．四肢の動きに伴い，骨盤前後傾および腰椎

体幹リハの基本理論：elongation and articulation

図7 仰臥位での脊柱neutral機能獲得のMCA

a：骨盤を左右のASISと恥骨を結ぶ面が床と平行になる角度に整え，腰椎の生理的前弯による隙間を意識し，尾骨から頭頂にかけてAEの意識を入れる。
b：AEを意識した脊柱neutralでの股関節，肩関節の屈曲・伸展等の分離運動。
c：ピラティスの器具（リフォーマー）を使うことで，体幹の支持面が動くことや，足部や手に外乱刺激が入る運動課題となり，より体幹と四肢のコントロールが求められる。

a

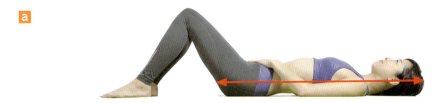

b

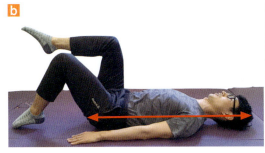
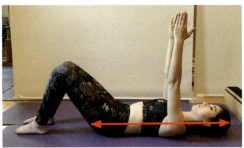

c

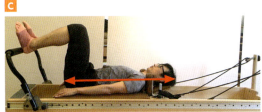
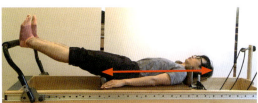

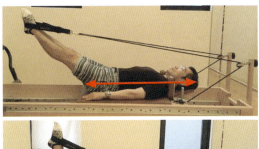
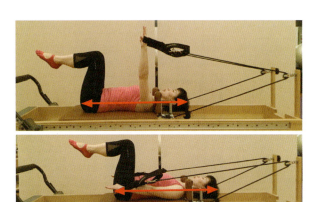

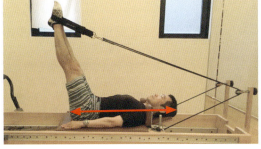

前後弯の動きを抑えた運動課題ができることがゴールとなる．また，ピラティスの器具であるリフォーマーを活用（図7c）すると体幹を支える床面が一定方向に動く中で，バーやループを介したスプリングからの抵抗が足部や手を通じて四肢・体幹への外乱刺激となり，より体幹や四肢のアライメントのコントロールが求められる．

2）座位でのAE意識を使った脊柱neutralとMCA

　座位では，体幹の空間におけるコントロールとなるため，アライメントの認知のためにフィードバックとなる棒を利用する（図8）．また，棒を当てる前にフィードフォワードとして自分でイメージした脊柱neutralの位置を取らせ，その後，棒を当て，フィードバックとしてイメージとのズレの修正を繰り返す．そのズレの修正の過程が脊柱neutral機能向上においての効果的な運動学習となる[9]．また，図8のようにピラティスのチェアという器具を使うと，下肢の荷重運動連鎖が一定方向の動きに限定された擬似クローズドチェーン（pseudo closed kinetic chain；PCKC）となり，限定された動きの触圧覚のフィードバックを得ながら脊柱neutral機能と股関節の分離運動の学習ができる．

3）四つ這い位でのAE意識を使った脊柱neutralとMCA

　四つ這い位で一肢または対側肢の挙上運動を行い，脊柱neutralを保持した運動課題ができることがゴールである（図9a）．立位とは異なる重力方向の条件下において脊柱neutral機能の運動学習を行うことで，立位での新たな筋シナジー獲得が促通される．ここでも空間におけるアライメント認知のためにフィードバックとなる棒が有効となる．また，荷重応答反応における四肢の代償として肘の過伸展ロックや肩甲骨のwinging，股関節の内転等があり（図9b），四肢と体幹の連動の中で代償の修正を促す．

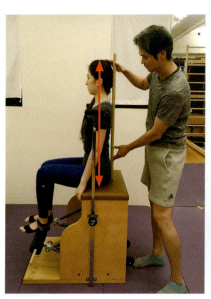 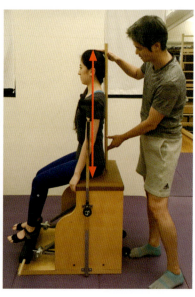

図8 座位での脊柱neutral機能獲得のMCA

ピラティスの器具（チェア）を使ったPCKCでの運動課題．棒を使用し，AEを意識した脊柱neutralでの股関節の屈曲・伸展の分離運動．

また，サスペンション系のボダイという器具を使うと（図9c），末梢の荷重運動連鎖環境において，テンションが掛かれば一定方向の動きに限定される擬似オープンチェーン（pseudo open kinetic chain；POKC）となり，わずかな筋出力の違いでも代償動作が現れるため，筋出力の調整の意識がより高まり，効果的な運動学習につながる。

4）立位でのAE意識を使った脊柱neutralとMCA

壁を使った脊柱neutralポジションで片脚挙上の運動課題を行う。踵・仙骨後面・第8胸椎・後頭隆起を壁につけ，片脚を股関節膝関節90°まで挙上する（図10a）。この運動課題は立位での脊柱neutralポジションにおける股関節の分離運動が可能であるかの評価となる。片脚を持ち上げる運動課題なので，筋力的には股関節屈筋のMMT 3があれば可能であるが，同じ課題における平時の体幹や下肢のアラメントに偏りがあると，下肢挙上が困難となる（図10b）。脊柱のAEの意識を使い，手での支えなしで，前額面も含めた体幹および股関節での代償動作がほぼ出ない状態で運動課題を遂行できることがゴールとなる。また，ピラティスのチェアを使うと（図10c），上肢のCKCや挙上側の下肢がPCKCとなり，末梢からのフィードバックとスプリングによる下肢挙上のサポートを得られるため，立位での脊柱neutral機能獲得の効果的な運動学習につながる。

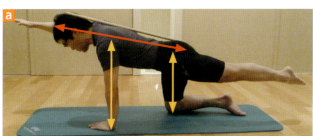
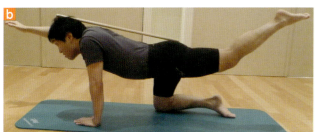
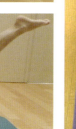
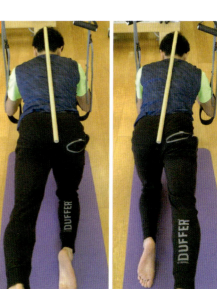

図9　四つ這い位での脊柱neutral機能獲得のMCA
a：AEを意識した脊柱neutralでの対側肢の挙上運動
b：AEの意識が低下し，代償動作として脊柱neutralからの偏位，肩甲骨の挙上やwinging，骨盤前傾や側方シフト等がみられる。
c：サスペンション系のボダイを使った上肢のPOKCの運動課題では，床面と上肢の摩擦力が使えず，肩の外転や股関節の内転・外転といった代償が起こりやすくなるため，より高い空間でのアライメントコントロールが求められる。

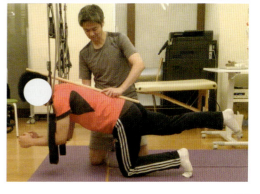

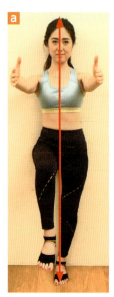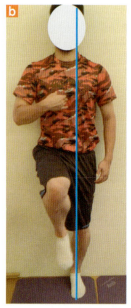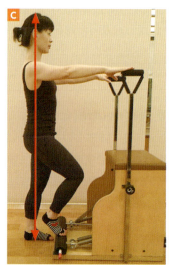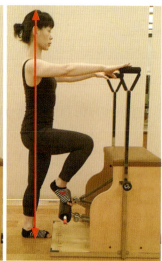

図10 立位で壁を利用した脊柱neutral機能獲得とMCA
a：壁に踵・仙骨・第8胸椎・後頭隆起を接地し、上肢の支えなしで片脚挙上（股関節と膝関節90°）を行う。
b：左股関節外転代償が出現し、右下肢挙上の立位保持が困難な例。
c：ピラティスのチェアを使うと上肢CKCや挙上側の下肢PCKCとなり、末梢からのフィードバックとサポートを得られる。

● 脊柱の動きの分配の評価

　脊柱の動きの評価として体幹前屈の運動課題を例に挙げる（図11）。症例1として図11bは上位腰椎の屈曲に過可動性があったが、全体的な脊柱の屈曲可動性もあった。これは組織の伸張性や筋力の問題よりも、動作に対する筋活動グループや発火のタイミングが問題となるmotor control errorの例である。よって、屈曲動作における各椎体間の動きの分配として、AEの意識を入れた大きなCカーブをイメージさせ、本人のイメージした動きと実際の動きをすり合わせたMCAを中心に介入する必要がある。症例2として図11cは腰椎屈曲の低可動性があり、主に股関節の屈曲で動きを生み出している。こちらは背面の筋の過緊張に加え、腰部の軟部組織の短縮もあり、MCAとしての運動学習に加え、軟部組織のモビライゼーションや持続的伸張刺激も並行して実施する必要がある。

● さまざまなフィードバックを用いてSA機能の獲得を目指す

　脊柱の動きを自在にコントロールするための基礎であるSA機能の獲得のためには視覚的、聴覚的、体性感覚的なさまざまなフィードバックを適時入れることが有効である[10]。そのためにはイメージした動きと、実際の動きのズレを認知し、修正する過程が重要で、視覚的には鏡やタブレット等を用いたフィードバックを与える、聴覚的

には各部位の直接的なアライメント修正の指示だけではなく，前述した真珠のネックレスのようにさまざまなイメージを用いる．体性感覚的には徒手を使った動きの修正として，触覚刺激や介助誘導，抵抗刺激を用いることにより，効率的なSA機能獲得の促通となる（図12）．また，運動課題における外環境として前述したCKC, PCKC, POKC, OKCといったさまざまな荷重運動連鎖の環境を提供し，フィードフォワードとフィードバックを駆使することで，SA機能獲得の促進となる．以下，運動方向別の課題で脊柱のAEの意識を使ったSA機能獲得のためのMCAを紹介する．

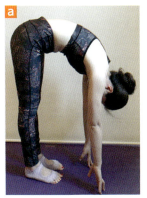 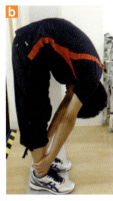 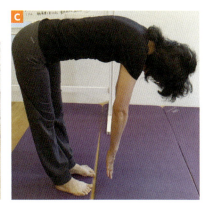

図11 体幹前屈課題における脊柱屈曲運動の違い

a：脊柱屈曲の均等な動きの分配
b：上位腰椎での過度な屈曲の例
c：股関節屈曲が優位で腰椎屈曲の低可動性の例

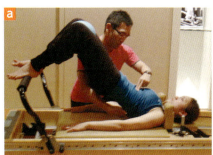

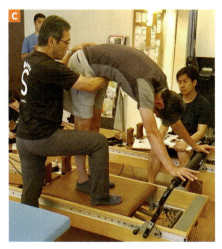

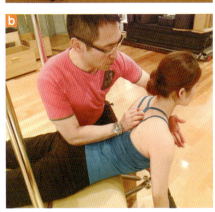

図12 器具を使った様々な運動連鎖環境の提供とAE意識とSA機能獲得を促す徒手的アプローチの例

a：ブリッジポジションからの戻りの動作で，右手は下ろす直前の棘突起に触れ，SA機能を促通．左手は肋骨下制を促通する．
b：腰椎を安定させた中での胸椎伸展のSA機能の促通
　　右手は腰椎の伸展抑制と胸椎伸展を促通，左手は胸骨と鎖骨の上方への動きを促通する．
c：AE意識を使ったロングCカーブの促通
　　左手は仙骨，尾骨を下へ向け骨盤後傾の促通，右手は腹部を上に引き上げるdraw-inの促通．

1) AE意識を入れた脊柱屈曲のSA機能

　ピラティスのRoll up & downという運動を行い，仰臥位でAEを意識しながら，頭頂から順に屈曲を行い，長座位へ向かう。また，そこからAEを意識しながら骨盤後傾と下部腰椎からの分節的な屈曲で仰臥位に戻る（図13a）。体幹屈筋群が弱い場合，または背筋群の短縮や過緊張による遠心性コントロールができないなどの場合は起き上がりの課題が行えない。また，腸腰筋や大腿直筋の活動が過多であると下肢挙上の代償が起きる（図13b）。その際は，ピラティスのトラピーズテーブルを使った座位からのRoll downを行い（図13c），上肢の屈筋の助けを利用することで腹筋の弱さのサポートや背筋の過剰な活動を抑えられるため，脊柱屈曲のSA機能向上のMCAとなる。

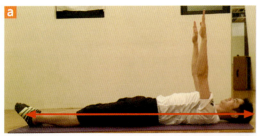
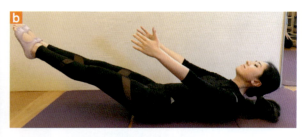
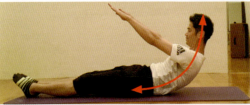
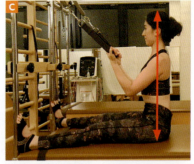
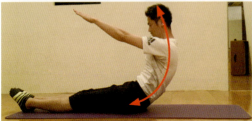
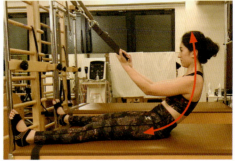
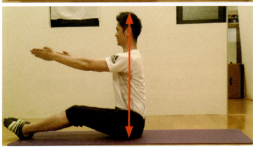

図13　脊柱屈曲のSA機能獲得のMCA
a：ピラティスのRoll up & down
b：腹筋群の弱さや，背筋群および股関節屈筋群の過緊張やover useがあると，脊柱屈曲不良や下肢挙上等の代償動作が起きる。
c：スプリングのアシストを利用する座位からのRoll down & up
　　上肢の屈筋のサポートを利用し，腹筋群の弱さや背筋群の過剰な活動を抑えられる。

2) AE意識を入れた脊柱伸展のSA機能

　ピラティスのSwanという運動を行い，腹臥位でAEを意識しながら，頭頂から順に伸展を行い，胸椎と股関節の伸展を意識したSwanポジションへ向かう（図14a）。代償として頚椎や腰椎の過伸展，肩甲骨挙上等があり（図14b），頚椎過伸展防止のためには目線を使った指示，腰椎過伸展防止のためには，コアコントロールとしてのdraw-inと肩甲骨の下制・内転を意識して行う。また，ピラティスのチェアを使ったSwanでは，スプリングが伸展方向の動きをアシストしてくれるため，脊柱伸展のSA機能向上のMCAとなる（図14c）。

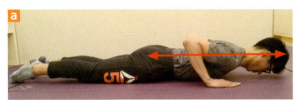
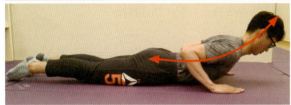
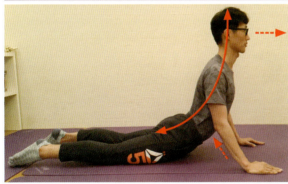
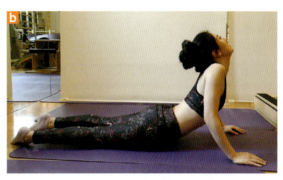
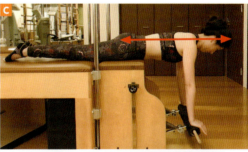
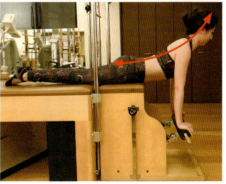

図14　脊柱伸展のSA機能獲得のMCA
a：ピラティスのSwan
　　AE意識を使い，胸椎と股関節の伸展を促す。
b：頚椎や腰椎の過伸展や肩甲骨の挙上の代償の例
c：ピラティスのチェアを使ったSwan
　　スプリングが胸椎伸展をアシストする。

3) AE意識を入れた脊柱側屈のSA機能

　ピラティスのMermaidという運動を行い，AEを意識しながら，胸椎側屈の動きに意識を置く（図15a）。支持側の上肢・体幹で床面を押すことで対側の筋の相反神経抑制が生じるため，胸椎レベルの体幹側屈が促通される。AEの意識が抜けた側屈では代償として，骨盤挙上や頚椎や腰椎レベルの過剰な側屈となる（図15b）。また，上肢との連動で考えると体重支持側の肘の過伸展ロックや両側ともに肩甲骨の挙上代償に注意して実施する（図15b）。ピラティスのリフォーマーを使うと支持側の手でバーを押すことで座面が動き，リフォーマーを使わないマット上のMermaidと比較して，より効果的に体幹側部の筋がリリースされ，脊柱側屈の可動性が向上するとともに，SA機能向上のMCAとなる（図15c）。

4) AE意識を入れた脊柱回旋のSA機能

　ピラティスのSpine twist side lyingという運動を行い，AEを意識した胸椎レベルの軸回旋機能を獲得する（図16a）。徒手誘導として，動く方向とは反対側の胸椎横突起を軽くアシストすることで分節的な回旋運動を誘導することができる。また，座位での脊柱回旋運動も，AEの意識が低下している脊柱屈曲位では回旋可動性が低下する（図16b）。AEの意識を入れた回旋運動（図16c）では胸椎レベルの回旋可動性が向上し，日常生活動作のより慣れた環境でも胸椎回旋のSA機能の獲得を促すことができる。

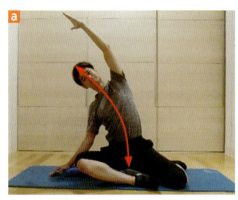
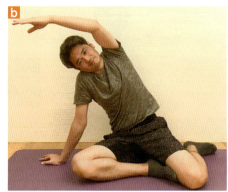
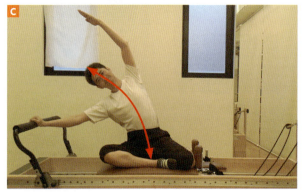

図15 脊柱側屈のSA機能獲得のMCA

a：ピラティスのMermaid
　　AE意識を使い，肋骨bucket handle motionおよび胸椎側屈の可動性改善を目指す。
b：AE意識の低下した例では骨盤挙上，頚椎や腰椎レベルでの側屈や，支持側の肘の過伸展ロック，肩甲骨挙上等の代償が起きる。
c：ピラティスのリフォーマーを使ったMermaid
　　スプリングの抵抗により支持側の体幹筋活動が賦活され，対側の筋の相反神経抑制が起こり，体幹側屈の可動性とSA機能向上となる。

体幹リハの基本理論：elongation and articulation

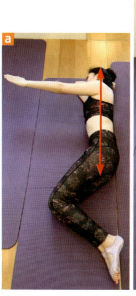
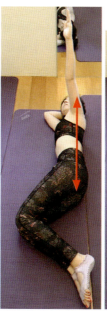
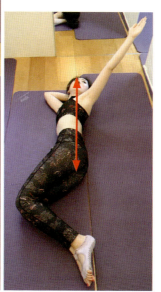

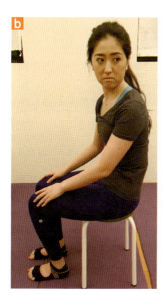
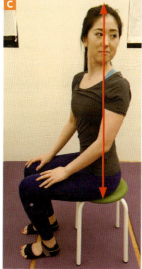

図16 脊柱回旋のSA機能獲得のMCA

a：ピラティスのSpine twist side lying。側臥位で脊柱neutralで、頭頂からの胸椎を中心とした軸回旋運動。
b：AEの意識が低下した座位での回旋運動では、胸椎での回旋可動性が低下する。
c：AEの意識を使った座位での回旋運動では、より胸椎での回旋可動性が向上する。

● AE意識とSA機能をADLやスポーツ活動の課題に汎化させる

　体幹リハビリテーションの基本運動において、AEを意識することで脊柱neutral機能とSA機能を獲得・向上し、最終的にはそれらの機能を日常生活動作やスポーツ活動における運動課題に汎化させることが重要である。それは例えば、立位や歩行および走行時、デスクワークにおける座位での持続的なAEの意識であり（図17a）、うがい動作での頸椎の過伸展ではなく胸椎伸展をより多く使うといった正しい姿勢と身体

35

の使い方である(図17b)[11]。前述した脊椎の動きの機能的なゴールを理解し，AEの意識とSAの機能を活用することで，メカニカルストレスによる成長期の脊椎疾患はじめ，椎間板ヘルニアや脊柱管狭窄症および椎体固定術後の隣接関節の変性等に対しても予防や改善が可能であると考える．

［執筆協力：藤谷順三，岩根直矢，黒瀬安菜（広域医療法人明和会 整形外科スポーツ・栄養クリニック）］

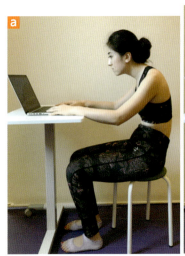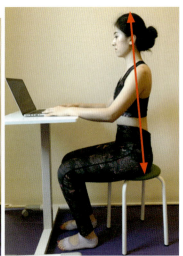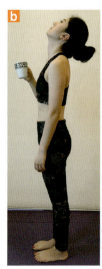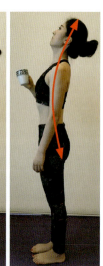

図17 日常生活でAE意識とSA機能を活用する
a：デスクワークなどの座位姿勢におけるAEの意識の有無．左はAEの意識なし，右はAEの意識を入れた脊柱neutralポジションでの座位．
b：うがい動作課題におけるAE意識とSA機能の有無．左は頚椎伸展でのうがい動作，右はAE意識＋胸椎伸展SA機能を使ったうがい動作．

文献

1) White AA 3rd, Panjabi MM. The basic kinematics of the human spine. A review of past and current knowledge. Spine(Phila Pa 1976), 1978；3：12-20.
2) 中村利孝. 標準整形外科学 第13版. 医学書院. 2016.
3) Neumann DA, author. Kinesiology of the Musculoskeletal System：Foundations for Physical Rehabilitation. St.Louis；Elsevier：2002. p.242-310.
4) 金井 章. 運動科学の概念に基づく筋機能に着目した歩行動作の捉え方. 理学療法, メディカルプレス. 2018；35：900-907.
5) 隈元庸夫ほか. 脊柱のバイオメカニクス的理解のポイント. 理学療法, メディカルプレス. 2018；35：683-692.
6) Kendall FP, et al著, 栢森良二監訳. 筋：機能とテスト-姿勢と痛み-. 初版. 東京：西村書店；2006.
7) 武田淳也. 医師に学ぶ運動療法としてのピラティスの可能性. 運動療法としてのピラティスメソッド. 近 良明監, 桑原匠司編. 東京：文光堂；2017. p.7-20.
8) Franclin E. Dynamic Alignment Through Imagery, 2nd ed. Champaign: Human Kinetics; 2012.
9) Anne Shumway-Cook, et al. 運動学習と機能回復. モーターコントロール 研究室から臨床実践へ. 第4版. 田中繁ほか監訳. 東京：医歯薬出版；2016. p.23-47.
10) Stuart McCill著, 小山貴之監訳ほか. 腰痛 エビデンスに基づく予防とリハビリテーション. 東京：有限会社ナップ；2017. p.224-254.
11) 武田淳也. 痛めない・疲れない・楽になる！「身体の使い方」の新常識 カラダ取説. 東京：徳間書店；2013.

Part 1　低侵襲を支える運動療法の奥義

体幹リハの基本理論：
active corrective approach

室伏由佳，倉持梨恵子

● はじめに

　腰痛症は，痛みを庇う動作が日常化することで，身体活動自体に制限が生じる。そのため，体力の低下や積極的な身体活動に参加する機会が減少し，運動への耐性や，健康に関連する生活の質（quality of life；QOL）を低下させるなど，身体の衰弱状態を引き起こすことが明らかにされている。

　本項では，腰痛症の罹患者および低侵襲手術を受ける人の身体の機能性向上や，身体活動をサポートするために推奨される運動療法「コレクティブエクササイズ」の実践方法を紹介する。本項で紹介するエクササイズプログラムの実践は，医師の許可を得て実施することが望ましい。

● 身体活動と体力の低下に影響する腰痛症

　腰痛症の要因はさまざまで，病態の要因や疾患の部位，罹患している持続期間などに多岐に分類される。また，特異的な腰痛症のみならず，非特異的腰痛症においても，筋骨格系の一般症状として分類されている[1]。いずれも，身体的な不活動が生じるだけではなく，痛みを庇う動作を繰り返すことにより，一般生活においてさまざまな動作制限や代償動作が生じ，結果的に身体の機能性を低下させる要因となる。疼痛から身体活動を避ける習慣が身に備われば，体力レベルと機能的なレベルいずれも低下を招くこととなる。

　慢性的な腰痛症は，わが国において医師の診察を受ける疾患のなかできわめて多く上位を占める。また，30 ～ 40 歳代などの比較的若い世代にも罹患者が多いことが明らかになっており，同世代の健常者と比較し，身体活動量や体力レベルが低い点が指摘されている。また，本格的なスポーツ活動に取り組むアスリートにおいても，スポーツ特有の腰痛症は競技パフォーマンスへの影響のみならず，選手生命にも影響を及ぼす。腰痛症に罹患したアスリートにおいては，身体の機能性の低下や代償動作を伴い，他の部位が障害するリスクも高まる。そのため，小学生などの若年層を含む年代から腰痛症の予防対策は必須といえよう。

　腰痛罹患者の身体活動の向上やQOLに寄与するものとして，エクササイズをはじめとする身体活動の実践例が多く報告されている[2]。仮に，診察時に危険信号（red flag）

が見当たらず，非特定腰痛症の診断であった場合や，診察以前から6〜12週間持続する亜急性疼痛または，12週間以上持続する慢性疼痛の期間を過ごした場合，その間に痛みを庇う動作が習慣化し，身体の機能性が著しく低下することが考えられる。そのため，非特異的腰痛症と診断された期間の長さも考慮し，確定診断後から手術へ進む以前より，プレ・リハビリテーションとしてのエクササイズを実施し，身体活動の耐性や筋の柔軟性および主要関節の可動性・安定性などの機能を向上させておくことが好ましい。そうすることで，さらなる身体活動量低下の予防が期待される。また，痛みを庇うことで生じる代償動作の影響を改善することにより，身体の機能性低下の低減や筋力や体力の向上，QOLを向上させるなどの効果も期待される。

● エクササイズやレジスタンストレーニングの実施に向けて

エクササイズやフィットネス系のトレーニングには，レジスタンストレーニングや有酸素性トレーニング，柔軟性トレーニング，そして神経系トレーニングなどの要素が含まれる。エクササイズやレジスタンストレーニングは，実施する期間や内容を計画的に定め，疼痛の強さだけではなく，個々の身体症状により，運動の負荷強度やトレーニング量を漸進的に調整し，一人ひとりに目標を合わせる必要がある。また，実施する運動選択も，個々の運動耐性に基づいて選定していくことが望ましい。

例えば，レジスタンストレーニングの主観的運動強度の指標であるOMNI-Resistance Exercise Scale (OMNI-RES) やBorg Scaleなどの尺度を用いて，主観的な運動強度を観察していく手法も有効である[3]。さらに，新たな腰痛症状や腰痛を含む他の部位の痛みの出現や，腰痛症が増悪したケースを想定し，対処法を備えておく必要がある。

心理的なアプローチとしての取り組みでは，ポジティブな心理的反応が，一般的な身体活動や運動などのアクティビティへの復帰と高率で関連することが明らかになっている。そうしたことからも，術前および術後の運動療法やエクササイズの過程において，心理的な側面のサポートについても考慮されることが推奨される。

● FMS®による動作パターンの評価とコレクティブエクササイズの位置づけ

腰痛症は，疼痛の重症度と部位や，その人のもつ体力や筋力によって，状態はさまざまである。そのため，運動やエクササイズの実施・動作を評価する際に，痛みや可動性の問題などにより，姿勢の保持などに制限を生じる場合がある。特に，長時間の立位や座位など同じ姿勢にあることや，腰椎の屈曲と伸展を頻回に反復させることにより病態を増悪させる可能性がある。そうしたことから，運動療法などの際に，自己の最大の努力を注げず，十分な身体活動や力量発揮に至らないことが想定される[4]。また，痛みを庇うことによって動作制限が生じ，身体の他の部位が代償することで，

38

身体の機能性低下（機能不全）や左右非対称性を招くこととなる。

　そのような非対称性の動作や，機能不全が生じている箇所の特定方法として，質的に評価を行う手法"Functional Movement Screen（FMS®）"が有効である．FMS®は，しゃがみ込みや腕の挙げ下げなど動作そのものの質や，基本的な動作を行う能力を「機能的動作」と定義し，身体の機能性の状態を把握するために有益な指標である[4]．機能的動作の評価は，全身の主要関節を個別に評価するのではなく，関節ごとの役割に焦点を当て，動作の相互関係（動作パターン）も踏まえて効率的に評価を行う方法であり，関節別アプローチ（joint-by-joint approach）と理論付けられ，その有用性が明らかになっている（詳細はp.2「体幹リハの基本理論：Joint by Joint Theory」を参照）．FMS®は7つの動作パターンを実施し，動作実践中の痛みの有無や，動作制限による代償動作の有無，そして，左右非対称性の有無を確認し評価を行う（図1）。

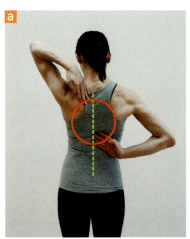
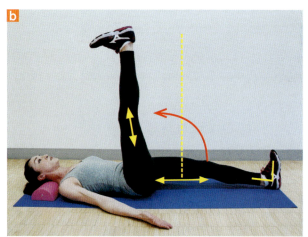
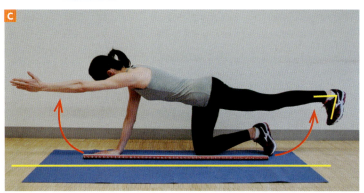

図1 Functional Movement Screen（FMS®）による7つの動作パターンの評価

a：チェック①ショルダーモビリティリーチング．手を背中に回して指先が触れれば合格である．左右行う．
b：チェック②アクティブストレートレッグレイズ．仰向けに寝て膝伸展，足関節背屈で足を挙げ，くるぶしが下ろしているほうの大腿部の中点を越えれば合格である．左右行う．
c：チェック③ロータリースタビリティ．四つ這いの姿勢から片方の手，膝，足を一直線上に置き（棒やラインを触れさせる），姿勢を崩さずに反対の腕と脚を同時に持ち上げられたら合格である．左右行う．

動作制限が生じた動作パターンにおいては，左右差の範囲についても評価対象項目に含まれる．7項目の評価に基づき，動作パターンの修正（correct）を行うアプローチを「コレクティブエクササイズ」と称し，機能的動作に導く効果的な運動療法として，一般のリハビリテーションやトップアスリートを対象としたスポーツ現場など，幅広く活用することが可能である[5]．

　コレクティブエクササイズは，痛みが生じている部位以外の箇所に生じる動作の不具合にも着目し，修正を試みるアプローチ方法である．痛みを庇う動作や，身体の機能性が生来低い部位が影響を及ぼし，他の部位が主要動作の役割を代わって担うため，「代償動作（ひずみ）」が生じる．コレクティブ・アプローチは，そうした動作パターン

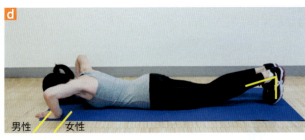

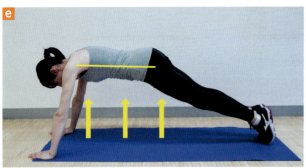

図1 つづき

d, e：チェック④トランクスタビリティプッシュアップ．うつ伏せの状態で，男性なら額の高さ，女性なら顎の高さの位置に親指を置き，肩幅と同じになるような位置に手を置く（d）．つま先を揃えて立て，肘を上げた状態から，身体を一直線に保ったまま身体を持ち上げられたら合格である（e）．

f, g：チェック⑤インラインランジ．脚を一直線上で前後に開く（しゃがんだときに脛が収まるように）．頭から殿部まである長さの棒を首と腰の後ろで握る．しゃがんだときに棒が頭や殿部から離れず，体勢が崩れなければ合格である．左右行う．

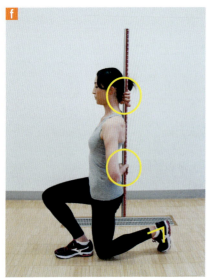

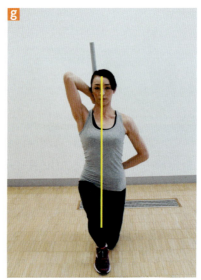

の修正を目的としており、身体の機能性を向上させることで、全身の動作を整えながら、機能性の改善を目指す意義がある。

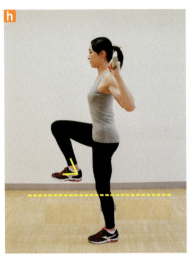
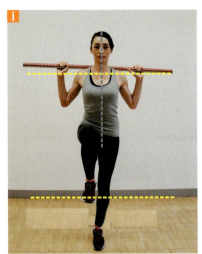
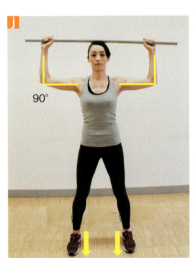
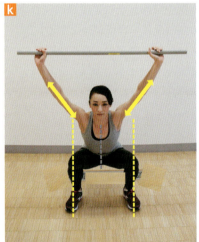
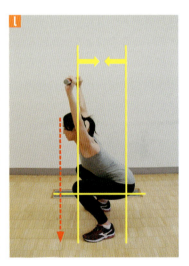

図1 つづき

h, i：チェック⑥ハードルステップ。棒を肩の後ろに担ぐ。姿勢を崩さずに片側の足を膝の高さよりも高く挙げられれば合格である。左右行う。

j〜l：チェック⑦ディープスクワット。頭の上で棒を持ち、肘が90°になるように幅を整えて肘を伸ばす。足は肩幅より少し広くし、つま先は真正面に向ける（j）。その状態から深くスクワット動作を行う。正面から見てつま先と棒が正面を向いている（k）、側面から見ても太ももが水平より深くまで曲がり（l）、かつ手の位置が足幅に収まっていれば（kの写真で棒の位置が足幅に収まっていれば）合格である。

（文献5より）

● コレクティブエクササイズの実践

　次に，FMS®の評価種目に関連付けてコレクティブエクササイズの具体的な実践例を解説する[5]。エクササイズの実践目安は，FMS®の評価に基づき，数種類（4種目程度）を組み合わせる。たとえば，4種類2パターンの組み合わせを定め，各パターンを毎日交互に行うなどの実践法がある。エクササイズ実施による動作パターンの改善状況を把握するために，初期のころは4週間を目安にFMS®による動作の再評価を複数回行うことが望ましい。再評価の結果（左右非対称，痛みの有無など）を考慮しながら，適宜エクササイズの組み合わせを変更することも勧められる。一方で，改善課題が残る動作パターンについては，エクササイズの組み合わせを再検討する際に，一部のエクササイズ内容は変更せず，継続することも必要である。本項で紹介するコレクティブエクササイズ以外にも，動作パターンの修正を目的としたエクササイズ種目を積極的に加えることも勧められる。

　エクササイズの反復回数は，それぞれ8回程度，合計2セットを目安として実施する。左右実施するエクササイズ種目は，それぞれ8回程度行う。エクササイズの実施速度は，各フェーズにおいて4～5秒程度の時間をかけて意識的に行う。反動を付けずに実施することにより，正確な動作の運動学習の習得につながる。

　術後のコレクティブエクササイズは，術後のメディカルリハビリテーションを経て，担当医の許可が出た動作範囲に限定して実践する。痛みや不快感など，個々の回復状況に合わせて無理の生じない範囲で行い，腰椎の伸展や屈曲動作が可能となる術後6～8週ごろから，徐々に積極的なエクササイズに移行していくことが好ましい。

● コレクティブエクササイズの種目例

1) ショルダーモビリティ

奥義の匠 骨盤の回旋が起こらないように体幹の安定性をキープする。

▶ショルダーモビリティに対するコレクティブエクササイズⅠ
エクササイズの目安：左右各10回×2～3セット
ねらい：骨盤・体幹の安定性，肩甲帯の安定性，肩関節の可動性
①脚を合わせて横向きに寝て，上側の膝内側を床面に付けて安定させる。上側の手で床を押し，体幹に力を込めて安定させる（図2a）。
②両手を前に伸ばして掌を重ね合わせ，上側の手を頭上の方向に回していく（図2b）。
③手が頭の上まできたら掌を上に返す。目線は手先を追っていく。骨盤の回旋が起こらないようにしながら，手はできるだけ床に近い高さで大きく回す（図2c）。

④手を下側の手に対して反対側まで回す．骨盤の回旋が生じないように，膝を床面から離さないように保つ．腕と胸郭をできるだけ大きく開くように実施する（図2d）．
⑤次に④の肩の位置を保った状態で掌を下向きに返し，肘を曲げて指先で背中にタッチする（図2e）．⑤→②の手順で戻り，再び②〜⑤を繰り返し行う．
※④のポジションで腕を回した際に首や肩に痛みが生じる場合は⑤に進まず，腕を反対側に直接開いて②のポーズに戻り，動作を繰り返す．

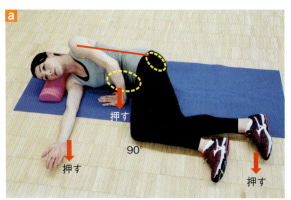
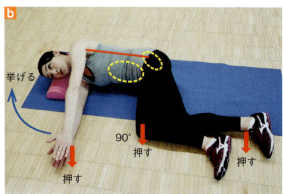
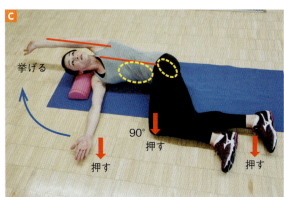
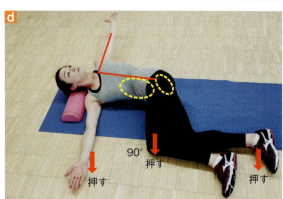
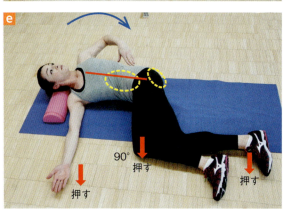
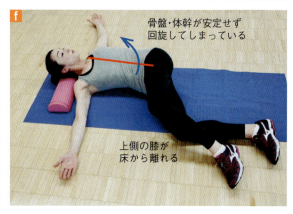

図2 ショルダーモビリティリーチングに対するコレクティブエクササイズⅠ
a〜e：動作の流れ，f：NG動作

▶ショルダーモビリティに対するコレクティブエクササイズⅡ

エクササイズの目安：左右各10回×2～3セット
ねらい：骨盤・体幹の安定性，肩甲帯の安定性，肩関節の可動性

①側臥位（右下）の体勢になり，股関節と膝関節を90°に曲げる。下側の腕（右腕）を顔の前で立てて，肘を床面に対して90°に構える。上側の手で床面を押しながら体幹に力を込め，骨盤・体幹を安定させる（図3a）。
②右肩を外旋させ，顔の正面までもっていき，床面に手の甲を付ける（図3b）。
③次に，自力で内旋させ，可能なところまで可動させる（図3c）。
④内旋の最大可動域に達したら，左手で押して肩関節の可動性が向上するようにサポートする（図3d）。反対側も同様に実施する。

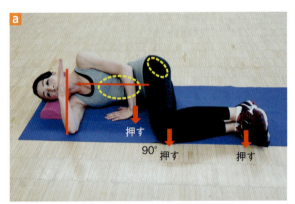 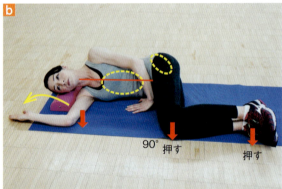
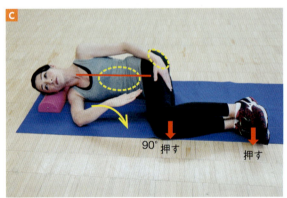 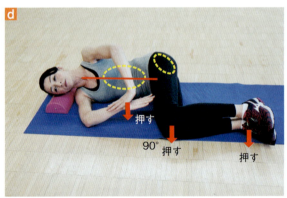

図3 ショルダーモビリティに対するコレクティブエクササイズⅡ

2) アクティブストレートレッグレイズ

挙げている側の脚の安定性をキープしながら行う。

▶アクティブストレートレッグレイズに対するコレクティブエクササイズ

エクササイズの目安：左右各10回×2〜3セット

ねらい：骨盤・体幹の安定性，股関節の可動性，ハムストリングスの柔軟性

①仰向けになり，腕はリラックスした状態で身体の斜め下に，掌は天井に向ける．腹部に力を込めて，体幹を安定させた状態にする．両足を床から持ち上げ，足関節を背屈させた状態をキープする（図4a）．

②両脚ともに膝は伸展，足関節背屈を保った状態で動作を開始する．左脚をゆっくり床面に下ろしていく．ペースは4〜5秒程度かける感覚で行う．右脚は，開始時に膝の伸展と足関節を背屈させた角度を保つ（図4b）．

③左の大殿筋を収縮させながら，踵は床面に付かないギリギリの範囲まで下ろしていく．その際，動作に連動して腰椎の伸展や股関節の外旋などの代償動作が生じていないかチェックを行う．反対側も同様に実施する．

●アクティブストレートレッグレイズの補助具・チューブの活用版

　自力で体幹の安定性や正確な動作の遂行が困難な場合は，チューブを活用することで正確な動作パターンをサポートする一助となる（図4c〜e）．

3) ロータリースタビリティ

軽く肘を曲げることにより，首や肩の力みが生じにくい。

▶ロータリースタビリティに対するコレクティブエクササイズ

エクササイズの目安：10回×2〜3セット

ねらい：体幹の安定性，肩甲帯の安定性，殿筋の働きを向上させる

●腕＆足ダイアゴナルのコレクティブエクササイズ

①肩の真下に手，股関節の真下に膝がくるように四つ這いの姿勢をとる．手はしっかりと床に接地させ，肘は完全に伸展させず，わずかに曲げて構え，脇を軽く引き締めておく．この姿勢で体幹を安定するよう意識する（図5a）．

②頭から骨盤までの姿勢を保ったまま，右手と左脚を床からわずかに浮かせる（図5b）．反対側も同様に行う．

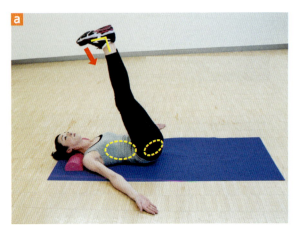
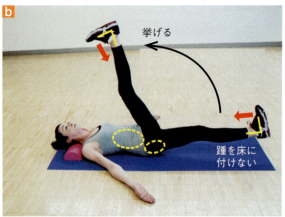
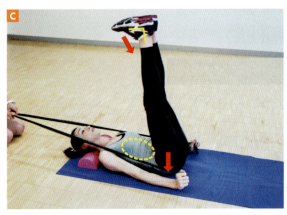
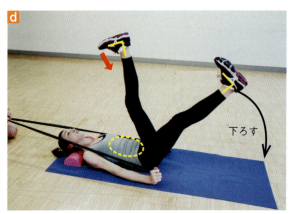
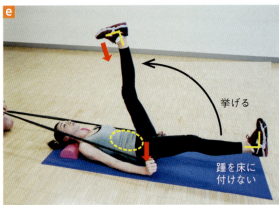

図4 アクティブストレートレッグレイズに対する
コレクティブエクササイズ
a, b：通常の方法
c～e：補助具・チューブを活用した方法

● 脚伸展のコレクティブエクササイズ
①肩の真下に手，股関節の真下に膝が配置されるように四つ這いの姿勢をとる．手は
しっかりと床面に接地させ，軽く脇を締めて力が分散しないようにする．この姿勢
で骨盤・体幹を安定するように意識する（図5c）．
②姿勢を保ったまま左脚を伸ばし，最後に大殿筋を収縮させる．足関節は背屈させ，
踵で後ろの壁を押すような意識で．連動して腰椎が伸展しないように注意する（図
5d）．反対側も同様に行う．

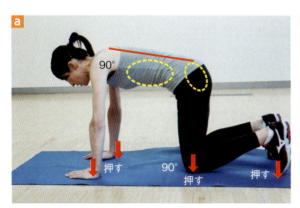
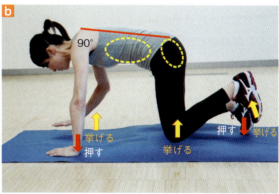
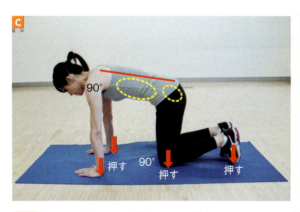
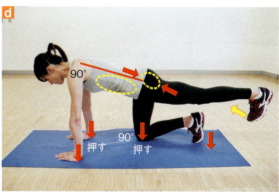

図5 ロータリースタビリティに対するコレクティブエクササイズ
a, b：腕＆足ダイアゴナル
c, d：脚伸展

4）トランクスタビリティプッシュアップ

匠の奥義　支持している掌でしっかり地面を押しながら，体幹の筋群を十分に働かせて骨盤の回旋動作に抵抗するバランスを維持する。

▶トランクスタビリティプッシュアップに対するコレクティブエクササイズ

エクササイズの目安：左右各10回×2〜3セット
ねらい：骨盤・体幹の安定性，肩甲帯の安定性，肩関節の可動性

①肩の真下の位置で床面に手をつき，頭からつま先まで身体が一直線になるように保つ。肩甲骨や肩甲帯を安定させるために，掌で床面を軽く押す。首の緊張が生じないようにして，肩甲帯を安定させる（図6a）。

②姿勢と骨盤・体幹の安定性を保ちながら腕を挙げる。肩関節の可動範囲が狭い場合には，姿勢が崩れない範囲内で腕を持ち上げていく。腕を伸ばした際に腰椎が過伸展したり，骨盤が左右前後に傾いたりなど，他の部位への代償動作が起こらないように注意深く行う（図6b）。反対側も同様に行う。

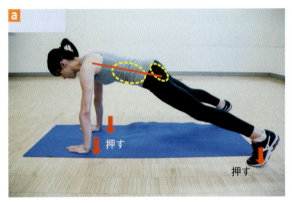
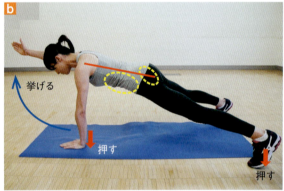
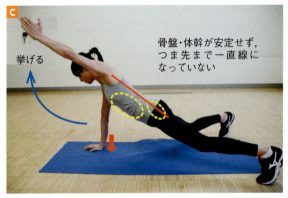

図6 トランクスタビリティプッシュアップに対するコレクティブエクササイズ
a，b：通常の方法，**c**：NG動作

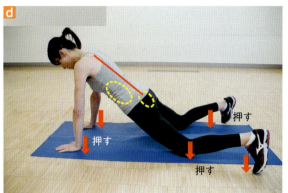 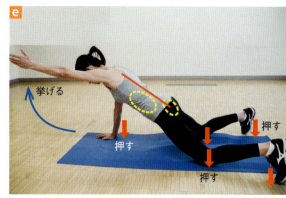

図6 つづき
d, e：難易度を下げた方法

● 難易度の変更
やさしい：膝を床面について実施する［難易度ダウン（図6d, e）］，または，足幅を広げる。
難しい：肘をつく，または，接地しているつま先の位置を狭める。

5) インラインランジ

 接地している手，足で地面をしっかりと押しながら体幹の筋群を働かせる意識を持つ。

▶ インラインランジに対するコレクティブエクササイズ

エクササイズの目安：左右各8回×2〜3セット

ねらい：骨盤・体幹の安定性，股関節の可動性，ハムストリングスの柔軟性

① 右脚を前に大きく一歩踏み出す。左手は右足の横に，つま先と指先を揃えて肩の真下に接地する。両肩を水平に保ちながら，右手は軽く握り拳を作り，右肘を曲げて右下腿（脛）の内側に軽く付ける。頭から脚を一直線に保ちながら，体幹の筋群に力を込め，左の大殿筋を収縮させる。このポーズを5秒程度キープする（図7a）。

② 次に，腰と右のつま先を挙げ，右の下肢後面（ハムストリングス，腸脛靱帯，アキレス腱など）をストレッチする。首はリラックスさせ，目線は脛の辺りへ（図7b）。

③ ①と②を繰り返す。反対側も同様に行う。

※①の姿勢での注意点として，頭の位置，胸椎の後弯，膝の屈曲などの不良姿勢（図7c）がないかチェックを行う。

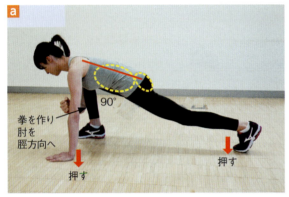
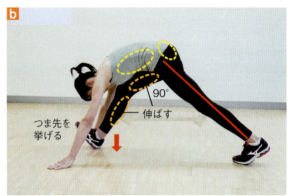
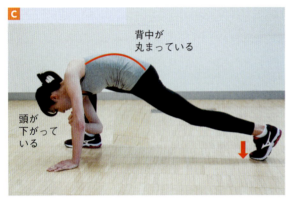

図7 インラインランジに対するコレクティブエクササイズ
a, b：正しい姿勢
c：スタート姿勢のNGポーズ

6) ハードルステップ

> **匠の奥義**　支持脚の踵で床面を強く押すイメージで身体を持ち上げ，姿勢をまっすぐにバランスよく保つ。
> 　殿部と体幹の筋群に力を込め，腰椎の伸展が過度にならないように安定させる。

▶ハードルステップに対するコレクティブエクササイズⅠ

エクササイズの目安：左右各8回×2〜3セット

ねらい：骨盤・体幹の安定性，股関節の可動性

①仰向けに寝て右の膝を抱え，左の踵の位置を殿部から一足分程度の位置に接地させておく。この体勢では頭が下がり顎が挙上するため，苦しさを感じる場合がある。その場合は，頭や首の下にタオルなどを入れて，頭の高さが水平になるように調整して解消する（図8a）。

②両足関節を背屈させてキープする。動作を始める前に体幹を安定させる。肋骨下端を下制させ，腹部に力を込めて腹壁の筋を緊張させてキープする（図8a）。

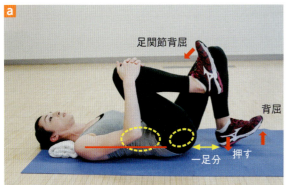 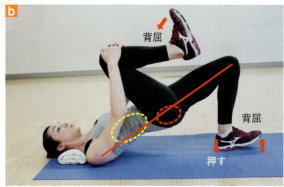

図8 ハードルステップⅠに対するコレクティブエクササイズ

③左の大殿筋に力を込めながら，姿勢がまっすぐになるところまでゆっくりと殿部を持ち上げブリッジの体勢を作る．左踵で床面を強く押しながら，骨盤・体幹が回旋するなど不安定にならないようバランスを取り，3〜4秒姿勢を保持する（図8b）．背部からゆっくり下ろしていき，床面に尾骨を接地させる．動作の間に骨盤は常に水平を保つように意識する．反対側も同様に実施する．
※身体を上げる際に，反動をつけたり，背部を反らせ過ぎたりして腰椎が過伸展しないように注意しながら行う．

▶ハードルステップに対するコレクティブエクササイズⅡ
エクササイズの目安：左右各8回×2〜3セット
ねらい：骨盤・体幹の安定性，股関節の可動性
①右足を一歩前に出し，左足のつま先を立てる．右脚の膝と股関節を90°程度のポジションに構え，動作を開始する．背筋をまっすぐに伸ばし，骨盤・体幹を安定させ，左足の大殿筋を収縮させて力を込めておく（図9a）．
②体幹の筋群と殿筋を収縮させた状態を保ちながら右膝を屈曲させ，前方に体重移動を行う．左股関節の前面や大腿四頭筋が伸長するように意識しながら行う．効果を高めるため，左腕を挙上させて肘と指先をまっすぐに伸ばし，耳の横の辺りに近付ける．その際に体幹の安定性が損なわれないように腹部の緊張をキープする．左脇腹を伸ばすように，肋骨だけを傾けるようなイメージで右に倒れ，身体を開くように左回旋させる．体幹の安定性を保ったまま行う（図9b）．反対側も同様に行う．

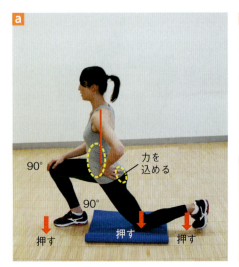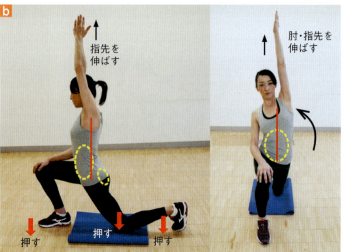

図9 ハードルステップⅡに対するコレクティブエクササイズ

7) ディープスクワット

 しゃがみ込む動作の途中でつま先が向く方向が左右に移動しないように，正面を向く位置をキープさせる。

▶ディープスクワットに対するコレクティブエクササイズⅠ

エクササイズの目安：左右各8回×2～3セット

ねらい：胸椎の可動性，骨盤・体幹の安定性，股関節の可動性

①エクササイズ用のバンド（ミニバンドなど）を膝上に巻く。足を肩幅に開き，3～4cm程度の高さの台に踵を乗せる。FMS®キットのバー（なければ片手で握り込める太さの棒やバー）を持ち，頭上に持ち上げる（図10a）。

②腕を伸ばした状態を保ちながら深くしゃがみ込み，ディープスクワットを行う（図10b）。しゃがみ込んで2秒数え，立位の体勢に戻る。このときに，つま先と膝が直線状に位置しているかのチェックを行う。

※バンド強度は筋力に合わせたテンションを選ぶが，張力に負けて膝が内側に入らないように注意し，外転筋の働きを意識して行う。

体幹リハの基本理論：active corrective approach

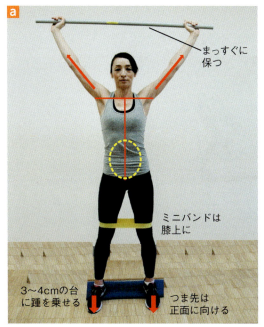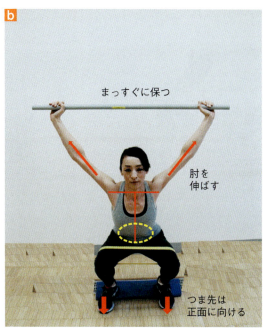

図10 ディープスクワットⅠに対するコレクティブエクササイズ

 骨盤の回旋が起こらないように，手で押す動作と体幹の筋群に力を込める動作を連動させる。

▶ディープスクワットに対するコレクティブエクササイズⅡ

エクササイズの目安：左右各8回×2〜3セット

ねらい：胸椎の可動性，骨盤・体幹の安定性，股関節の可動性

①足を肩幅に開いて軽くしゃがみ込み，クォーター・スクワットの体勢を作る。腹部と殿筋肉を緊張させる。腰の高さ程度の台などに手を乗せ（写真では椅子とボールを使用），下方向に両手で力を加える。その際体幹の筋群に力を込め安定させる（図11a）。

②右手で台（ボール）を押しながら，骨盤の捻りを生じさせないように胸椎を左側に捻りながら開いていく。同時に左腕を開いていき，頭と上体を同じタイミングで回旋させる（図11b）。

③一度手を正面に戻し（図11c），反対側も行う（図11d）。

④双方向行った後に，両手を台（ボール）から離し，Yの字を作るように両手を上げる（図11e）。

⑤ゆっくり立ち上がる（図11f）。①の姿勢に戻り，繰り返し実践する。

53

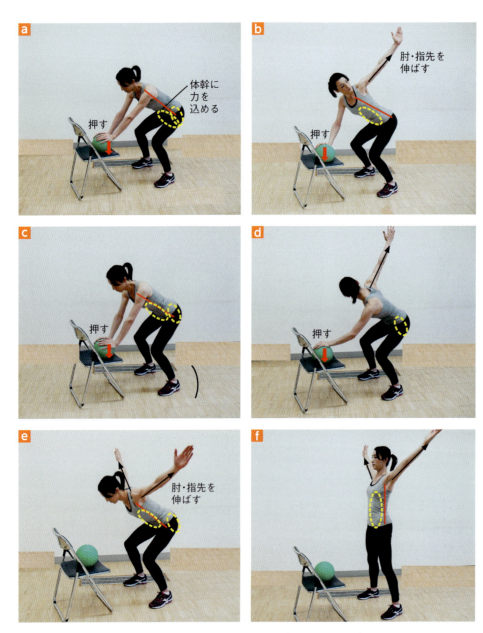

図11 ディープスクワットⅡに対するコレクティブエクササイズ

文献

1) Hayden JA, van Tulder MW, Tomlinson G. Systematic review: strategies for using exercise therapy to improve outcomes in chronic low back pain. Ann Intern Med 2005;142:776-85.
2) Duque IL, Para JH, Duvallet A. Aerobic fitness and limiting factors of maximal performance in chronic low back pain patients. J Back Musculoskelet Rehabil 2009;22:113–9.
3) Ronai P, Sorace P. Chronic Nonspecific Low Back Pain and Exercise. Strength & Conditioning Journal 2013;35:29-32.
4) Gray Cook著, 中丸宏二, 小山貴之, 相澤純也, ほか翻訳. ムーブメント－ファンクショナルムーブメントシステム：動作のスクリーニング, アセスメント, 修正ストラテジー. 東京：ナップ；2014.
5) 倉持梨恵子, 室伏由佳. Basic Corrective Exercise ベーシック・コレクティブエクササイズ, 月刊スポーツメディスン 2016；176-184号.

Part 1　低侵襲を支える運動療法の奥義

体幹リハの基本理論：
mobilization & stabilization

佐藤　紀，西良浩一

● はじめに

　腰椎疾患や腰椎術前後の患者における運動療法を行うに当たり，mobility（可動性）とstability（安定性）の概念を理解する必要がある。各関節は部位により，安定性が求められる部位と，可動性が求められる部位がある。ここで注意すべきなのは，安定性がまったく必要のない部位や，可動性がまったく必要のない部位というものはなく，どの部位においても安定性と可動性を必要とするが，関節ごとに安定性と可動性のどちらを優位に必要としているかということを知る必要があるということである。本項では，安定性と可動性を意識した運動療法についても紹介する。

● まず，「joint-by-joint approach」を知ろう

　Joint-by-joint approachは，Gray CookとMichael Boyleが提唱した理論である[1]。関節には安定性を必要とする関節と，可動性を必要とする関節があり，各関節の機能に応じた運動療法を要するという考え方である。安定性を要する関節と，可動性を要する関節は交互に並んでいる（表1）。腰椎は安定性を必要とし，肩関節，胸椎，股関節は可動性を必要とする。肩関節，胸椎，股関節の可動性が低下してしまうと，安定性を必要とする腰椎の負担が増大し，代償的に動き，腰痛や機能障害が出現することがある。一例として，股関節の屈曲可動域制限が出現すると，腰椎が代償的に屈曲しなければならない。一方，股関節の伸展可動域制限が出現すると，腰椎が代償的に

関節	主な役割
肩関節	可動性
肩甲骨	安定性
胸椎	可動性
腰椎	安定性
股関節	可動性（多平面）
膝関節	安定性
足関節	可動性（矢状面）

表1　Joint-by-joint approachに基づく各関節の可動性と安定性

（文献1より）

伸展しなければならない．腰椎疾患患者や腰椎術前後における運動療法においては，胸椎，胸郭および股関節の可動性を向上させ（mobilization），腰椎の安定化を図る（stabilization）ようにする．

● 次に，胸椎・胸郭，股関節の可動性の向上を図ろう

　腰椎疾患患者や腰椎術前後における運動療法として，腰椎の安定化に加え，胸椎・胸郭，股関節の可動性の向上を促し，柔軟性の獲得を要す．胸椎の屈曲・伸展運動，大腿四頭筋のストレッチング，ハムストリングスのストレッチング，腸腰筋のストレッチング，股関節周囲筋のストレッチング，ストレッチポール®（LPN社）を用いたエクササイズについて解説する．

1）胸椎の屈曲運動，伸展運動
● 目的
　胸椎の可動性を拡大するため．
● 意義
　胸椎の可動性が低下してしまうと，腰椎が代償的に動かざるをえなくなるため，胸椎の可動性を保つことは重要である．
● 方法
　胸椎の屈曲運動では，仰臥位で膝を立て，両手を頭部後方で組み，胸椎を分節的に屈曲する（図1a）．注意すべき点は，肩甲骨の下角が床から離れないようにすることである．また，胸椎の伸展運動では，腹臥位で胸の横に手を置き，胸椎を分節的に伸展していく（図1b）．注意すべき点は，肋骨下部が床から離れないようにすることである．

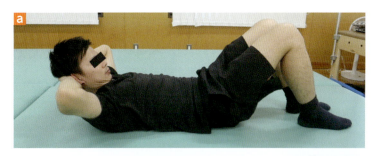
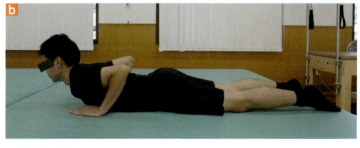

図1　胸椎の屈曲運動，伸展運動
a：胸椎の屈曲運動．仰臥位で膝を立てて両手を頭部後方で組み，胸椎を分節的に屈曲する．
b：胸椎の伸展運動．腹臥位で胸の横に手を置き，胸椎を分節的に伸展する．

2) 大腿四頭筋のストレッチング

● 目的

大腿四頭筋の柔軟性を向上するため。

● 意義

大腿四頭筋の柔軟性が低下してしまうと，脊椎伸展動作を行う際に骨盤後傾が制限され，代償的に腰椎が伸展しようとする。腰椎安定化のためにも，大腿四頭筋の柔軟性向上が必要である。

● 方法

腹臥位になり，顎の下で両手を組み（図2a），片側の膝を屈曲し，踵で殿部を蹴るようにする（図2b）。左右交互に行う。

● 注意点

変形性膝関節症などの膝疾患のために膝を十分に屈曲することができない人，また，腹臥位になることができない人には，本運動は行わないようにする。

3) ハムストリングスのストレッチング

● 目的

ハムストリングスの柔軟性を向上させるため。

● 意義

ハムストリングスの柔軟性が低下すると，腰痛を生じることがある。ハムストリングスのタイトネスにより，前屈しようとすると骨盤の前傾が制限され，腰椎が代償的に屈曲しようとする。そのため，腰椎の安定化を図るためにハムストリングスの柔軟性向上が必要である。これまで筆者ら[2]は，ジャックナイフストレッチングがハムストリングスの柔軟性を向上させることを報告した。ジャックナイフストレッチングは，相反抑制

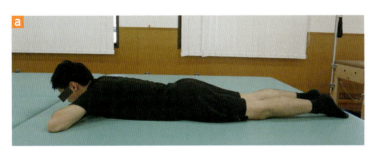
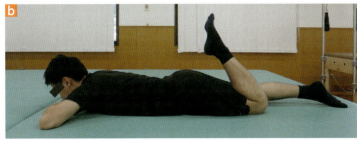

図2 大腿四頭筋のストレッチング
a：腹臥位になり，顎の下で両手を組む。
b：片側の膝をゆっくりと屈曲していき，踵で殿部を蹴るようにする。

を利用したストレッチングである．つまり，主動筋である大腿四頭筋を収縮させ，拮抗筋であるハムストリングスを弛緩させる．

● **方法**

　ジャックナイフストレッチングは，踵を床に付けた状態でしゃがみこみ，両手で後方からそれぞれの足関節をつかみ（図3a），徐々に膝関節を伸ばしていき，膝関節最大伸展位で5秒間保持する（図3b）．この際，胸と大腿部が離れないように注意する．一方，同様の原理で仰臥位で行うハムストリングスのストレッチングがある．大腿後面を両手でつかみ，股関節および膝関節の屈曲角度が90°になるように片脚を挙げる（図3c）．その際，足関節が背屈0°となるようにする．続いて，股関節の屈曲角度は90°のまま膝を徐々に伸展していく（図3d）．膝関節最大伸展位で5秒間保つ．これを5セット（左右5秒×5回）行う．

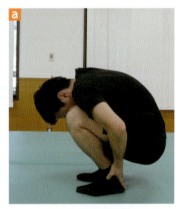
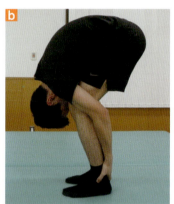
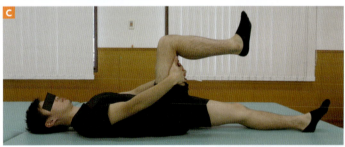
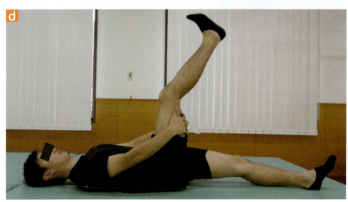

図3　ハムストリングスのストレッチング

a, b：ジャックナイフストレッチング．踵を床に付けてしゃがみこみ，両手で後方からそれぞれの足関節をつかむ（a）．徐々に膝関節を伸ばしていき，膝関節最大伸展位で保持する（b）．

c, d：仰臥位で行うストレッチング．仰臥位で大腿後面を両手でつかみ，股関節および膝関節の屈曲角度が90°になるよう片脚を挙げる（c）．股関節の屈曲角度が変わらないようにしながら徐々に膝関節を伸ばしていき，膝関節最大伸展位で保持する（d）．

●注意点

股関節の可動域制限がある場合は，各個人の可能な範囲での股関節屈曲位で構わない。また，ハムストリングスのタイトネスがあると，股関節屈曲位での膝完全伸展はできないが，無理のない範囲での各個人の膝関節最大伸展位でよい。

4) 腸腰筋のストレッチング

●目的

腸腰筋の柔軟性を向上させるため。

●意義

腸腰筋の柔軟性が低下すると骨盤が前傾するため，脊椎伸展時に骨盤の後傾が制限され，腰椎が代償的に伸展しようとする。腰椎の安定化を図るためには，腸腰筋の柔軟性を向上させることが望ましい。

●方法

前後に脚を開き後方の脚の膝を床に付け（図4a），殿部を前に突き出す（図4b）。殿部を前に突き出した際，体幹が前に倒れないように注意する。

5) 股関節周囲筋のストレッチング

●目的

股関節の可動性を拡大するため。

●意義

股関節の可動域を向上し，腰椎の安定性を促す。

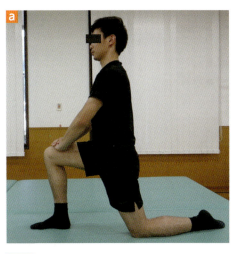 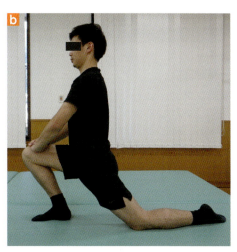

図4　腸腰筋のストレッチング
a：前後に脚を開いて後方の脚の膝を床に付ける。
b：殿部を前に突き出す。体幹が前方に倒れないよう注意する。

●方法

 ホグレル社のネバータイトハムマシンを使用し，当院では股関節周囲筋のストレッチングを行っている．まず，外旋筋群と殿筋群のストレッチングを行いたい側の下肢を開排位にし，伸展させた対側下肢の大腿遠位直上に載せる（図5a）．続いて，対側下肢を屈曲させて，開排位側の外旋筋群と殿筋群のストレッチングを行う（図5b）．一方，両下肢外旋位にて股関節を屈曲させ，両側の内転筋群のストレッチングを行う（図5c, d）．

6）ストレッチポール®を用いたエクササイズ

●目的

 胸郭や肩関節などの可動性を向上するため．

●意義

 胸郭や肩関節などの可動性を向上し，腰椎の安定化を促す．一般財団法人日本コアコンディショニング協会が提唱するストレッチポール®を用いたエクササイズのうち，

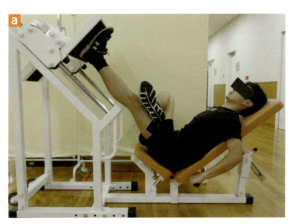
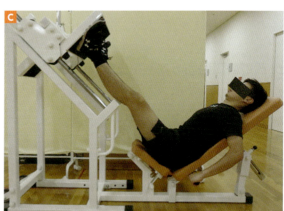
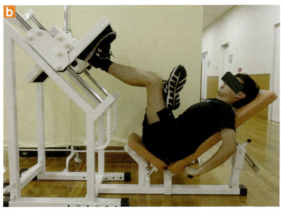
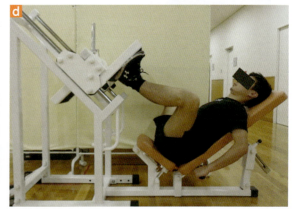

図5 股関節周囲筋のストレッチング

a, b：外旋筋群と殿筋群のストレッチング．ストレッチングを行いたい側の下肢を開排位にし，伸展させた対側下肢の大腿遠位直上に載せる（a）．対側下肢を屈曲する（b）．
c, d：内転筋群のストレッチング．両下肢外旋位（c）にする．股関節を屈曲させる（d）．

ベーシックセブンを紹介する[3]。7つのエクササイズで構成され，胸郭拡張性を増加させることが報告されている[4]。

●方法

ストレッチポール®に仰臥位で背骨と頭を載せて両膝を屈曲し，両足を肩幅程度に開いて手は体幹から離し，両肘が床に付いた状態とする（基本姿勢）。

ベーシック1（床磨き運動）では，上肢を脱力して両手で床を磨くように円を描き，肩関節，肩鎖関節，胸鎖関節などの可動性の改善を促す（図6a）。

ベーシック2（肩甲骨の運動）では，前ならえを行い，両上肢を天井に向かって突き出し，肩甲骨の内転・外転を繰り返し，肩甲骨周囲の筋のリラクゼーションを図る（図6b）。

ベーシック3（腕の外転運動）では，両上肢を適度に外転し，前腕が床面を滑るように両肩の外転と内転を繰り返し，胸郭の拡張，肩甲骨周囲筋のリラクゼーションを図る（図6c）。

ベーシック4（ワイパー運動）では，両下肢を伸展し，両股関節の内旋・外旋を繰り返し，股関節の可動域の拡大を促す（図6d）。

ベーシック5（膝ゆるめ運動）では，両下肢を伸展し，両膝を軽度屈曲位として両膝を外側に引き上げた後，脱力して股関節の可動域の拡大を図る（図6e）。

ベーシック6（小さなゆらぎ運動）では，ストレッチポール®を背中の下で転がし，胸郭全体の可動性の向上を図る（図6f）。

ベーシック7（呼吸運動）では，複式呼吸により深い呼吸を繰り返し行い，胸郭の挙上と姿勢の改善を促す（図6g）。

● さらに，腰椎の安定化を図ろう

腰椎の安定性制御には，体幹筋の働きを理解する必要がある。体幹筋にはローカル筋とグローバル筋（表2）がある[5]。ローカル筋とは，起始または停止が腰椎に付着し，腰椎の安定化を担う，体幹深部にある筋である。一方，グローバル筋は，脊椎に直接付着せず，胸郭から骨盤に力を伝達する，体幹浅部にある筋である。これらの2つの筋システムであるローカル筋とグローバル筋が働くことにより，腰椎の安定性が増すと考えられている[6]。

Hodgesら[7]は，上肢の挙上を行わせると，三角筋が活動する前に腹横筋の活動が始まっていたことを報告している。このように，何か動作を行う際に，予めローカル筋が働いて腰椎の安定性を高めており，フィードフォワード機能とよばれる。ローカル筋をまず働かせることにより体幹安定化を促し，腰痛の軽減を図ると期待され，障害予防の観点からも重要視されている。

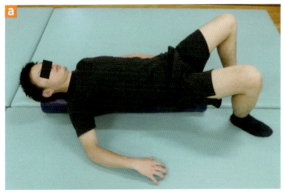
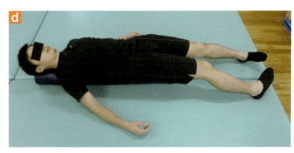
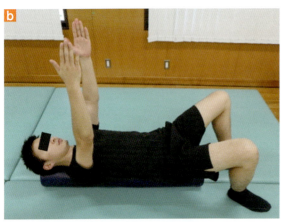
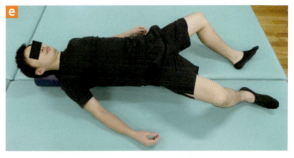
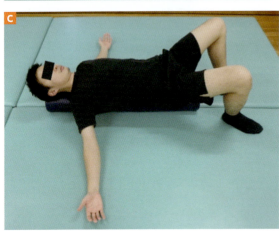
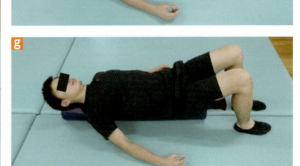

図6 ストレッチポール®を用いたエクササイズ

a：ベーシック1（床磨き運動）
b：ベーシック2（肩甲骨の運動）
c：ベーシック3（腕の外転運動）
d：ベーシック4（ワイパー運動）
e：ベーシック5（膝ゆるめ運動）
f：ベーシック6（小さなゆらぎ運動）
g：ベーシック7（呼吸運動）

体幹リハの基本理論：mobilization & stabilization

ローカル筋	グローバル筋
腹横筋 多裂筋 腰方形筋の内側線維 脊柱起立筋の腰部 棘間筋 横突間筋　など	外腹斜筋 内腹斜筋 腹直筋 腰方形筋の外側線維 脊柱起立筋の胸部　など

表2　ローカル筋とグローバル筋

（文献4より改変）

1）Draw-in

● 目的

ローカル筋である腹横筋を選択的に収縮させるため。

● 意義

ローカル筋の1つである腹横筋を選択的に収縮させることにより、腰椎の安定化を図る。これまでに、Urquhartら[8]は、グローバル筋の活動が抑えられたときに腹横筋の活動が最も大きくなると報告している。そのため、グローバル筋である腹直筋や外腹斜筋が収縮しないように、腹横筋を選択的に収縮するようにする。

● 方法

仰臥位になり、息を吐きながら腹部を引き込ませ、ローカル筋である腹横筋を選択的に収縮させる（図7a）。さらに、腰椎骨盤の安定性をみるために、draw-inしながら、下肢伸展挙上（straight leg raising；SLR）を行う方法[9]がある（図7b）。下肢伸展挙上時に、骨盤の運動が生じると腰椎骨盤の安定性が不良であると判断する。

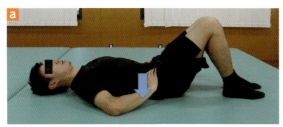

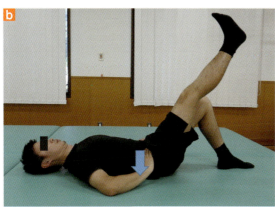

図7　Draw-in
a：Draw-in。仰臥位で息を吐きながら腹部を引き込ませ、腹横筋を選択的に収縮する。
b：Draw-in＋下肢伸展挙上（SLR）。Draw-inを行いながら、下肢伸展挙上を行う。

● 注意点

グローバル筋である腹直筋や外腹斜筋が収縮しないように注意する。

2) Hand-knee および elbow-toe

● 目的

ローカル筋とグローバル筋の共同収縮を促すため。

● 意義

ローカル筋システムとグローバル筋システムが働くことにより、腰椎の安定化を促す。個々の身体機能に応じてエクササイズを選択する必要がある。Okuboら[10]は、腹横筋の活動量はhand-kneeよりもelbow-toeのほうが大きいと報告している。Hand-kneeおよびelbow-toeでは、上肢挙上側の腹横筋（例：左上肢右下肢挙上では左腹横筋）の活動量が大きい。多裂筋の活動量はelbow-toeよりもhand-kneeのほうが大きく、腹直筋や外腹斜筋の活動量はhand-kneeよりもelbow-toeのほうが大きい[10]。

● 方法

Hand-kneeでは、四つ這いで片側の上肢と対側の下肢を挙上する（図8a）。Elbow-toeでは、腹臥位で片側の肘と対側の足趾で体幹を保持し、接地している肘と同側の下肢および対側の上肢を挙上する（図8b）。

● 注意点

Elbow-toeは、身体能力が高い患者でないと実施が困難である。身体能力が低い患者や高齢患者は、hand-kneeが適している。ただし、高齢患者ではhand-kneeでさえ実施が困難なこともある。その場合は、可能な範囲で片側上肢挙上のみまたは下肢挙上のみでよい。

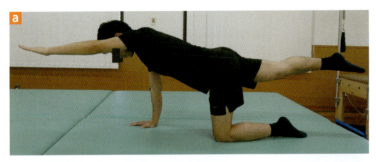

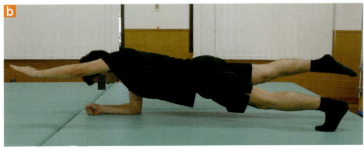

図8 Hand-knee および elbow-toe
a：Hand-knee。四つ這いになり、片側の上肢と対側の下肢を挙上する。
b：Elbow-toe。腹臥位で片側の肘と対側の足趾で体幹を保持し、接地している肘と同側の下肢および対側の上肢を挙上する。

体幹リハの基本理論：mobilization & stabilization

● すべての運動において留意する点

確定診断がついてから，運動療法を行うべきである。確定診断がつかずに，漫然と運動療法を行うべきではない。

診断および病態に応じて運動療法を行い，疼痛を増悪させないようなシークエンスを検討し，治療につなげていく。例えば，腰椎椎間板ヘルニア患者や腰椎固定術後急性期の患者においては，前屈位を行わないように注意を要する。そのため，いずれの疾患においても運動療法を行う前に，主治医に各運動を行ってよいかどうか必ず確認する。

また，腰痛が非常に強い場合や，red flagである胸腰椎椎体骨折，化膿性脊椎炎，転移性脊椎腫瘍などが疑われる場合は精査が必要であるため，注意を要する。

● 患者指導のコツ

各運動の目的および意義について十分に説明し，それらを患者が十分に理解したうえで運動指導を行う。運動内容によっては自主訓練可能な運動もあるため，適宜，運動療法が正しくできているか理学療法士または医師がチェックする必要がある。また，これらの運動療法を行い，効果についても検証する必要がある。

● まとめ

前述したように，安定性または可動性がまったく必要のない部位というものはなく，部位ごとに安定性と可動性のどちらを優位に必要とするかということを理解したうえで，これらの運動療法を行うべきである。

Part 1

低侵襲を支える運動療法の奥義

65

文献

1) Cook G著, 中丸宏二, ほか監訳. 付録1. 関節別アプローチの概念, 付録2. 関節別アプローチの詳細. ムーブメント-ファンクショナルムーブメントシステム：動作のスクリーニング, アセスメント, 修正ストラテジー. 東京, NAP, 2014；p.308-17.

2) Sairyo K, Kawamura T, Mase Y, et al. Jack-knife stretching promotes flexibility of tight hamstrings after 4 weeks: a pilot study. Eur J Orthop Surg Traumatol 2013；23：657-63.

3) 蒲田和芳：コアセラピーとは. 蒲田和芳編, コアセラピーの理論と実践. 講談社, 東京, 2011；p2-12.

4) Yokoyama S, Gamada K, Sugino S, et al. The effect of "the core conditioning exercises" using the stretch pole on thoracic expansion difference in healthy middle-aged and elderly persons. J Bodyw Mov Ther 2012；16：326-9.

5) Bergmark A. Stability of the lumbar spine. A study in mechanical engineering. Acta Orthop Scand Suppl 1989；230：1-54.

6) Stanton T, Kawchuk G. The effect of abdominal stabilization contractions on posteroanterior spinal stiffness. Spine (Phila Pa 1976) 2008；33：694-701.

7) Hodges P, Cresswell A, Thorstensson A. Preparatory trunk motion accompanies rapid upper limb movement. Exp Brain Res 1999；124：69-79.

8) Urquhart DM, Hodges PW, Allen TJ, et al. Abdominal muscle recruitment during a range of voluntary exercises. Man Ther 2005；10：144-53.

9) Liebenson C, Karpowicz AM, Brown SH, et al. The active straight leg raise test and lumbar spine stability. PM R 2009；1：530-5.

10) Okubo Y, Kaneoka K, Imai A, et al. Electromyographic analysis of transversus abdominis and lumbar multifidus using wire electrodes during lumbar stabilization exercises. J Orthop Sports Phys Ther 2010；40：743-50.

Part 1　低侵襲を支える運動療法の奥義

応用：ピラティス（Pilates）

藤谷順三，武田淳也

● エビデンスベースの運動療法：ピラティス

　メカニカルストレスが主因で生じる外傷・障害の予防・治療法として，西良ら[1]の「ジャックナイフストレッチ」をはじめさまざまな運動療法が推奨されている。『腰痛診療ガイドライン2019』において，運動療法は慢性腰痛の治療法として強く推奨（推奨度1，エビデンスの強さB）されている。近年，研究的視点からも運動療法としてのピラティスへの注目度が高まっており，ランダム化比較試験（randomized controlled trial；RCT）やシステマティックレビューも散見するようになった[2]。PubMedによる"Pilates"の文献検索結果では，2019年6月末時点で438件，腰痛とかけ合わせた"Pilates & low back pain"は82件で全体の約20％を占めた。しかもそのうち73件が過去10年以内に，50件が過去5年以内に発表されており，運動療法として医療分野からも大きな注目を集めている。

● ピラティスの原理原則

　ピラティスとは，もともとJ. H. Pilates氏が創った"contrology"（コントロール学）のことである[3]。スポーツや日常生活のさまざまな場面で，姿勢や身体の使い方を正しくモーターコントロール（motor control；MC）できる能力を高めることで，脊椎を中心に四肢も含めたメカニカルストレスを分散・軽減し，腰痛など身体の機能不全を予防改善するための有効な手段の1つがピラティスである。

　ピラティスの実施に際しては，**表1**[3]の原理原則に基づくことが重要である。また，脊椎の各々の動きにおいて不耐の疾患（その動きを避けるもしくは抑えることが望ましい疾患）を原則的に分類している（**表2**）[3]が，臨床上は個々の症例に応じて対応する必要がある。

● 低侵襲の運動療法として−ピラティスの実際

　脊椎へのメカニカルストレスを軽減するには，「ピラティスムーブメントプリンシパル」（**表1**）の最初に記された「全身の動きの統合」を念頭に置き，脊椎・骨盤を中間位（ニュートラル）にコントロールする能力を高めることが基本となる。一般に「コア」とは「体幹」ととらえられることが多いが，ピラティスでの「コアコントロール」は，頭頂

67

から足部までの「軸」を意識した動的・静的制御にアプローチする．具体的には，脊椎・骨盤を安定させた状態で股関節を動かす「股関節分離」，上肢・下肢を動かす「体重支持」，さらに椎体別の可動性（図1）[4]に基づく「屈曲」，「伸展」，「側屈」，「回旋」，「分節的な動き」を促すことで，脊椎へのメカニカルストレスを分散・軽減させる．

オリジナルプリンシパル（Original Principles）
・全身の健康（Whole Body Health） ・全身との公約（Whole Body Commitment） ・呼吸（Breath）
ピラティスムーブメントプリンシパル （Pilates Movement Principles）
・全身の動きの統合（Whole Body Movement） ・呼吸（Breathing） ・バランスのとれた筋肉の発達 　（Balanced Muscle Development） ・集中（Concentration） ・コントロール（Control） ・センターリング（Centering） ・正確性（Precision） ・リズム（Rhythm）

（文献3より）

表1 ピラティスの原理原則

屈曲	椎間板ヘルニア，骨粗鬆症，神経緊張
伸展	脊柱管狭窄症，脊椎すべり症，脊椎分離症
側屈	椎間関節症，脊柱管狭窄症，骨粗鬆症
回旋	椎間板ヘルニア，骨粗鬆症

（文献3より）

表2 脊椎の動きにおける不耐の疾患のカテゴリーの基本例

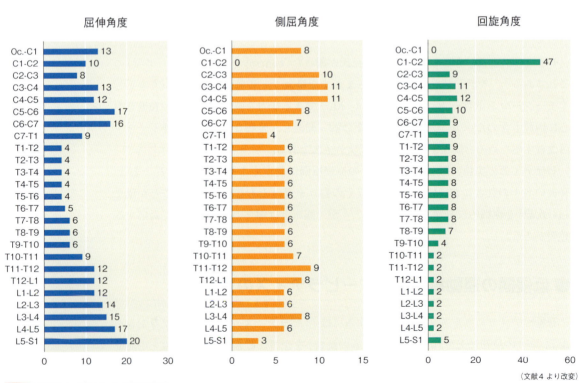

図1 脊椎セグメント別可動性

（文献4より改変）

68

応用：ピラティス（Pilates）

以下に，それぞれの動きを促すピラティスの代表的なエクササイズを紹介する。なお，いずれのテーマも「a. 狙いとする動きにフォーカスした基本エクササイズ」と「b. 重力やスプリングの抵抗を用いた応用エクササイズ」で構成している。スプリングは長さに比例して抵抗が変化するため，スプリングを用いたエクササイズでは，おのずとそのエクササイズにかかわるすべての筋出力のコーディネーションを獲得できる利点がある。

1）股関節分離

急性期では，支持面が広くマットからのフィードバックでコアをニュートラルにコントロールしやすい仰臥位で行う。また，ピラティス専用器具を用いることで，腹臥位，側臥位，四つ這い位，座位，立位，逆位などさまざまな姿勢と，それに伴い重力との関係性が変化するなかで，対象者の目的や身体特性に応じたさまざまなエクササイズが可能となる。

図2a〜dは，矢状面（sagittal plane）の可動性を高める最も基本的なエクササイズである。脊椎と骨盤をニュートラルに保ち，膝関節は90°に固定した状態で，吸気・呼気に合わせて股関節のみ屈曲・伸展させる。

図2e〜gは，四つ這い位で行うため支持面が狭くなり，コアコントロールが難しくなる。ハムストリングスを収縮させることで，股関節前面の屈筋をリリースさせる相反神経抑制を活用した疑似クローズドチェーン（pseudo closed kinetic chain）のエクササイズである。

◇用語解説

【疑似クローズドチェーン（pseudo closed kinetic chain；PCKC）】

「クローズドキネティックチェーン（closed kinetic chain；CKC）」とは，肢の末端が固定された状態であり近位が動く。「オープンキネティックチェーン（open kinetic chain；OKC）」とは，肢の末端が地面や床に固定されていない状態であり肢の末端が自由に動く。具体的には，歩行中の遊脚相はOKCであり立脚相はCKCである。また，ボールを蹴る脚の動作はOKCであり支持脚の動作はCKCである。Pseudoとは「疑似」という意味で，上記の完全なCKC，OKCでない状態をPCKC，POKCとよぶ。PCKCは直線や弧の動きといった一方向にのみ動きが制限されて動く状態で，安定性がCKCより低い。POKCは多方向に動く状態であるが，運動範囲に一定の制限を受けるので，OKCよりも安定感と空間でのフィードバックの効果を得られる。

2）脊椎の分節的な動き

腹直筋や腹斜筋などのglobal musclesだけでなく，腹横筋，多裂筋，骨盤底筋などのlocal musclesを動員させて脊椎の分節的なMCが可能になれば，矢状面，冠状面（coronal plane），水平面（transverse plane）のあらゆる動きにおいて，脊椎の局所へのメカニカルストレスを軽減できる。また，脊椎の分節的なコントロールは「しなやかな」動きを生み，ダンス，新体操，フィギュアスケートをはじめとする表現力を必要とする競技にきわめて有効である。

図3a〜cは，いわゆる体幹トレーニングの1つとして広く知られている基本的エク

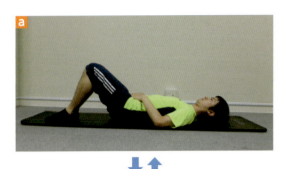
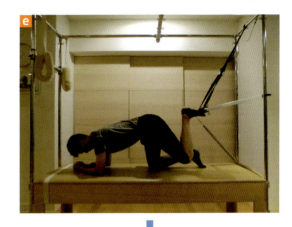
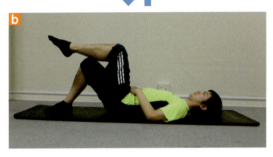
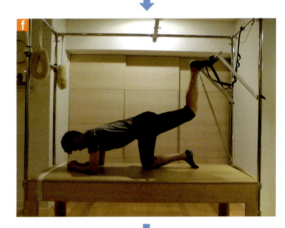
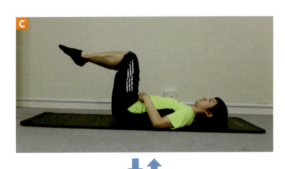
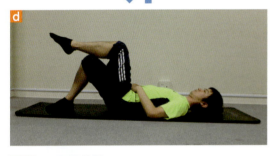
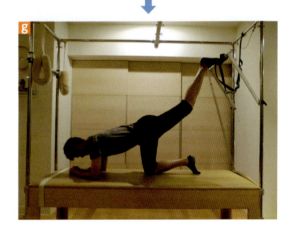

図2 股関節分離

a〜d：Leg lift (mat)。はじめは片脚ずつ交互に股関節を90°まで屈曲させマットに戻す（a, b）。骨盤や脊柱が安定した状態でできるようになったら，両脚とも股関節と膝関節を90°にした状態から，片脚ずつ交互に動かす（c, d）。脚をマットの方向に降ろしていく際に，骨盤が前傾して腰椎が過伸展しないよう注意する。

e〜g：Hip extension with lower bar（使用器具はTrapeze Table）。足関節が回内外せずに安定した動作で行うには，バーへの母趾球荷重の意識または踵荷重時の足部コントロールにも注意する。

70

応用：ピラティス (Pilates)

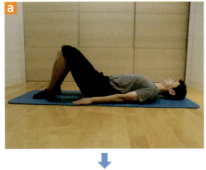
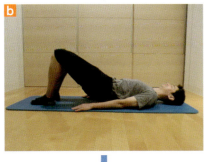
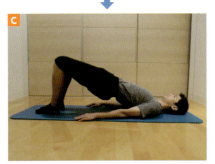
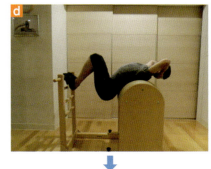
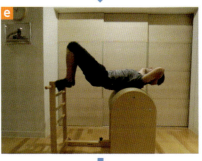
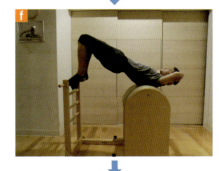
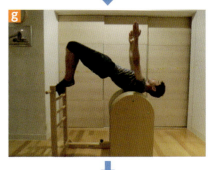
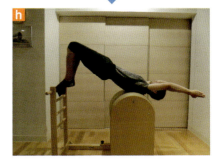

図3 分節的な動き

a〜c：Bridging (mat)。膝を前方に，踵を手前に引き寄せ，股関節内転筋を意識することで動作が安定する。

d〜h：Bridging (使用器具はLadder Barrel)。足関節が回内外しないよう，バーに置く足底部は母趾球または踵にする。

ササイズであるが，下位脊椎から上位脊椎に向け分節的に床面から離していくよう，正しくMCできているか見極める必要がある。

図3d〜hは，支持面（上背部，肩甲帯および足底）が床面に比べて不安定になるとともに脊椎伸展位から開始するため可動域が増え，さらに上肢の動きが加わることでMCの難易度が上がる。

3) 胸椎屈曲

ここでは腹直筋などいわゆるアウターマッスルの筋力トレーニングではなく，腹横筋などインナーマッスルを動員してコアのコントロールを促すエクササイズを紹介する。上肢を屈曲・外転・伸展させるとき，腰痛患者は健常者よりも腹横筋の収縮が有意に遅れる[5]ことから，腰痛を予防するうえで腹横筋を意識したエクササイズはきわめて重要である。

図4a，bは，一見普通の腹筋運動にみえるが，軸の伸長と腰椎・骨盤をニュートラルに保ち腹横筋と多裂筋にアプローチする。一般的な体幹屈筋のクランチエクササイズでは，多くの場合で腹直筋の隆起と骨盤の後傾を伴うが，それを抑制するように腹横筋の求心性収縮であるドローインと多裂筋の動員で腰椎の安定化を図りつつ，胸椎の屈曲を向上させていく。

図4c，dは，股関節と膝関節を伸展させることで下肢の重量が増し，さらにスプリングの抵抗を受けた上肢の動きが伴うことでコアのコントロールが難しくなる。

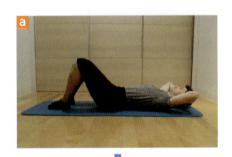
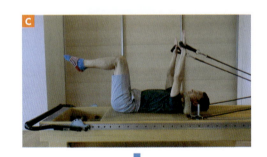
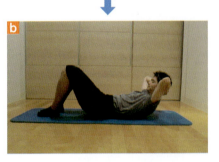
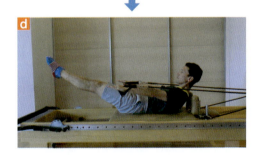

図4　胸椎屈曲
a, b：Hundred prep (mat)。脊柱の軸をできるだけ長く保ち，首や肩に余分な力を入れないよう注意して行う。
c, d：Hundred ＆ coordination（使用器具はReformer）。体幹がぶれないよう肩関節を分離させて，前方に出した上肢を呼吸に応じて小刻みに上下させる。

応用：ピラティス (Pilates)

4) 胸椎伸展

　下位腰椎へのメカニカルストレスを軽減するためには，上位腰椎や胸椎の可動性を高めることが重要であるが，胸椎の伸展には肩甲骨のコントロールが深く関与する．肩甲骨の下制と内転を意識することで胸椎の伸展を促すとともに，腹横筋などの動員で腰椎と骨盤を安定させ，過可動となりがちな下位腰椎へのメカニカルストレスを分散させる．

　図5a～dは，腹臥位で胸椎の伸展を引き出す基本的なエクササイズである．

　図5e～gは，上肢を支持するバーが体幹から離れた位置で可動して肩関節の大き

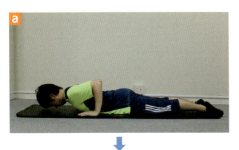
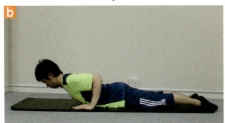
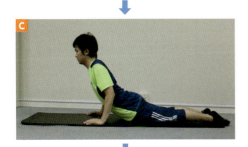
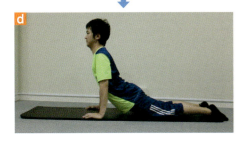
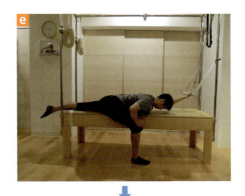
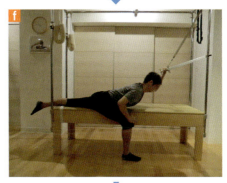
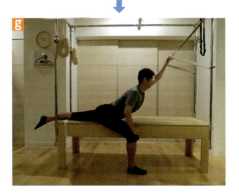

図5　胸椎伸展

a～d：Swan (mat)．はじめは胸郭をマットに付けた状態で胸椎を伸展させ，徐々に動きを大きくする．その際，腰椎が過剰に伸展しないよう注意する．

e～g：Swan (使用器具は Trapeze Table)．投球，サーブなどさまざまなスポーツでみられる下肢～体幹～肩甲帯～上肢の運動連鎖を学習 (motor learning) できる．

な屈曲動作を伴うため，上肢，肩甲帯，体幹，下肢の統合的なMCを必要とする．野球の投球，テニスのサーブ，バレーボールのスパイクなどをする際の効率的な全身の運動連鎖の修得に有効なエクササイズである．

5）胸椎側屈

胸椎は，椎体一つひとつの側屈方向への可動域は頸椎や腰椎と比べて小さいものの，12ある椎体全体では可動域が大きくなる（図1）[4]．次のいずれのエクササイズも胸椎の動きを引き出すことで，腰椎へのメカニカルストレスを軽減できる．

図6a～cは横座り（Zシッティング）で行うが，膝や股関節の痛み，骨盤後傾，左右いずれかの坐骨がマットから浮くなどがあれば，クッションを敷くか椅子に座って行う．

図6d～fはバーを下方へ押すことで体幹の側屈側にスプリングの抵抗が加わり，相反神経抑制により体幹の反対側がリリースされて可動域が増える．上肢肩甲帯と体幹との関係性（アライメント）への気付き（awareness）を，側屈する動作のなかで高めることができる．

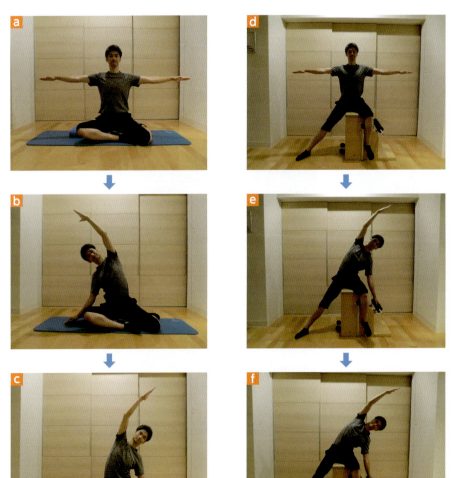

図6　胸椎側屈
いずれも腰椎に負担がかからないよう側屈時に軸（脊椎）の伸長を意識する．
a～c：Mermaid（mat）
d～f：Mermaid（使用器具はChair）

応用：ピラティス (Pilates)

6) 胸椎回旋

　ゴルフ，野球，テニスなどの競技では，回旋に不向きな構造の腰椎にメカニカルストレスがかからないよう，股関節の内・外旋とともに胸椎の回旋を促す必要がある。胸椎は腰椎より回旋（水平面）に適した構造（図1）[4]であり，屈曲，伸展（矢状面）や側屈（冠状面）の動きが入ることで回旋の動きが制限されることから，十分な回旋を促すために脊椎をニュートラルにすることを基本とする。

　図7a～cはスプリングのアシストにより回旋動作が意識しやすい初級のエクササイズである。

　図7d～fは側臥位で行うため，左右の上前腸骨棘（anterior superior iliac spine；ASIS）を結んだ線を床面に対して垂直にするなど，骨盤帯をニュートラルポジション

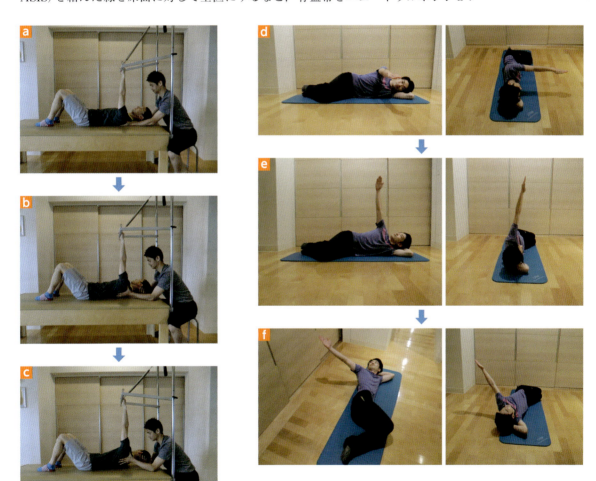

図7　胸椎回旋

a～c：Active control of shoulder girdle（使用器具はTrapeze Table）。図のようにスプリングのアシストを用いて徒手療法によるアプローチをすることも可能である。
d～f：Spine twist/sidelying (mat)。スムースな回旋を促すうえで目線も重要となる。

で保持して胸椎回旋を促すことで，腰椎へのメカニカルストレスを軽減する。なお，上肢が肩甲骨面より水平外転しないよう注意する。

7) 体重支持

四つ這いの姿勢は，支持面が小さく脊椎に対する床面からのフィードバックがないため，空間での身体認知力が求められ，仰臥位と比べて腰椎・骨盤をニュートラルにコントロールするのが難しい。また，肩甲帯および上肢の安定も必要とする。

図8a，bは体幹トレーニングとして一般的に浸透したエクササイズであるが，上肢と下肢を動かす際も腰椎・骨盤がニュートラルにコントロールされているか，支持側と挙上側の肩甲帯のアライメントが適切かを常に意識する必要がある。初心者の場合は，上肢か下肢だけの動作を行うことから始めるとよい。

図8c〜fでは，スプリングの抵抗に対して脊椎・骨盤を常にニュートラルにコントロールしたまま，肩関節と股関節の分離（屈曲，伸展）を別々にあるいは同時に加える。

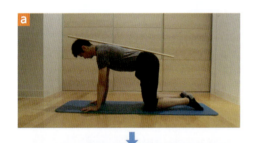
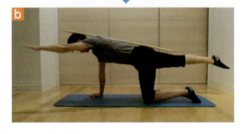
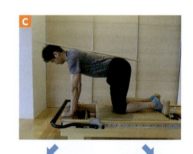
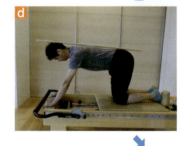
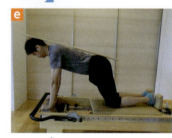
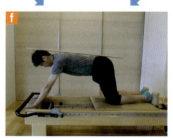

図8 体重支持
腰椎・骨盤のニュートラルを確認するため，脊椎に沿って棒を当てている。後頭部，胸椎，仙椎の3点に棒が接し，腰椎部には掌（手のひら）1枚程度のスペースが目安ではあるが，最終的には自分のイメージどおりにコントロールできることが最も重要である。
a, b：All 4's (mat)
c〜f：All 4's (使用器具はReformer)
d：肩関節の屈曲
e：股関節の伸展

応用：ピラティス（Pilates）

● まとめ

　以上，低侵襲脊椎外科を支える運動療法としてのピラティスについて具体例を解説した。

　ピラティスは，患部へのメカニカルストレスを分散・軽減させるために，患部の安定化を図ると同時に隣接する身体部位の可動性を高めることから，比較的早いタイミングでリハビリテーションとして導入しやすい。また，専用器具を用いることで動作のアシストを多段階で設定できるため，早期の競技復帰をサポートできる。さらに，同じ姿勢（仰臥位，腹臥位，側臥位，四つ這い位，座位，立位，逆位など）でも，多様に変化していく姿勢のなかであってもさまざまな動作を分解することで単純化，あるいは組み合わせることで複合化して学習（motor learning）できるため，幅広い競技でパフォーマンスの向上に有用である。

　ピラティスの本質は身心（体, 心, 精神）のコントロール学であり, 日常生活からスポーツまであらゆる動作におけるMCを含む。よって本来の対象はすべての人であり，筆者らはこれまでも10〜80歳代の幅広い年齢層を対象に，ピラティスを「カラダ取説®」[6] すなわち，「自分自身のカラダの取扱い説明書を知り，実際にカラダを正しく使えるように習得する方法」として講座を開催するとともに，指導者の育成を行ってきた。また，スポーツ医学や腰痛などの整形外科領域のみならず，産業医学やプライマリケア，抗加齢医学，男性・女性医療などの幅広い領域の学会，行政，理学療法士や健康運動指導士などの各種団体からも講演依頼を受け，さらには大学の正規の授業プログラムとしても採用されるなど, 確実に裾野は広がっている。今後ますますピラティス≒「カラダ取説®」が低侵襲脊椎外科を支える運動療法として医療分野に，さらにはフィットネス，教育，介護など幅広い分野に浸透するよう取り組んでいきたい。

◇用語解説

【Motor Control：ビヨンド・ピラティス】

2017年当時，PMA-CPT（Pilates Method Alliance Certified Pilates Teacher），すなわち現在のNCPT（Nationally Certified Pilates Teacher）である当クリニックの日本人医師1人，理学療法士2人の3人で日本の医療とその独自性を考慮してプログラムをつくりスタートさせた「Motor Control：ビヨンド・ピラティス」が，2018年8月には徳島大学病院リハビリテーション部に，大学病院としてはわが国で初めて導入され，医療の一環として活用されることとなった。

（執筆協力：増渕喜秋，平島誠人）

文献

1) 西良浩一, 室伏由佳：腰痛に強い体をつくる. 再発防止エクササイズ. 腰痛完治の最短プロセス－セルフチェックでわかる7つの原因と治し方. 角川書店, 東京, 2014；p.204-7.

2) Byrnes K, Wu PJ, Whillier S. Is pilates an effective rehabilitation tool? A systematic review. J Bodyw Mov Ther 2018；22：192-202.

3) ジョゼフH ピラティス著, 日本ピラティス研究会訳, 武田淳也翻訳監修・編著：Exercise. Return to Life Through Contrology－ピラティスで, 本来のあなたを取り戻す! 現代書林, 東京, 2010；p.62.

4) White AA 3rd, Panjabi MM. The basic kinematics of the human spine. A review of past and current knowledge. Spine 1978；3:12-20.

5) Hodges PW, Richardson CA. Inefficient muscular stabilization of the lumbar spine associated with low back pain. A motor control evaluation of transversus abdominis. Spine 1996；21：2640-50.

6) 武田淳也：『カラダ取説』とは？－「はじめに」にかえて. カラダ取説. 徳間書店, 東京, 2013；p.2-4.

Part 1　低侵襲を支える運動療法の奥義

応用：Core Power Yoga CPY®

本橋恵美

● 体幹の安定化に関与するローカル筋とグローバル筋

　脊椎最小侵襲手術が発展し，組織への負担が軽減され，運動制限も最小限となった現在，運動療法の必要性が今まで以上に見直されている。本項ではヨガによる運動療法について言及する。

　ヨガのイメージというと，瞑想や宗教哲学が先に立ち，過剰な関節可動域でのポーズを想像しがちであるが，スポーツ医科学に基づいたヨガは，関節や筋の可動性のみを追求したものではなく，脊椎を支えるローカル筋とグローバル筋を適切に稼働させ，動的安定性も獲得できるモーターコントロールエクササイズとなる。動作はスピードや反動がないため，代償動作の見極めが可能となり，機能不全部位が明確になりやすく，さらに脊椎の分節運動を意識しやすい。さらに，動きを単独で見ることや，疼痛部位のみを観察するのではなく，全身の動作を包括的に観察し，障害の要因となりうる機能不全が起きている部位を評価することができる。ヨガによる運動療法は，除痛だけを目的とするのではなく，全身の機能を回復することを最終目的とする。

◇用語解説

【ローカル筋とグローバル筋】
体幹筋群は，腰椎に直接付着している腹横筋や多裂筋を代表とするローカル筋と，胸郭と骨盤を連結するグローバル筋に大別される。

【脊椎の正しい分節運動】
脊椎の正しい分節的運動とは，腰椎に回旋と伸展要素が少なく，並進と回旋がバランスよく，さらに胸椎においては回旋と伸展の挙動が大きいことを指す。

● Core Power Yoga CPY®

　ここで紹介するCore Power Yoga CPY®（シー・ピー・ワイ：CPY）[1]は，スポーツ医科学に基づき，機能解剖学，バイオメカニクス，キネシオロジーを重視したプログラムである。身体機能の改善を目的とする38ポーズから構成されたメソッドであり，運動療法として活用することができる。一般的なヨガ特有の瞑想や宗教哲学，サンスクリット語は省略している。

　このCPYのエクササイズは，特定の筋のみを強化する単関節運動ではなく，多くの

78

応用：Core Power Yoga CPY®

筋群を動作パターンに統合していく多関節運動であり，動作機能を高め，コアの強化へとつながる。支持基底面が少なく，バランスが求められるポーズが多い。そうした不安定なポジションでアライメントを保たねばならないため，コアへの意識が高まる。さらに裸足で行うため，足底の固有受容器から受け取る感覚が体幹へと伝達されやすく，ローカル筋である腹横筋や多裂筋の活動が賦活化される。これらの筋収縮によって腰背筋膜の緊張が高まり，腰椎の安定化を獲得し，脊椎でも特に障害が起きやすい腰椎への負荷を軽減させる。

また，立位のポーズが多いことも特徴である。下肢を前後または左右に大きく開脚しながらバランスをとる際に，脊柱の安定性を得るために必要な神経系の制御が起きる。バランスを感知する深部知覚受容体は，脊椎の椎間関節や靱帯，傍脊柱筋群に存在し，中枢機能と協働して姿勢制御反射を司っている。これらの神経系の制御は体幹ローカル筋群が収縮することにより，動的・機能的安定性が獲得できる。CPYによる運動療法は，この神経筋協調性を高める運動学習を習得することも目的としている。

◇用語解説

【一般的なヨガ】
本来ヨガは古代インド発祥の伝統的な宗教的行法で，心身を鍛錬によって制御するものとして確立された。瞑想が中心であったが，1990年代後半からポーズを中心とした身体的要素の強いエクササイズとして広まっている。

● CPYプログラム構成

運動療法として活用するために，次の点に留意しプログラミングしている。

1) 協調性
反動を使わず，ゆっくりとした動きで連続的にポーズを移行し，動的安定性を獲得できる（図1）。

2) 非対称性
左右非対称で実施することにより，左右の筋力，バランス，可動性，安定性，持久力だけでなく，機能不全が起きているところが明確に表れ，機能評価がしやすい（図2）。

3) バランス
下肢の不安定性を高めることによりバランス感覚を養い，固有受容感覚器が多数存在する足底から伝わる感覚がコアの機能と連動して，姿勢制御を適正化させる（図3）。

Part
1

低侵襲を支える運動療法の奥義

79

4) 支持基底面

　安定した肢位でまずは可動性を獲得し，徐々に支持基底面に接する肢位を減らすことで安定性を獲得する。筋力を発揮することよりも，負荷やバランスの変化に対応する動作機能を高める（図4）。

5) 参考可動域

　ヨガ特有の過可動性は求めず，参考可動域までの可動性向上を目指す（図5）。特に脊柱の可動性を獲得することを重要視している。一般的に固定すればよいと考えられがちな脊柱であるが，可動性を有していることが前提でなければならない。

6) 3面運動

　筋を最大に伸長するために3面の動作を意識している。1面で伸長し，徐々に面を増やすことで緊張が高まる筋に負荷をかけ過ぎず，最終的に最大に伸長させる。

7) 統合性

　特定の筋のみを強化する単関節運動ではなく，多くの筋群を動作パターンに統合していく多関節運動とする。筋の強化ではなく，統合された動作のトレーニングである。

8) 呼吸

　すべての動きと呼吸を連動させる。筋の収縮・伸張の動作に合わせて呼吸をコントロールすることにより，また，呼吸とかかわりの大きい，横隔膜，腹横筋，多裂筋，骨盤底筋群といったインナーユニットを，呼吸によって収縮させることで腹圧が適度に高められ，体幹をより意識しやすくする（図6）。

9) 分節運動

　分節運動とは，主に脊椎分節の支持・コントロールを指す。脊椎一つひとつを意識的に分節しながら動くことにより，ローカル筋システムの働きを引き出す（図7）。

10) 反復練習

　CPY 38ポーズの動作パターン全体を何度も練習・習得し，改善した可動性と安定性を相互に作用し協調させる。こうして動作機能不全をみつけ，その後，個々にあったエクササイズを選択し提供する。

応用：Core Power Yoga CPY®

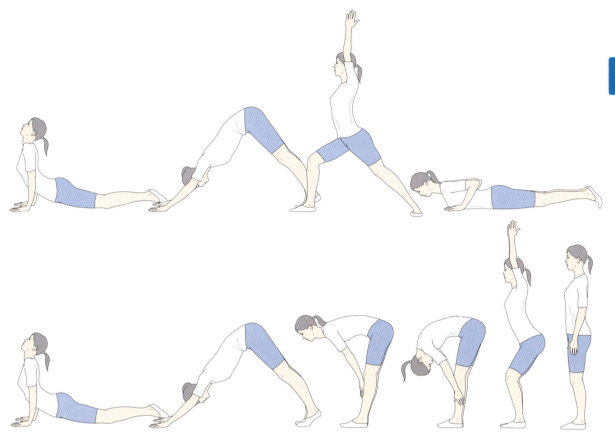

図1 協調性
ポーズごとに15〜30秒ほどのキープ時間を有するが，次のポーズへ移行する際は小休止を入れず，ポーズからポーズへ流れるような動作で連続して行う．

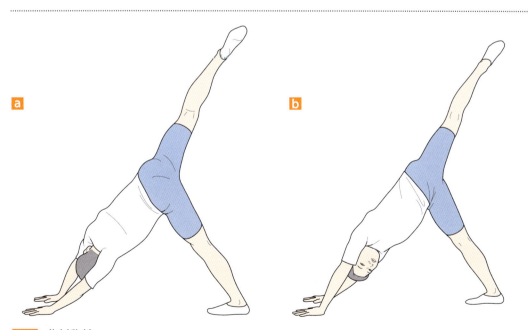

図2 非対称性
左右非対称で実施することにより，左右差が明確となる．

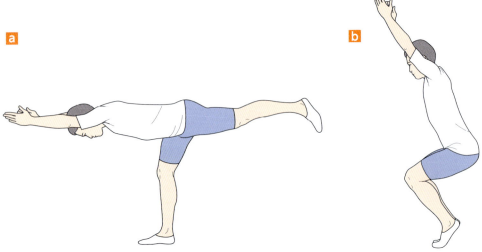

図3 バランス

バランスが求められる動作や片脚での姿勢が多く，コアの制御が求められ，微妙な力の発揮によってコントロールする能力を高められる。

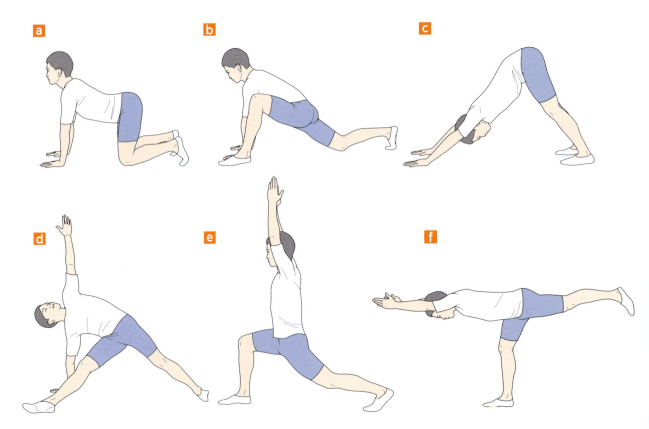

図4 支持基底面

支持基底面が6肢位（a），5肢位（b），4肢位（c），3肢位（d），2肢位（e），1肢位（片脚）（f）となる。スタート時は支持基底面を多くし，安定した肢位にて可動性を高める。

応用：Core Power Yoga CPY®

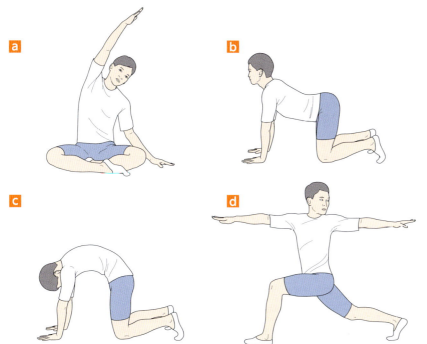

図5 参考可動域
腰椎を例に挙げると，側屈20°，伸展15°，屈曲50°，回旋5°までとし，特に過可動性による障害が起きやすい伸展や回旋に注意しながら進める。

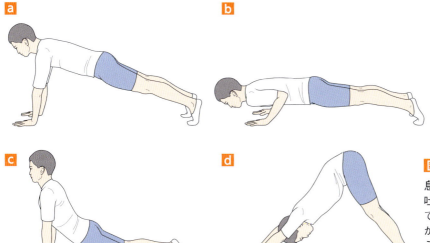

図6 呼吸
息を吸ってプランク(a)，息を吐きながらダウン(b)，息を吸ってアップドック(c)，息を吐きながらダウンドック(d)というように，呼吸と動作を連動させる。

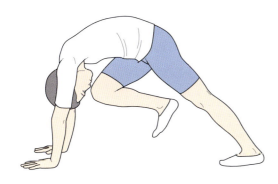

図7 分節運動
脊椎を分節的に運動させるため，骨盤の動作を含めて腰椎から頚椎へ意識的に1つずつ動かす。

● CPYによる動作評価

　CPYを実施する際には，疼痛誘発動作を見極める必要がある。主に腰痛に関しては，屈曲時痛と伸展時痛を明確に分別する。アスリートにおいては，側屈・回旋動作もよく観察する必要がある。屈曲時痛が起きる場合は椎間板周囲に，伸展時痛は椎間関節周囲に原因があると想定をする。また，腰痛が生じない場合でも下肢の明らかな筋力不足や不安定性，感覚障害が見受けられた場合，狭窄症やときにはヘルニアも疑う。さらに，全身の領域から腰部障害が起きる原因を探る。

● 脊椎の機能改善

　脊椎の機能を改善するためには腰椎の安定性を高め，胸椎の可動性を高める必要がある。そのためにはグローバル筋とローカル筋の共同作業が必要であり，バランスよく機能させなくてはならない。グローバル筋は外的負荷に対抗し，大きな力を出して脊柱の運動に関与する。対してローカル筋は，最大筋力の10 〜 30%の強度で持続的に作用する。これは，グローバル筋に着目したトレーニングのみでは腰痛は改善されないことを意味する。CPYではローカル筋群へアプローチし，椎間分節のコントロール力を高め，個々の分節を安定させ，局所のストレスをなくし，アライメントを整えることができる。つまり，動きの正確性，制御，持続性を改善することが脊椎の機能改善への道となる。

　ここでは主に，腰痛の屈曲時痛と伸展時痛に対応するCPYのエクササイズを挙げる。

● 屈曲時痛

- **エクササイズ1**：アップドック（**図8**）
- **エクササイズ2**：オープンレッグベント（**図9**）
- **エクササイズ3**：T字バランス（**図10**）

　屈曲時痛が起きている場合は脊柱全体の伸展可動性の低下が原因であることが多いため，腰椎の安定性を保ちつつ，胸椎伸展の可動性を向上させたい。しかし，1分節で伸展すれば椎間関節への負荷が高いため，脊柱全体がなだらかなカーブを描くよう伸展させる。腰椎伸展角度は15°が望ましく，胸椎伸展角度を20 〜 25°を目標にエクササイズを実施する。この伸展可動域を越えない範囲で行う。なぜなら可動域を越えた伸展動作を繰り返すことは，別の腰痛を発症させることにつながるからである。

　次に股関節に屈曲制限がある場合，骨盤の前傾運動が円滑に行われず後傾し，代償的に腰椎の前屈負荷が増強して椎間板内圧が上昇してしまい，前弯が減少する。よって原因となるハムストリングスのタイトネスを改善し，大腿四頭筋や腸腰筋の適切な筋力が発揮できるよう賦活化することで，股関節屈曲可動域を獲得する。

応用：Core Power Yoga CPY®

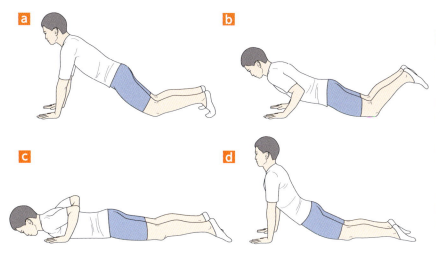

図8 アップドッグ

腹臥位になり胸の横に両手を添え下肢は腰幅に開く(a)。深く息を吸いながら肘関節を伸展させ上体を起こす(b, c, d)。肩甲骨を内転・下制させることで，胸椎の伸展を促し，腹筋群のタイトネスを改善する。腹横筋も意識し，腹部を引き入れることで腰椎の過剰な伸展が起こらないようにする。また，股関節を伸展させることで腸腰筋のモビリティを高めることができる。

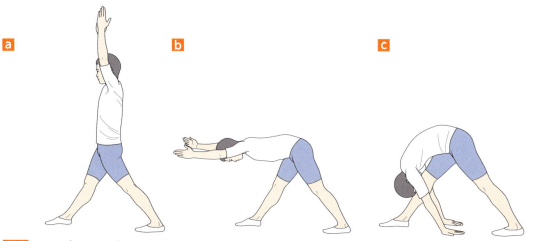

図9 オープンレッグベント

前後に開脚し骨盤を正面に向ける(a)。呼気に合わせ前屈する(b, c)。脊柱が屈曲挙動を起こしやすいため，手を組んで肩甲骨を内転・下制させ，脊柱のニュートラルポジションをキープする。ハムストリングスのタイトネス改善と多裂筋の賦活化が望める。

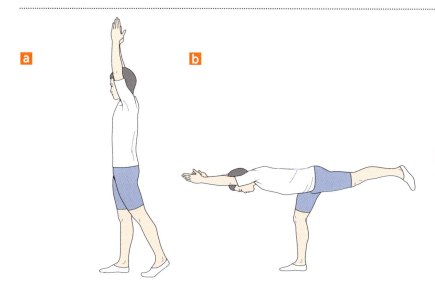

図10 T字バランス

軸の下肢の膝関節をできるだけ伸展させ，ハムストリングスの伸長を促す。多裂筋や腰方形筋を賦活化する。またバランスをとることが難しいため，神経系の制御機能が高められる。

また，安定性の獲得には腹横筋が欠かせない。腹横筋は最深部に位置し腰背筋膜に付着していることから，その収縮によって牽引を行い，腹圧が高まれば腰椎の安定性が増すことが明らかにされている。つまり，腰椎屈曲動作による椎間板内圧が上昇する前に腹横筋の収縮が行われれば，椎間板内圧上昇を抑制できるといえる。また，腰椎の深屈曲動作に伴って棘上靱帯への伸長ストレスが増大すると，反射的に多裂筋の筋活動が増大することも明らかにされている[2]。ローカル筋は遅筋線維が約60％を占め，筋持久力に優れていることから，多裂筋や腰方形筋を賦活化し，腰部の伸展持久力を高めたい。

● 体幹屈曲機能向上（腰椎伸展時痛）

● **エクササイズ1**：鳩（**図11**）
● **エクササイズ2**：ランジツイスト2（**図12**）
● **エクササイズ3**：三角形のツイスト（**図13**）

日常的に反り腰，またスポーツシーンで多くみられる腰椎の伸展位においては，加重分担が増加するために症状を増悪しやすい。腰椎の前弯が増強することにより，椎間関節に負荷がかかり伸展時痛が増す。股関節伸展制限がある場合が多く，大腿四頭筋や腸腰筋のタイトネスを改善する。また股関節屈曲位での内転制限や内・外旋といった回旋制限が起きることから，股関節側面の大腿筋膜張筋のタイトネスも改善する必要がある。野球のバッティングやゴルフのスイング時には伸展に回旋トルクが加わり，椎弓・椎間関節への負荷が増強する。よって，回旋動作を伴うスポーツにおいては胸椎回旋可動域改善と腹横筋を賦活化させ，椎弓や椎間関節への負荷を減少させる。また，伸展時にはエキセントリックに腹筋群が活動するため，腹筋群遠心性機能の向上も視野に入れて行い，脊柱起立筋群の過緊張も改善する。

忘れてはならないのはスポーツシーンでは上肢の挙上を伴う動作が多いため，肩関節の（主に）屈曲可動域も向上させたい。可動域制限がある場合，代償として腰椎が過剰な伸展となるからである。

● まとめ

ヨガによる運動療法は，固まりやすい脊柱を分節運動によってしなやかな動作を可能にし，理想的な脊柱のニュートラルポジションを獲得できる。また，脊柱に負担がかかる要因となる全身の機能不全部位を評価することができ，改善しやすい。緊張が起きている筋や関節の可動性を向上し，コアを鍛えながら動的安定性も向上できることがヨガの利点である。医師たちが脊椎最小侵襲手術によって運動制限を最小限に抑えるのならば，リハビリテーションに臨むわれわれは適切な運動療法によって患者の回復に貢献したい。

応用：Core Power Yoga CPY®

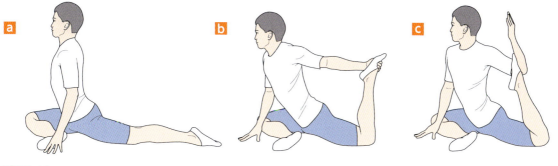

図11 鳩
骨盤は正面または若干横向きとし，後下肢の股関節を伸展，膝関節屈曲にし (a)，呼気のタイミングに合わせて踵を殿部に近付ける (b, c)。主に胸椎の伸展可動域の改善や，大腿四頭筋，腸腰筋のタイトネス改善が望める。

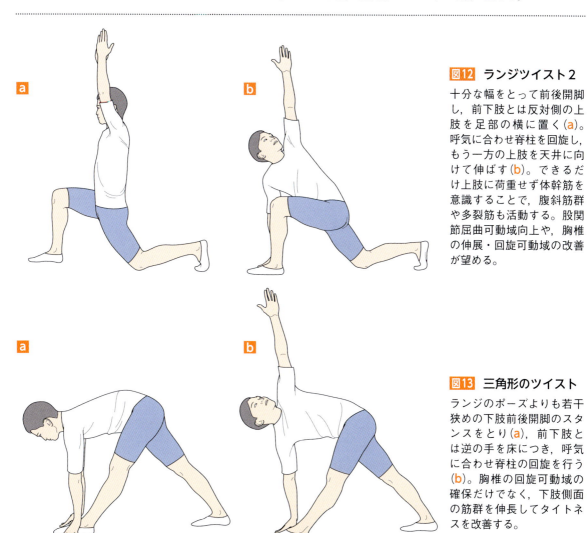

図12 ランジツイスト2
十分な幅をとって前後開脚し，前下肢とは反対側の上肢を足部の横に置く (a)。呼気に合わせ脊柱を回旋し，もう一方の上肢を天井に向けて伸ばす (b)。できるだけ上肢に荷重せず体幹筋を意識することで，腹斜筋群や多裂筋も活動する。股関節屈曲可動域向上や，胸椎の伸展・回旋可動域の改善が望める。

図13 三角形のツイスト
ランジのポーズよりも若干狭めの下肢前後開脚のスタンスをとり (a)，前下肢とは逆の手を床につき，呼気に合わせ脊柱の回旋を行う (b)。胸椎の回旋可動域の確保だけでなく，下肢側面の筋群を伸長してタイトネスを改善する。

文献
1) 本橋恵美著. CPY METHOD コアパワーヨガ メソッド. 東京：ベースボール・マガジン社；2018.
2) McGregor AH, Anderton L, Gedroyc WM, The trunk muscles of elite oarsmen. Br J Sports Med 2002；36：214-7.

Part 1　低侵襲を支える運動療法の奥義

応用：胸椎・胸郭をよみがえらせる運動療法

成田崇矢

● 目的・目標

腰痛のある人は，矢状面の腰椎の運動に問題があることが多いと報告[1]されており，胸椎，胸郭の可動性，適切なモーターコントロールの低下が特に伸展時の腰部へのメカニカルストレスを助長する。胸椎，胸郭への介入は，適切な可動性，運動性の獲得により腰部へのメカニカルストレスの減弱を目的とする。

● 胸椎・胸部に対する運動療法の意義

胸椎は胸郭の構成要素であり，胸椎・胸郭機能を理解することは，運動療法を行ううえで，非常に重要である。上位胸椎は，回旋可動性が大きく，屈曲伸展可動性は小さい。一方下位胸椎は，屈曲伸展可動性が大きく，回旋可動性は小さい[2]（図1）。胸郭の動きは，上位肋骨は，ポンプハンドル様の前後・上下方向運動（pump-handle movement）を有しており，下位肋骨は，バケツハンドル様の側方方向の運動（bucket-handle movement）を有している。特に吸気の際には，横隔膜が下向し胸郭は拡張し，呼気の際には縮小する[3]（図2）。

腰痛と胸郭との関連性を考えた場合，（多くは上部腹筋群の過緊張が原因で，）体幹伸展時に下位胸郭の可動性が制限されると，胸椎の伸展可動性制限による腰部の伸展可動性（メカニカルストレス）の増加，腰部の回旋運動が生じ[4]（図3），腰痛のリスクが高まるため，運動療法により胸椎，胸郭の機能向上をすることは重要である。

● インフォームドコンセント

腰痛患者に対する胸椎，胸郭への運動療法の目的は，胸椎，胸郭機能の向上により腰部へのメカニカルストレスを軽減させることである。このため，胸椎，胸郭の機能低下が腰痛の原因である場合は，効果的であるが，それ以外の場合は，有効ではない。しかしながら，胸椎，胸郭の機能向上は腰痛の再発予防のためにも重要であることを説明する。

応用：胸椎・胸郭をよみがえらせる運動療法

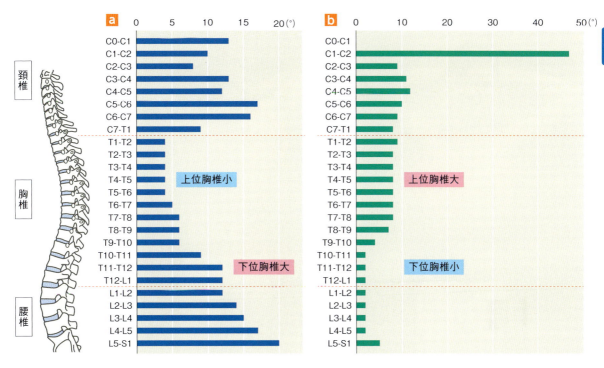

図1 胸椎の可動性
a：屈曲−伸展
b：回旋

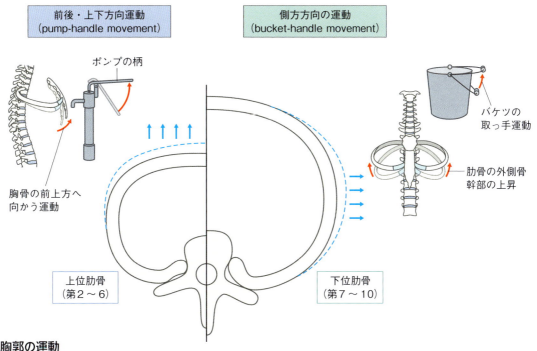

図2 胸郭の運動
吸気の際，胸郭は拡張し，呼気により縮小する

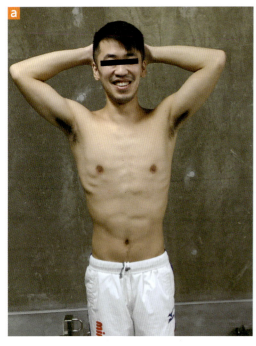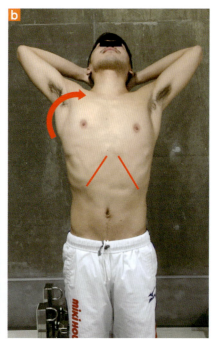

図3 下位胸郭の可動性の違いによる体幹伸展動作

下位胸郭の可動性に左右差があるため，右回旋の動きが生じている（b）。この伸展動作は，胸郭の可動性を確認する際の評価にもなる
a：立位
b：伸展位

● 基礎疾患・合併症への配慮

腰痛への直接的な介入ではないため，腰痛の原因組織への対処は，必須である。

● 患者指導のコツ

運動療法により，疼痛が軽減する成功体験をすると，セラピストへの信頼度や自身で腰痛を改善しているというセルフエフィカシーが高まる。特にエクササイズにより，疼痛が即時的に改善することを体験するとホームエクササイズの実施率が高くなる。このため，患者自身の運動で疼痛が軽減する経験を促すことが重要である。

胸郭の運動療法の際には，吸気の際には，胸郭は拡張（上部は前方，下部は側方方向に）し，呼気の際には縮小することを意識しながら指導するとよい。

応用：胸椎・胸郭をよみがえらせる運動療法

● 実技解説

①下部胸郭の改善のための徒手的介入

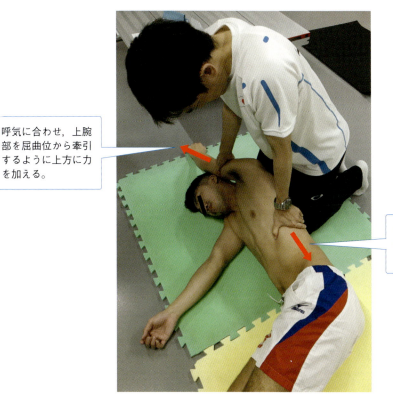

呼気に合わせ，上腕部を屈曲位から牽引するように上方に力を加える。

呼気に合わせ，下部肋骨を下方に押し下げる。

患者は，徒手的介入に合わせ，深呼吸（特に呼気を意識して）行う（呼気時間を5秒程度）。

 吸気時に患者の胸郭の動きを感じ，その反対方向に肋骨を押し下げるとうまく，肋骨の動きを誘導できる。

91

②下部胸郭可動性改善ストレッチ（側屈）

実技解説②a

両足を開脚し，ストレッチを行いたい側の上肢を屈曲，反対上肢を前方に置き，体側をストレッチする。

一般に行われている側方へのストレッチ：広背筋等の後方の筋群のストレッチには有効。

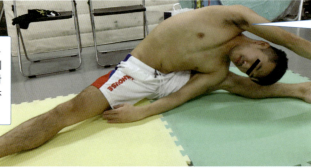

体幹部に回旋を加え，側屈することにより，より下部胸郭が拡張する。

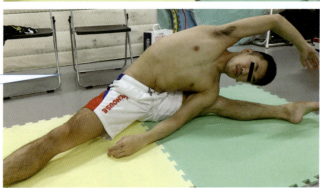

実技解説②b

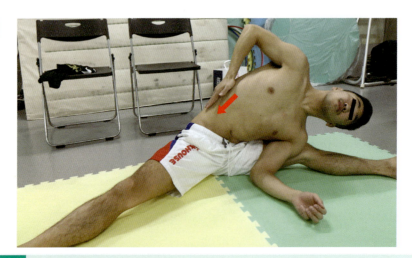

匠の奥義 患者自身が下部肋骨を下方に押し下げることにより，より胸郭の可動性の改善が可能となる。

92

③下部胸郭可動性改善ストレッチ（回旋）

実技解説③a

両膝立ち位から左右に膝を倒し下部体幹部の回旋を促す。

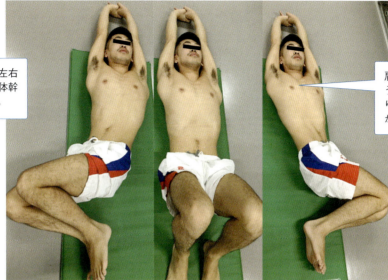

肩甲骨が浮かないように，回旋するとより下部体幹部の回旋が促される。

奥匠の義 膝を倒す際，呼気と共に行うとより胸郭の可動性が改善される。

実技解説③b

股関節屈曲位から反対側へ倒し，下部体幹部の回旋を促す。

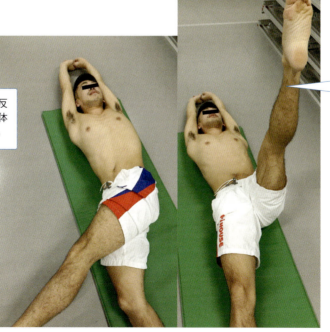

肩甲骨が浮かないように，回旋するとより下部体幹部の回旋が促される。

 股関節最大屈曲位で行うと腰部の回旋が大きく，胸郭への影響は少なくなる。股関節屈曲は，70°程度で行うことがポイント。

④上位胸郭可動性改善のための徒手的介入

実技解説④

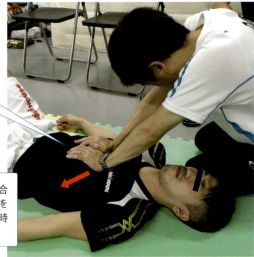

肋骨上端に手根骨を当て、呼気に合わせ上部肋骨を下方に押し下げる。

患者は、徒手的介入に合わせ、深呼吸（特に呼気を意識して）を行う（呼気時間を5秒程度）。

　吸気時に患者の胸郭の動きを感じ、その反対方向に肋骨を押し下げるとうまく、肋骨の動きを誘導できる。

⑤上部胸郭可動性改善エクササイズ

実技解説⑤

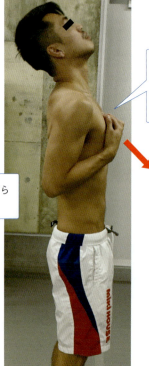

肋骨上端に1〜4指をひっかけ、呼気に合わせ上部肋骨を下方に押し下げる。

患者は、息を吐きながら体幹を伸展する。

応用：胸椎・胸郭をよみがえらせる運動療法

⑥胸椎伸展可動性エクササイズ

実技解説⑥

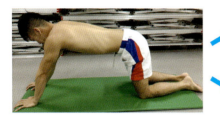
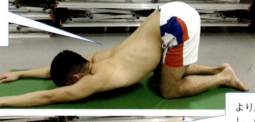

膝関節90°程度で胸をつけると，より上位胸椎・胸郭の可動性が改善する。

より膝関節を屈曲をし，骨盤後傾，腰椎後弯すると，下位胸椎，胸郭が改善する。

患者は，四つ這い位から胸を落とし，胸椎を伸展させる。

匠の奥義　どの部位の胸椎・胸郭を改善させたいかによりエクササイズを変化させる。

⑦胸椎・胸郭安定化エクササイズ

実技解説⑦

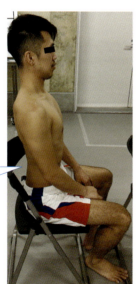

上肢で椅子を下方に押し，胸椎を伸展する。

適度な腹筋群の働きにより，胸郭が安定する。

椅坐位で胸椎を伸展すると，胸郭の固定が不十分で腰部の伸展が強調されやすい。

匠の奥義　上肢で椅子を押し，胸椎を伸展すると腹筋群が働き，胸郭が拡張せずに，上位胸椎のみ伸展する。

文献

1) Bauer CM, Rast FM, Ernst MJ, et al. Pain intensity attenuates movement control of the lumbar spine in low back pain. M J Electromyogr Kinesiol 2015; 25: 919-27.
2) Fujimori T, Iwasaki M, Nagamoto Y, et al. Kinematics of the thoracic spine in trunk rotation: in vivo 3-dimensional analysis. Spine (Phila Pa 1976) 2012; 37: E1318-28.
3) Theodore A, Alexandre L, Pierre-Alain G, et al. Respiratory effects of the external and internal intercostal muscles in humans. J Physiol 2001; 530: 319-30.
4) Brasiliense LB, Lazaro BC, Reyes PM, et al. Biomechanical contribution of the rib cage to thoracic stability. Spine (Phila Pa 1976) 2011; 36: 1686-93.

Part 1 低侵襲を支える運動療法の奥義

応用：体幹 motor control 機能不全
－評価と改善策 金岡流－

金岡恒治

● はじめに

　低侵襲手術を極めようとしている脊椎外科医にとって，手術手技の技術向上が必要であることはいうまでもないが，さらに患者の身体機能を理解し，術後の社会復帰に向けた最適なリハビリテーションを処方すると同時に，再発防止を図るためのアスレティックリハビリテーションを理解することも重要な資質となる．また，低侵襲手術は皮切を小さくすることに本来の意義があるのではなく，身体機能に重要な役割を果たす筋肉に対して最小限の侵襲であることを理解しておくことも，真に患者ファーストの治療法として普及させていくために重要である．

　本項では，運動器としての脊柱について，特に motor control 機能を中心とした身体機能について解説する．

　例えば，L4/5の椎間板ヘルニアによる神経根障害に対して手術を行うことになった際に，まず考えることは，

- ●圧迫要素がヘルニア単独か？
- ●脊柱管狭窄を有して骨切除を必要とするのか？
- ●どうすれば安全に十分な除圧が行えるのか？

ということであろう．次に考えるべきことは，

- ●なぜこの患者はその椎間に障害が発生したのか？
- ●今後の生活の負担によって再発のリスクはあるのか？
- ●再発リスクを減らすためにはリハビリテーションで十分なのか？
- ●固定手術の併用も考えるべきなのか？

といった身体機能面であろう．ここで考えた解答が正しければ手術成績向上のみならず，術後の日常生活動作，就労やスポーツの負荷による再発を防ぐことになる．また，術前にその解答が得られ，適切な機能改善を行うことができれば手術を回避することも可能となる．この正解を導くためには身体機能，特に体幹・脊柱の motor control 機能について理解しておくことが求められる．

● 脊柱のmotor control機能

　関節の運動を行う際には，単関節筋が収縮して関節運動の軸が整った後に，多関節筋の収縮によって大きく速い運動を行うことが合理的である（図1a）。もし，単関節筋の収縮を行うことなく多関節筋単独の運動を行わせると，関節の回転軸は多関節筋による牽引力によって偏位し，関節周囲に圧縮応力が作用して骨頭と関節縁との間に衝突が起こり，これが繰り返されることで関節縁にインピンジメント障害が発生する。関節縁の関節唇に器質的変化が生じると，肩関節や股関節においては関節唇損傷として診断される。

　さらに運動軸の定まらない不安定な関節挙動の繰り返しによって関節内組織に負荷が加わり，継続することによって滑膜ひだの炎症や半月板などの損傷を引き起こす。また，関節不安定性によって関節包や関節周囲靭帯への牽引ストレスが繰り返されることで，関節障害，関節周囲ガングリオン形成，内側側副靭帯障害などの障害に至る。さらに関節不安定性によって関節障害のみならず，不安定性を誘発した原因でもある多関節筋の過活動や遠心性の収縮の繰り返しによって，筋の骨付着部，筋筋膜の移行部，筋腱移行部，腱の実質部に牽引ストレスが加わり，筋付着部症，肉ばなれ，腱症，腱損傷などの傷害が発生する（図1b）。

　このように関節運動においては単関節筋の機能が重要であるが，単関節筋機能が適切に働くためには，「多関節筋が活動する前に単関節筋が収縮している」というmotor controlが必要であり，その機能不全状態は，①単関節筋の筋力低下と収縮遅延と，②

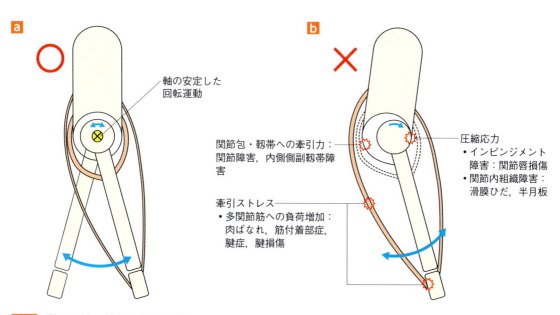

図1　単関節筋の機能と機能不全
a：単関節筋機能による安定した関節運動。
b：単関節筋機能不全によって関節に圧縮応力や牽引ストレスが生じている。

多関節筋の過活動の2つのパターンが想定される。

ローカル筋とグローバル筋

　脊柱は椎骨が連なる多関節構造で，体幹筋群の活動によって安定性が与えられている。体幹筋群には椎骨に直接付着する単関節筋ととらえられる体幹深層筋（ローカル筋）と，胸郭と骨盤を直接連結する多関節筋としての体幹浅層筋（グローバル筋）に分類される（図2）。

　脊柱は複雑な関節構造を有するが他の関節構造と同様に，単関節筋として機能するローカル筋の働きによって脊柱安定性を得た後に，多関節筋であるグローバル筋群を用いて体幹挙動を行うことが合理的である[1]（図3）。ローカル筋が先行収縮することによって，5つの腰椎は1つのユニットとして胸郭と骨盤の間に1つの機能的な関節を作り出し，本来は5つの腰椎を跨いでいた表層筋を単関節筋として機能させる働きをもつと考えられる（one unit theory）[2]。もしローカル筋の先行収縮が遅延したり，グローバル筋の過活動によってmotor control機能が低下してしまうと，グローバル筋の収縮力によって腰椎分節の特定の動きやすい部位に挙動が集中し，腰椎椎間板障害や椎間関節障害などの関節障害としての腰部障害を引き起こすことになる。また，不安定な腰椎柱を安定させるためにグローバル筋が動員される際に，胸郭と骨盤の間が離れようとする挙動を制動するためにグローバル筋には遠心性の収縮が生じ，その強い牽引力によって脊柱起立筋の筋・筋膜に生じた損傷によって筋筋膜性腰痛が生じる。さらに筋付着部へ繰り返される牽引力によって筋付着部障害を引き起こす（図4）。

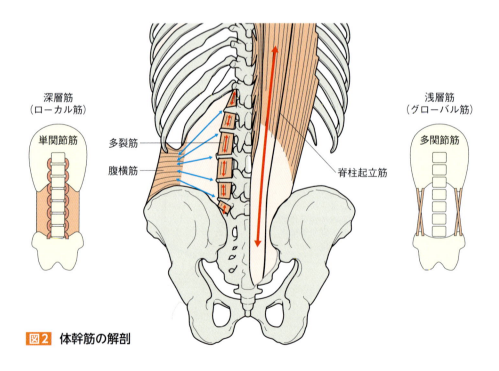

図2　体幹筋の解剖

これらのmotor control機能不全は発生当初は違和感や運動時痛のみの程度であるが，炎症を伴うことによって持続する腰痛となり，椎間板ヘルニアや腰椎分離症などの器質的変化を伴うようになり，脊椎外科医による手術加療が検討されるようになる。手術加療としては神経の圧迫を取り除く除圧術と，不安定分節椎間に機械的安定性を与える固定術が用いられる。後方進入手術によって多裂筋が侵襲され，ローカル筋機能が低下することによって術後にはグローバル筋である脊柱起立筋への負荷が増加し，

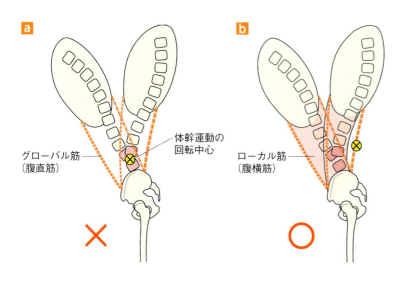

図3 腹横筋収縮による腰椎ユニット化

a：胸腰筋膜の緊張によって腰椎は力学的に1つのユニットとして機能する。胸腰筋膜の緊張を伴わない立位での脊柱運動においては下位腰椎分節に挙動が集中し障害発生につながる。

b：ローカル筋（＋）。5つの腰椎が1つのユニットとして胸郭－骨盤間の「関節」として機能する（one unit theory）。

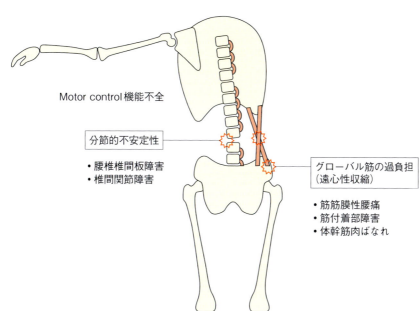

図4 脊柱motor control機能不全による腰部障害発生メカニズム

分節不安定性によって腰椎椎間板障害，椎間関節障害を引き起こす。また，腰椎不安定性によって運動中のグローバル筋に遠心性収縮が生じ，筋筋膜性腰痛，筋付着部障害，肉ばなれが生じる。

筋筋膜性腰痛や脊柱起立筋付着部障害が生じやすくなることは，臨床上よく経験する。また腰椎固定術後に隣接椎間関節障害として仙腸関節障害が生じることも多く，必ずしも固定手術が患者の100％の満足を得られるとは限らない。そのためローカル筋への侵襲が少ない，できるだけ固定術を併用しない低侵襲手術は，その手術目的が十分に果たせるのであれば推奨される手技であると考える。

● 体幹と四肢のmotor control

　体幹motor control機能には，前述した脊柱のローカル筋とグローバル筋との間のmotor control機能のほかに，体幹と四肢との間のmotor control機能がある。なんらかの動作を行う際に，体幹・四肢のmotor controlが適正に行われていないと体幹不安定性を招いたり，四肢の関節障害，筋腱の牽引性障害を引き起こすことになる。

　なんらかのスポーツ動作において，初心者は動作がぎこちなく洗練されていないが，練習を重ねることによって滑らかで無駄のない動作が学習される。その動作に必要な筋力や関節可動性を獲得するには相応の時間を必要とすると考えられるため，動作の習熟には神経系の活動が適正化され，motor control機能が高まったと推察される。しかし，なんらかの動作時のmotor control機能を定量的に評価する方法は確立されておらず，動作評価に精通したスポーツコーチや，トレーナーなどの経験的判断による指導が行われている。近年，身体の複数の筋群の活動を統計学的に処理し，どの筋群がどのようなタイミングで収縮しているのかを解析する手法が，主にリハビリテーション科学の分野で用いられ始めている。筆者らはこの手法を用いてさまざまなスポーツ活動時の筋シナジー解析を行っており[3]，弓道選手は段位が高い選手は低い選手に比べ，より体幹深部筋を用いていること[4]や，熟練バドミントン選手はスマッシュの瞬間に手指の屈筋と体幹筋を同時に収縮させていること[5]を明らかにしてきている。

サイドステップを行う際の四肢体幹の筋群のシナジー解析

　同様の手法を用いてサイドステップを行う際の四肢体幹筋群のシナジー解析を行ったところ，同時収縮するシナジー関係にある筋群は3つ抽出された[6]（図5）。

　図5aのシナジーは，中殿筋と体幹筋が主に働く筋群で，下肢接地期に主に活動し，接地時の安定性保持に働いている。

　図5cのシナジーは，半腱様筋，内転筋，外腹斜筋が主に働いてサイドステップ後半に活動し，疲労介入によって内転筋の活動が増している。

　図5bのシナジーは，内腹斜筋，大腿直筋，内転筋からなり，疲労介入前は右下肢接地前に活動し，接地することによって生じる骨盤への外乱に対してfeedforward的に予備活動をしていることを示している。しかし，疲労介入後にはこれらの活動は遅延し，feedforward活動不全状態にあると推察され，動作時の骨盤の安定性が低下することが予測される。

応用：体幹 motor control 機能不全 －評価と改善策 金岡流－

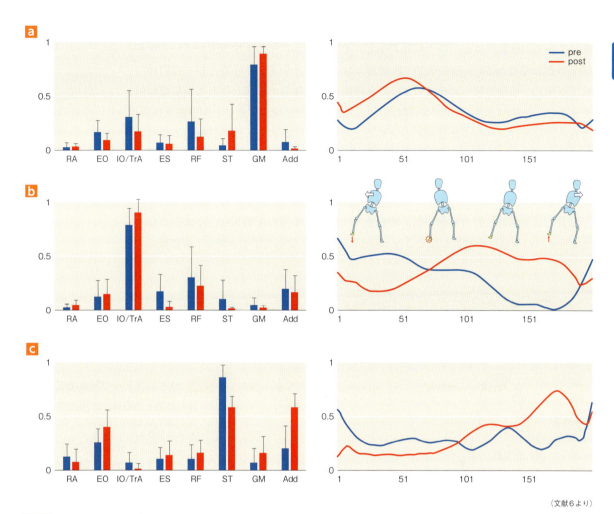

(文献6より)

図5 サイドステップ時の体幹下肢筋群のシナジー解析結果
bの内腹斜筋（IO/TrA），大腿直筋（RF），内転筋（Add）からなるシナジーは疲労介入によって活動が遅延し，下肢接地前に活動してfeedforward的に体幹を安定させていた機能が低下していると推察する．

　これらの結果から，サイドステップ時に体幹筋と下肢筋群のmotor control機能が適切に活動していると，図6aのように安定した動作を行うことができるが，なんらかのコンディショニング不良によってmotor control機能不全が生じると，図6bのように着地時に安定性を保つことができず，下肢には外反力が作用して膝関節や足関節の靱帯損傷などの外傷発生のリスクを高める．
　体幹安定性を高めることが下肢の障害予防に効果的であるとする報告[7]や，側方への体幹安定性低下は膝靱帯損傷のリスクを増すとの報告[8]があり，このような仮説を支持すると考える．
　またサイドステップ動作を多用する種目において，体幹と四肢のmotor control機能不全によって冠状面の不安定性を生じてしまうと，図7に示すように骨盤輪の不安定

101

性によって内転筋には遠心性の収縮が生じ，その付着部に生じる牽引力によって付着部障害としてのgroin painが生じ，股関節にはインピンジメント障害として股関節唇損傷が生じ，仙腸関節への負荷によって仙腸関節周囲靱帯の損傷が生じて仙腸関節障害を生じ，脊柱起立筋や腰椎への負荷によって腰部障害を発症することが予測される。これらの症候は運動時の骨盤輪不安定性によって生じていることから骨盤輪不安定症候群としてとらえ，同一の発生メカニズムである冠状面不安定性を改善する介入を行うことで，障害予防を行うことができると考えられ，内転筋の遠心性収縮による障害予防対策として紹介されている[9]。

筆者らは腹横筋と腰方形筋の筋活動をワイヤー電極を用いて解析し，さまざまなエクササイズ時の活動を解析したところ，図8に示すような左下サイドブリッジ姿勢にて

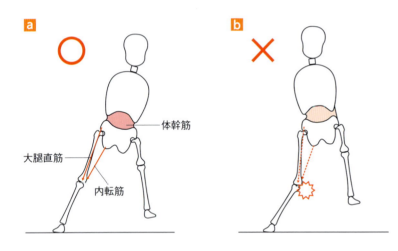

図6　サイドステップ時の安定性
a：体幹筋群と内転筋，大腿直筋の適切なmotor control機能による安定したサイドステップ動作。
b：motor control不全による不安定なサイドステップ動作。膝や足関節への外板モーメントが増し，靱帯損傷のリスクが増している。

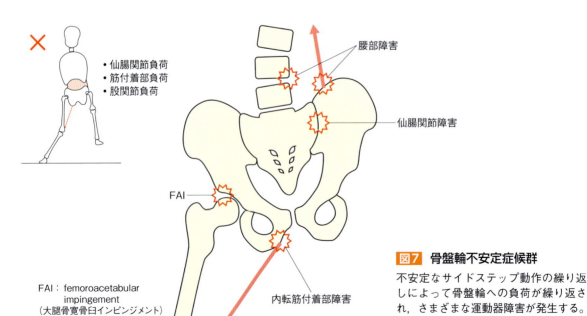

図7　骨盤輪不安定症候群
不安定なサイドステップ動作の繰り返しによって骨盤輪への負荷が繰り返され，さまざまな運動器障害が発生する。

上方の右下肢を支えて下方の左下肢を宙に浮かせることで，左腹横筋，腰方形筋，右内転筋の活動の上昇を認めた[10]。このため，このインサイドブリッジエクササイズにおいては各筋の筋力向上のみならず，体幹深層筋と体側内転筋の同時収縮を促し，中枢神経における筋シナジー形成に役立っていると推察される。そのため，骨盤輪不安定症候群に対するアスレティックリハビリテーションとして推奨される。

矢状面上での体幹，四肢のmotor control機能

次いで，矢状面上での体幹・四肢のmotor control機能について考察する。デッドリフトなどの持ち上げ動作においては，体幹筋活動によって体幹を安定化させ，脊柱起立筋，大殿筋，ハムストリングスの背面筋群を用いて持ち上げることが求められ，特に股関節単関節筋である大殿筋の活動を大きく利用することが合理的である（図9a）。この際にはおそらく体幹筋と大殿筋はシナジー関係を形成し，同時に収縮することが求められる。もしも体幹筋と大殿筋を十分に活用せずに持ち上げ動作を行うと，図9b

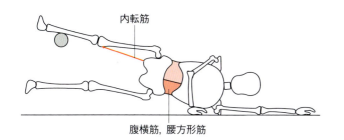

図8 骨盤輪不安定症候群に対するアスレティックリハビリテーション

サイドブリッジの際に，上方下肢内側を支えて，下方の下肢を挙上することによって，腹横筋・腰方形筋と体側内転筋の同時収縮を促し，良好なシナジー関係を賦活化すると推察される。

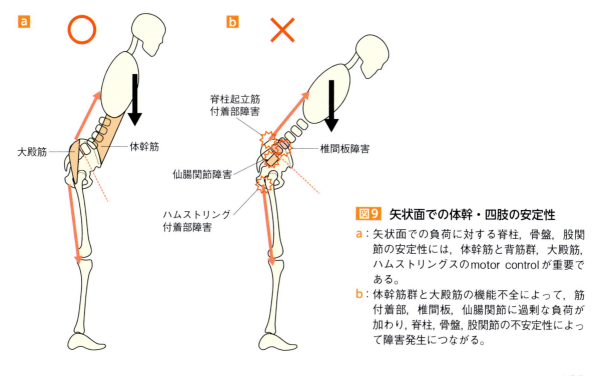

図9 矢状面での体幹・四肢の安定性

a：矢状面での負荷に対する脊柱，骨盤，股関節の安定性には，体幹筋と背筋群，大殿筋，ハムストリングスのmotor controlが重要である。
b：体幹筋群と大殿筋の機能不全によって，筋付着部，椎間板，仙腸関節に過剰な負荷が加わり，脊柱，骨盤，股関節の不安定性によって障害発生につながる。

に示すように，脊柱起立筋への過度な負荷によって筋筋膜障害や筋付着部症としての腰部障害を発症し，ハムストリングスへの負荷によって筋付着部症や肉ばなれなどの障害が生じ，大殿筋の骨盤motor control不良やタイトハムストリングスによって骨盤は後傾位となり，椎間板への過剰負荷によって椎間板障害が生じ，仙腸関節においては仙骨の前傾負荷によって仙腸関節周囲靭帯に損傷が生じて仙腸関節障害を発症することが推察される。これらの障害も，矢状面での脊柱，骨盤，股関節の不安定性によって生じる症候群ととらえると，これらに対するアスレティックリハビリテーションの方法も導き出されてくる。

図10に矢状面での体幹・四肢の安定性を促すエクササイズを紹介する。これらのエクササイズによって体幹筋と大殿筋の同時収縮が促されることによって矢状面での安定性が向上し，体幹下肢の矢状面での不安定性による障害の予防につながる。

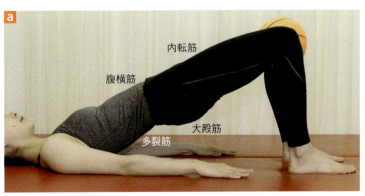

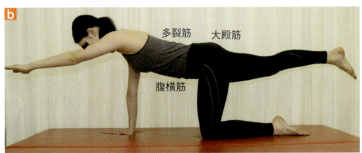

図10 体幹・四肢の安定性を促すエクササイズ

a：バックブリッジ姿勢で膝の間にボールをはさむことによって，腹横筋，多裂筋，大殿筋，内転筋の同時収縮が促される[11]。

b：ハンドニーブリッジ姿勢での対側上下肢の挙上によって，腹横筋，多裂筋，大殿筋の同時収縮が促される。

終わりに

　脊椎のさまざまな障害に対する体幹・四肢のmotor control機能の関与について述べてきた。器質的病変を外科的に治療する脊椎外科医にとっても，障害発生メカニズムを考慮し，術後の再発を予防するための術後リハビリテーションを考案することは，手術成績を向上させるために求められる資質と考える。また手術適応を考慮する際に，より有効な保存療法を提案することができ，手術適応を厳選することによって，最小侵襲手術の成績を高めることにもつながると推察される。

　中枢神経系の理学療法の現場では，ボバース法やproprioceptive neuromuscular facilitation（PNF）が用いられ，スポーツの現場やアスレティックリハビリテーションの現場においてはさまざまなstabilization exerciseが広く普及し，健康増進，容姿改善や障害予防を目的とした運動として，ピラティスやヨガ，functional trainingなどが普及している。これらの介入法の理論が理解され，より普及することで脊椎障害患者に対する治療法に多様性が生まれることが期待される。

文献

1) Hodges PW, Richardson CA. Inefficient muscular stabilization of the lumbar spine associated with low back pain: a motor control evaluation of transversus abdominis. Spine（Phila Pa 1976）1996；15：2640-50.
2) 金岡恒治, 成田崇矢著. 腰痛のプライマリ・ケア. 東京：文光堂；2018.
3) Matsunaga N, Imai A, Kaneoka K. Comparison of muscle synergy before and after 10 minutes of running. J Phys Ther Sci 2017；29：1242-6.
4) Matsunaga N, Imai A, Kaneoka K. Comparison of modular control of trunk muscle by Japanese archery. Int J Sport Health Sci 2017；15：160-7.
5) Matsunaga N, Kaneoka K. Comparison of modular control during smash shot between advanced and beginner badminton players. Appl Bionics Biomech 2018；Article ID: 6592357.
6) 松永直人, 金岡恒治. シナジー解析を用いた側方切り返し動作時の体幹・下肢筋活動解析. 日整外スポーツ医会誌 2018；38：587.
7) Imai A, Imai T, Iizuka S, et al. A Trunk Stabilization Exercise Warm-up May Reduce Ankle Injuries in Junior Soccer Players. Int J Sports Med 2018；39：270-4.
8) Zazulak BT, Hewett TE, Reeves P, et al. Deficits in neuromuscular control of the trunk predict knee injury risk: a prospective biomechanical-epidemiologic study. Am J Sports Med 2007；35：1123-30.
9) Ishøi L, Sørensen CN, Kaae NM, et al. Large eccentric strength increase using the Copenhagen Adduction exercise in football: A randomized controlled trial. Scand J Med Sci Sports 2016；26：1334-42.
10) Oshikawa T, Adachi G, Akuzawa H, et al. Quadratus Lumborum Activity Contributes to The Lumbar Coronal Stability. Orthopaedic Research Society. 2019.
11) Okubo Y, Kaneoka K, Imai A, et al. Electromyographic analysis of transversus abdominis and lumbar multifidus using wire electrodes during lumbar stabilization exercises. J Orthop Sports Phys Ther 2010；40：743-50.

Part 1　低侵襲を支える運動療法の奥義

応用：体幹 motor control 不全
─評価と改善策 武田流─

武田淳也

● はじめに

　脊椎疾患の運動療法では，近年，主たる障害部位である脊椎高位におけるメカニカルストレスを減らすことによって症状を改善する目的で，股関節と胸椎の可動性および体幹の安定性を向上させるトレーニングを掲載している文献を多く目にするが，「運動制御（motor control；MC）」の改善・向上を図る重要性について述べている文献を目にすることは，いまだ多いとはいえない。

● モーターコントロール＆ラーニングとは

　MCとは，さまざまな環境において姿勢と動作を維持もしくは変化させる能力である。MCには知覚が関与し，動作は，知覚と行動を統合するために，認知プロセスを含む[1]。
　人は自分がイメージしたように身体を動かす際にはMCを伴う。しかしその姿勢や動きが自分のイメージと乖離している場合があり，それをMC不全という[2]。
　以上より，MC不全を改善するためのMC approach（MCA）では，運動中の誤差情報のフィードバック（教師信号）を認知し，小脳に内部モデルを構築することによってフィードフォワード運動を制御し，知覚と行動の統合を図ることが基本となる。これは正に「運動学習（motor learning；ML）」の3つの学習則（表1），①教師あり学習，②強化学習，③教師なし学習[3]のうちの①であり，MLとは，実践もしくは経験の結果による，行動の半永久的変化のこと[1]である。
　例えばヘルニアの患者がスクワットをする場合，腰椎の屈曲動作を抑えてスクワットをする必要があるが，本人は腰椎の屈曲を行っているつもりがなくとも，実際には腰椎屈曲の代償動作が出てしまうことがあるのは，MC不全の一例といえる。
　MCを改善・向上させるトレーニングは単に可動性や安定性が改善するだけでなく，自分の身体をよりイメージどおりに動かせるようにすることが目的となる。その意味において，筋力強化とMCの向上は異なるものである。
　MCを向上させることは，障害部位へのメカニカルストレスを減らし，根本的な病態を改善するだけでなく，効率的な動作の獲得による機能の向上を意味し，パフォーマンスアップにも寄与する（図1）[4]。

応用：体幹motor control不全 －評価と改善策 武田流－

　本稿では，脊椎疾患の運動療法におけるMCの重要性に言及し，当院で実施しているMC不全の評価法と，MC改善・向上を目的とするMCAを具体的に紹介する。

運動学習則	教師あり学習	強化学習	教師なし学習
概要	正解付きのデータから規則を導く	返ってくるご褒美から規則を導く	膨大なデータから規則を導く
重要な要素	誤差情報のフィードバック（教師信号）	報酬による学習	頻度や類似性による学習
運動の種類	正確な熟練動作など	多くの複合動作	―
主な脳部位	小脳	大脳基底核	大脳皮質
キーワード	・Error-driven learning ・内部モデル ・フィードバック誤差学習 ・課題の多様性 ・熟練運動 ・運動の繰り返し ・誤差フィードバック	・Reward-based leaning ・報酬 ・ドーパミンニューロン ・達成感 ・モチベーション維持 ・難易度の調整 ・最適解の探索	・Hebbian-like learning ・クラスタリング ・運動の繰り返しによる体部位再現の固定 ・Use-dependent plasticity（使用依存性可塑性）

（文献3より）

表1　3つの運動学習則のまとめ

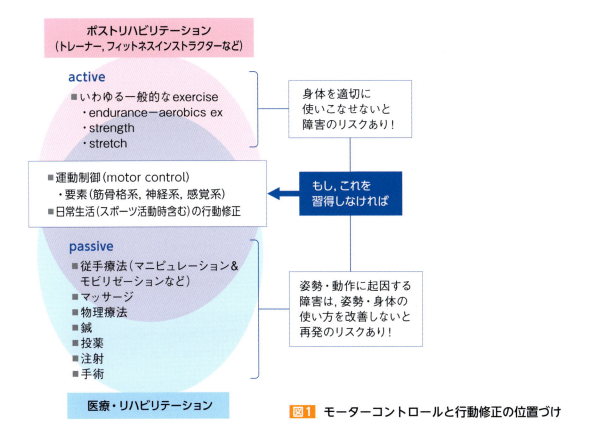

図1　モーターコントロールと行動修正の位置づけ

● MCの評価

運動療法に精通した医師が患者の身体状況を評価し，症状に応じた運動処方を理学療法士(PT)に指示する．PTは**表2**に基づき各項目ごとに問題点を挙げたうえで，運動療法の内容を選択するよう連携している．

当院におけるMCの基本的な評価法を3つ紹介する．

1つ目は医師の診察時，ハーフ・スクワット(Half Squat)とフル・スクワット(Full Squat)において「背中をできるかぎり床に垂直に保ちながらしてください」と指示し，その後，自分のイメージどおりにどの程度姿勢が保てているか，姿勢を調整する棒を背中に当て，また，写真撮影して実際の垂直位との誤差を確認する方法である(**図2**)．

2つ目は腰椎X線撮影時，立位側面の中間位では，「ご自分の普段どおりの姿勢をとってください」と指示して写真撮影し，前屈位では「お尻から背中にかけて均等なカーブを描くようにイメージして前屈してください．また，そのイメージを覚えておいて

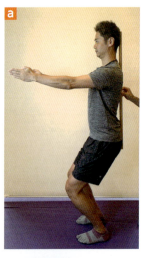
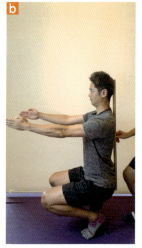
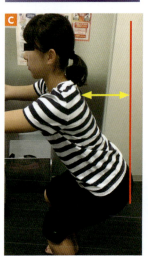
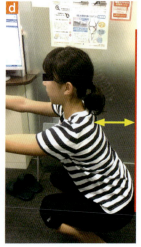

図2 身体認知を評価①　スクワット(Squat)＋課題

脊柱中間位にて体幹背面を床面に垂直に保持したままでのハーフ・スクワット(**a, c**)とフル・スクワット(**b, d**)を指示する．**a, b**のイメージで，**c, d**でも本人(実業団の陸上の選手)が行っているが，実際には大きな誤差が生じている．

ください」と，後屈位（伸展位）でも前屈時と同様の表現で指示して写真撮影して確認する方法である（図3）。

3つ目は理学療法評価時，床面に対する3通りの体幹の角度（垂直位，斜位，四つ這い位）において，脊柱中間位をとるように指示し，その後，自分のイメージどおりにどの程度姿勢が保てているか，姿勢を調整するための棒を背中に当てて，また写真撮影して確認する方法である（図4）。

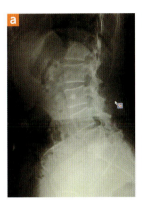 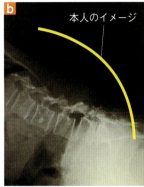 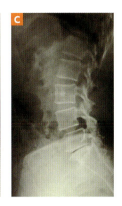

図3 身体認知を評価②腰椎X線像

都内の某スポーツ整形外科にて3カ月以上週に1回リハビリテーション通院をしていた第4腰椎前方すべり症，腰部脊柱管狭窄症の患者。当院来院時の立位腰椎X線側面像。患者本人は無理のない範囲で「お尻から背中にかけて均等なカーブを描くようにイメージして前屈」(b)しているが，本人のイメージとは大きな誤差が生じており，3カ月以上体幹筋力強化とストレッチ中心のリハビリを受けているが，MC不全は改善していない。
a：中間位，b：前屈位，c：後屈位（伸展位）。

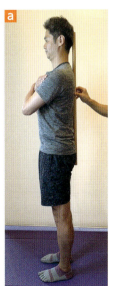 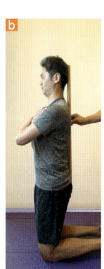 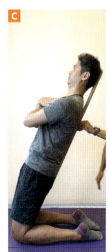 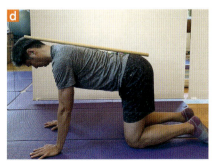

図4 身体認知を評価③多様な重力方向における体性感覚と脊柱中間位保持能力
a：立位，b：膝立位（垂直位），c：膝立位（斜位），d：四つ這い位。

これらは，自分の姿勢・動作のイメージと，実際の姿勢・動作がどの程度一致しているか，その誤差を治療者側だけが確認・評価するのではなく，患者本人が体性感覚からのフィードバックや，画像からの視覚的なフィードバックで確認し，自分のMC不全について認知してもらいMCの精度を高めることを目的としている（図5）。

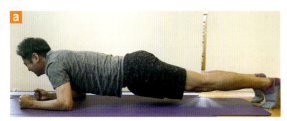
悪い姿勢・動作

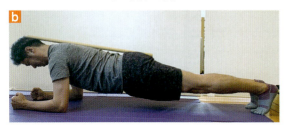
よい姿勢・動作

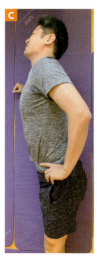
悪い姿勢・動作

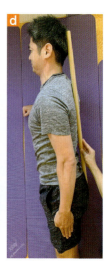
よい姿勢・動作

図5　身体認知を評価④多様な重力方向における体性感覚と脊柱中間位保持能力

体幹トレーニングの代表格，フロントプランク（Front Plunk）（a, b），サイドプランク（Side Plunk）（c, d）の際に，その機会が脊柱だけでなく頭頸部肩甲帯を含めた全身的な中間位保持能力において，MCの改善・向上の機会となるか，悪い姿勢・動作の「癖」がついてしまう機会となるかは，指導者次第である。

問診	現病歴，既往歴，スポーツ歴，職業歴，ポジション，試合予定，自覚的パフォーマンス度
疼痛	部位，量，種類，疼痛出現動作，時間，緩和因子，増悪因子（NRS，VAS）
姿勢	立位，膝立ち位（床面に対して垂直位・斜位），座位，四つ這い位，側臥位，腹臥位，背臥位での，①脊椎のアライメント，②軸方向への伸張の有無，③下肢機能軸からの変位
動作分析	立ち上がり，着座，前後屈，腰椎骨盤リズム，歩行，ランニング，片脚立位，スクワット，ランジなどでの，①動作中の四肢・体幹のアライメントおよび動揺性，②軸方向への伸張の有無
筋緊張	立位，座位，四つ這い位，側臥位，腹臥位，背臥位（頭頸部，肩甲帯，体幹・骨盤帯，下肢，上肢など）
腱反射	亢進/低下（部位：膝蓋腱，アキレス腱）
神経症状	鈍麻/過敏/痺れ（部位，量，疼痛出現動作，時間，緩和する動作）
可動域	四肢・体幹（特に胸椎，腰椎，股関節，肋骨の挙上・下制，SLR，FFD）
筋力	四肢・体幹（特に腰神経支配領域の筋）
呼吸	立位，座位，四つ這い位，側臥位，腹臥位，背臥位，動作時において，①動作・状況に適した呼吸であるか，②コアに対する気付きの有無

NRS：numerical rating scale，VAS：visual analogue scale，SLR：straight leg raising test（下肢伸展挙上テスト），FFD：finger-floor distance（指床間距離）

表2　当院における理学療法評価

応用：体幹motor control不全 −評価と改善策 武田流−

これらの動作分析も含めて理学療法評価（表2）を行い，理学療法，エクササイズの選択へと移る。

対象がアスリートの場合，競技レベルが高い症例ほど，また対象が高齢者の場合，年齢が高い症例ほど，医療者・指導者はバイオメカニクスの知見に照らして正しい姿勢と身体の使い方としてのMCを，より繊細で綿密に指導すること，すなわち非生理的なメカニカルストレスが動作のどの時点でかかっているのかを，ミリ単位でも評価できる目を養い，MC不全の修正・最適化を指導することが大切である[2]。

● リハビリテーション（運動療法）の原理原則

ステージ分類・リスク管理

当院ではPorterfieldとDeRosaによる治療（treatment）の段階付け（表3）[5]を基に，Stage分類し，理学療法の内容を決定している。

Stage 1：疼痛のコントロール

障害部位の安静によりメカニカルストレスの軽減を図る。疼痛による防御性収縮などの緊張を改善するために各種徒手療法や物理療法を用いる。同時にバイオメカニカルカウンセリングを行う。保険診療での理学療法は，1回当たり20〜40分であり，患者本人がそれ以外の時間，すなわち生活のなかでいかに患部にストレスをかけないか

Stage 1 : Optimization of healing environment.
痛みをコントロールする

- ○バイオメカニカルカウンセリング（徒手的な治療と疼痛コントロールに集中。疼痛軽減と可動域改善）
- ○分離（障害部位は安定させ，近隣関節の分離運動）
- ○安定性向上（脊椎・骨盤をニュートラルに保つ）

Stage 2 : Restoration of anatomical relations between injured and noninjured tissue.
危害のない動きを開始する

- ○可動性（静的な安定性が得られてきたら，障害により二次的に失われた関節可動域の回復に焦点を当てていく）

Stage 3 : Maintainance of normal function of noninjured tissue.
痛みのない範囲で固有受容覚と運動感覚のトレーニングを開始する

- ○動的安定性の獲得（新たに獲得した固有受容覚に対して，重力・抵抗のかかる環境下でバランスや可動域にチャレンジする）
- ○機能的再教育（重力方向を変えることで認知が得られ，機能的な動きへと導くことができる）
- ○不慣れな環境［生体力学的に正しい動きを，重力を受けない肢位（仰臥位，伏臥位，四つ這い）のエクササイズから習得する］
- ○慣れた環境（不慣れな環境での新しい動きに慣れたら，重力に沿った機能的な肢位でのタスクに移行していく）

Stage 4 : Prevention excessive stress on injured tissue.
制限の設定

- ○自身の体の使い方のなかでの制限を知る
- ○傷ついた組織への過剰ストレスの予防
- ○神経筋のパフォーマンスをさまざまな肢位と面でトレーニングし，機能するよう高める

（文献5より改変）

表3 PorterfieldとDeRosaの治療（treatment）のStage分類（1991年）を基に改変

が重要となる。この際に，自分の姿勢と動作の癖に気付くように，体性感覚のみならず画像を用いて視覚的なフィードバックを与えることが有用である。

　障害部位の安定・安静を図る目的で，腰椎のメカニカルストレス軽減のために，腰椎・骨盤を安定させたなかで股関節を分離した動きと，胸郭の動きに絡む呼吸のエクササイズがこの時期のメインとなる。

Stage 2：危害のない動きを開始する

　疼痛が落ち着いた段階で，障害部位の可動性の回復に焦点を当てる。障害部位への負荷が少ない臥位で，また，スプリングを動きのサポートとして用いながら行う。障害部位の疼痛を評価しながら，エクササイズをアクティブアシスティブの動きから始め，徐々によりアクティブな動きに移行し，障害により二次的に失われた関節可動域の回復を目指す。

Stage 3：痛みのない範囲で固有受容覚と運動感覚のトレーニングを開始する

　新たに獲得した可動域に対し，徐々に負荷や抵抗のかかる環境下でエクササイズを行う。その際，体性感覚から受け取る情報により空間での身体認知を促すことは，ダイナミックな動作での正しいMCの獲得へつながる。動きを再教育する前に，間違った動きのパターンを可能なかぎりリセットするため，普段の慣れた動作環境から肢位を変える，アシストや抵抗を加える，重力との関係性を変えるなど，不慣れな環境でアプローチする。

Stage 4：制限の設定

　最終的には意識が少ないなかでも，正しいアライメントで全体として調和のとれた動きへと導く。障害部位の状態によっては動きの制限を設定し，許容される可動範囲を認知させる。動きの許容範囲を知ることは，症状の増悪・再発予防を含め，患者本人にとって最も大切なことである。例えば，ある腰痛患者が器質的な変化に伴い25%の機能低下をきたしているとしたら，25%の機能回復にだけに焦点を当てるのではなく，残りの75%を最大限に機能改善していくことで，器質的な変化からくる制限を補えるばかりか再発予防にもなり，さらにトータルで100%以上の復帰を叶える可能性をも生むため，そこにもフォーカスすることが肝要である[6]。

脊椎疾患のMCリハビリテーション（運動療法）のポイント

表4[5,7]に則り，表5[7]のコンセプトの下，エクササイズを進める。

障害部位である腰部が，安定した支持基底面の広い背臥位の姿勢でのエクササイズから開始し，徐々に支持基底面を狭くすると同時に重力抵抗を利用し，より機能的な肢位，立位姿勢へと移行していく。

臥位という不慣れな環境下では，自身の習慣的な動きの癖がリセットされ，さらに支持基底面からフィードバックを得ながら運動することで，脊椎neutralの気付きなど身体認知（body awareness）が促される。不慣れな環境下での体幹のコントロールができてきたら，徐々に慣れた環境下（座位や立位）にて脊椎neutralのMCを習得したうえで，よりダイナミックに動いていくというMCAを当院では行っている。

具体的には，MCA[8]，ピラティス（Pilates[9]），コアアライン（CoreAlign®），ボダイ（Bodhi Suspension System®）を組み合わせたアプローチ法「モーターコントロール：ビヨンド・ピラティス（Motor Control：beyond Pilates®）」を行っている。これらの器具を使用する利点としては，さまざまな環境や状況下でトレーニングすることで，静的・動的な姿勢と動作の質を修正・最適化するとともに，closed kinetic chain（CKC），open kinetic chain（OKC），pseudo closed kinetic chain（PCKC），pseudo open kinetic chain（POKC）の運動を多面的に行うことで，運動学習をより効率的に進めることができる（図6）。これらの組み合わせにより動作課題の習得時間を短縮することが可能[2]であり，特にコアアライン，ボダイでの不安定な環境下でのエクササイズで自身の身体のMCが向上すると，平地での身体のMCが容易に感じられる。

CKCとは肢の末端が固定された状態であり，近位が自由に動く。OKCとは，肢の末端が地面や床に固定されていない状態であり，肢の末端が自由に動く[10]。Pseudoとは「疑似」という意味で，上記の完全なCKC，OKCでない状態をPCKC，POKCとよぶ。

・肢位は，背臥位→側臥位→腹臥位→座位→四つ這い位→膝立位→立位の順で行う
・脊椎の運動は，回旋→側屈→伸展→屈曲の順で行う
・低負荷の運動から段階的に高負荷の運動へと進める
・CKCのフィードバックを伴ったエクササイズからPCKCやPOKCへとつなげる
・エクササイズの質に重きを置き，スムーズでコントロールされたエクササイズを強調する

（文献5, 7より筆者作表）

CKC：closed kinetic chain，PCKC：pseudo closed kinetic chain，POKC：pseudo open kinetic chain

表4 エクササイズの原則的な進め方

①呼吸とコアコントロール（Breathing & Core Control）
②スパイナルコントロール：軸方向への伸張と分節的な動き（Spinal Control：Axial Elongation & Articulation）
③上・下肢の機能的コントロール（Upper & Lower Body Functional Control）
④調和のとれた動き（Harmonious Movement）

（文献7より）

表5 モーターコントロール：ビヨンド・ピラティス　4つのコンセプト

PCKCは直線や弧の動きといった一方向にのみ動きが制限されて動く状態で，安定性がCKCより低い状態である（図7，8）。POKCは多方向に動く状態であるが，運動範囲に一定の制限を受けるので，OKCよりも安定感と空間でのフィードバックの効果を得られる（図9）。

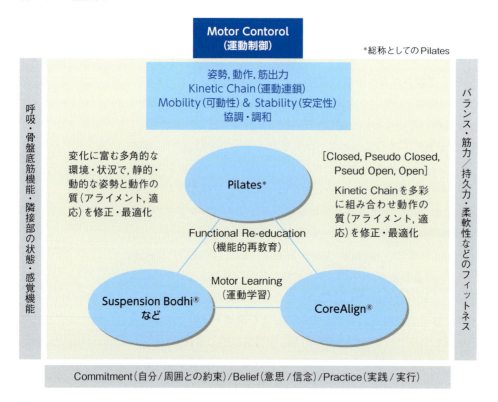

図6 ピラティス，コアアライン，ボダイを使用したMCA

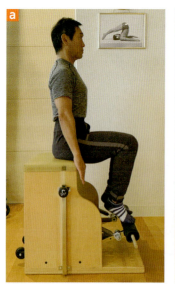
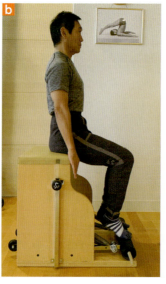

図7 下肢のPCKCエクササイズ
ピラティスの器具の1つチェアー（Chair）を用いた，ダブルレッグポンプ（Double Leg Pumps）。動く間にスプリングからの抵抗が変化するため，筋の出力調整が必要となる。

応用：体幹motor control不全 －評価と改善策 武田流－

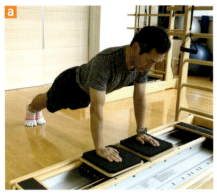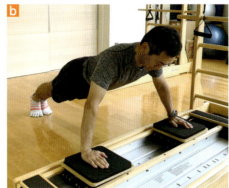

図8 上肢のPCKCのエクササイズ

コアアラインを用いたプランクサイド（Plank Side）。動く間にゴムチューブからの抵抗が変化するため，図7のチェアーと同様に筋の出力調整が必要となる。

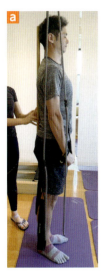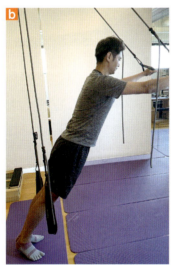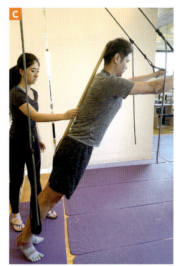

図9 身体認知を評価⑤多様な重力方向における体性感覚と脊柱中間位保持能力

ボダイは，重力の鉛直線から身体が離れるときに上肢でロープに抵抗をかけていくと適度な撓みがあるためフィードバックが得られ，righting reflex（立ち直り反射）を利用するなかで，重心との関係性とアライメントを全身の統合のなかで整えていくことができる（上肢POKC，下肢CKC）。

115

MCの向上に最適なエクイップメント (器具)

1) ピラティス

特色の1つに，図7のようにスプリングの特性を利用することがある。スプリングは引き伸ばされるほど抵抗が増すため，抵抗感がエクササイズの最中に変化する。そのため，エクササイズ中に筋出力の調整が必要となる。また同じスクワット動作であっても，図10のように足部が固定され，下の台が動く器具もあり，これは重力のかからないスクワット動作となる。このエクササイズでは，スプリングの抵抗と道具に合わせて身体を適応させるトレーニングとなる。詳しくはp.67「応用：Pilates」を参照されたい。

2) コアアライン

コアアライン（図11）は理学療法士Jonathan Hoffmanが開発した器具を使用して，人間の二足歩行を生かしたダイナミックな動きのなかでも運動療法ができるトレーニング法である。

ピラティスは臥位の左右対称なエクササイズが多いなか，コアアラインは立位での交互運動やPCKCのエクササイズが多く，より機能的で，日常生活やスポーツの動きに近い動的な状態でのバランストレーニング要素も含んだMCAが可能である。3段階

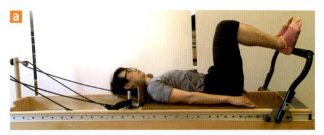
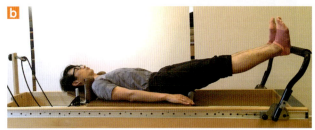

図10　下肢のCKCエクササイズ
ピラティスの器具の1つリフォーマー（Reformer）を用いたフットワーク（Footwork）。付属のスプリングは色別で強度が違い，使用する数や組み合わせで抵抗を変えられる。

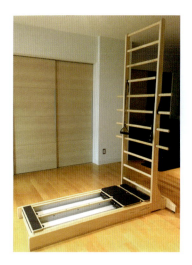

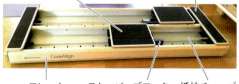

図11　コアアライン（CoreAlign®）
上部の梯子の部分と下部のカートの部分に分かれている。

のゴムチューブの抵抗を組み合わせ運動強度を調節でき，またカートの位置を変えてさまざまなバリエーションのMCAを行える．

3) ボダイ

ボダイ（図12）は，ロルファーでピラティス指導者Khita Whyattが開発した，POKCエクササイズの多彩なバリエーションが可能な自重トレーニング器具である．開発者自身が頭部外傷の後遺症からの回復を目指し，既存のサスペンショントレーニングを含むさまざまなトレーニング法を改良して開発された．他のサスペンショントレーニングとの違いは，四肢のアライメントに沿った2箇所の支持点から出ている各2本（合計4本）のロープを組み合わせてエクササイズを行う点と，ロッククライミング用のロープ素材を使用している点である．運動の自由度が高く，重力の鉛直線から身体が離れる方向に動くことで発生する，righting reflex（立ち直り反射），慣性の法則，加速度の作用を利用する．クライミング用ロープの特性から抵抗をかけていくと，適度な撓みがありフィードバックが得られ，より適切なアライメントでの骨格筋の収縮を得られやすい．

以上，3つのメソッドのエクササイズの合計は1,000種類以上で，目標とする動作に向けて細かく段階を上げていくことができる．また，豊富なバリエーションから報酬予測誤差が減少せず[11]，中長期的なアプローチにおいてもその時々に最適なさまざまな運動課題・難度・強度を提案できる．

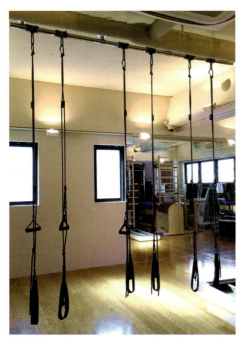

図12 ボダイ（Bodhi Suspension System®）
当院では天井から吊り下げ，360°の運動方向で使用できるように設置している．壁側や梯子に設置することもできる．

各Stageにおける脊椎疾患のMCリハビリテーション（運動療法）の実際
Stage 1

　患部の安静や投薬により消炎鎮痛を最優先させる。評価およびバイオメカニカルカウンセリングを行う。呼吸の評価と合わせて，患部外の可動性エクササイズと上肢・下肢の分離運動のエクササイズ指導を行う。

　胸郭のどの部位が優位の呼吸か（図13），またコアの安定性などについて観察する。徒手抵抗に呼吸を利用することで胸郭全体の柔軟性を促し，肋間筋のリリースをすると同時に肋骨の可動性を促し，腰椎と骨盤の関係性をも含めて胸郭の動きの制御を習得することでコアの安定性を図る（図14）。

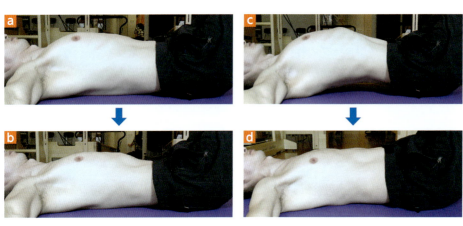

図13　呼吸時の胸郭評価①

a，b：横隔膜を利用した後側方呼吸。吸気（a），肺全体，特に下位肋骨が横と後に広がるように空気を吸い込む。呼気（b），息を吐く際に徐々に肋骨を下制させ，呼気の最後に左右の肋骨の下角を近付け，コアのMC（コアコントロール）につなげる。

c，d：代償姿勢での吸気（c）と呼気（d）。頚部の緊張が高く，胸郭前面に息が入り，腰椎が過度に前弯している（c）。肋骨の下制および，肋骨の下角を近付ける動きを認めず，腹直筋の隆起が目立つ（d）。

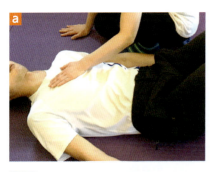 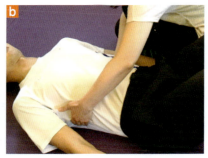

図14　呼吸時の胸郭評価②

胸郭の動きを観察して動きの少ない部分を見極めて，触知やタッピングで身体への気付き（body awareness）を促したり，抵抗をかけたりして可動を促す。
a：上前方（ポンプハンドル）の動き。
b：後側方（バケットハンドル）の動き。

呼吸運動を行うことで，多裂筋，腹横筋，骨盤底筋，横隔膜の協調性が確認でき，コアのMCが得られてきたら上肢や下肢の挙上運動のタスクを加える（図15）。

上肢挙上タスク時に，rib flareと胸椎の伸展の代償動作が出現し，骨盤・体幹のニュートラル維持が困難な症例が比較的多くみられるが，最初はセラピストが徒手にて肋骨を下制位で保つよう補助し，脊椎中間位を保持しながら上肢を挙上していく。肋骨の修正時・非修正時での代償動作を撮影し，フィードバックすることも有効である。

下肢については図15cのように，まず片脚挙上時の脊椎中間位保持から開始し，両下肢の挙上へと難易度を上げる。下位腰椎のカーブと床面との間のスペースに患者自らの手を挿し入れることで得られるフィードバックにより，脊椎中間位保持を意識できるようにする方法もある。最終的には患者自身がMCを行い，胸郭の動きの制御や骨盤と胸郭の関係性，すなわち腰椎・骨盤の安定性を維持することが可能となる。

Stage 2

症状の比較的不安定な初期では，スプリングがアシストとなるピラティスのエクササイズが運動学習に適しており，器具を使用したエクササイズを開始する。また，危害のない範囲での脊椎屈曲のエクササイズを開始する。

図10の動き［フットワーク（Footwork）］は，日常生活では立ち上がり動作と同様の動きである。障害部位を安定させた状態での日常生活の立ち居振る舞いにつなげて

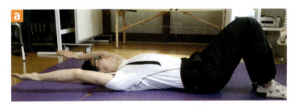
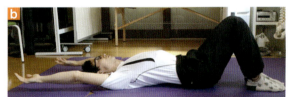
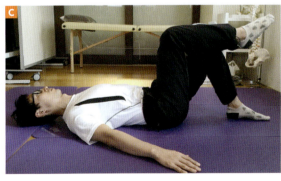
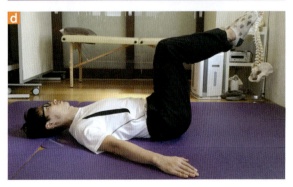

図15 体幹と肩関節・股関節の分離運動

ニュートラルを維持できていない状態では，下肢挙上時→骨盤後傾・腹直筋隆起，下肢下制時→骨盤前傾・腰背部の筋緊張亢進などの代償動作を認める。
a：ニュートラルを維持できている上肢挙上。調和の取れた姿勢。
b：ニュートラルを維持できていない上肢挙上。代償動作として腰椎の前弯や胸椎の伸展，腰背部の筋緊張亢進を認めることが多い。
c：ニュートラルを維持しての片脚の挙上動作。骨盤は安定し，腹筋・背筋ともに強調して収縮している。
d：ニュートラルを維持しての両脚の挙上動作。cと同様である。

いくことができ，しゃがみ込み動作時に腰椎を屈曲せずにメカニカルストレスを減らせるようなMCを習得できる基本的なエクササイズである．これらのエクササイズと同様の動きを，コアアラインやボダイを使うことで不安定な環境でエクササイズを行い，かつCKCからPCKC，POKCへとステップアップでき，エクササイズの環境に多様性を出すことにより，日常生活動作（activities of daily living；ADL）からスポーツ

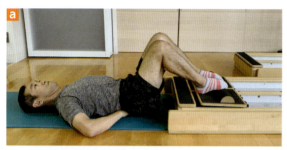
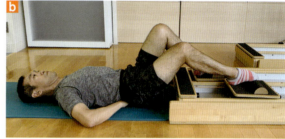
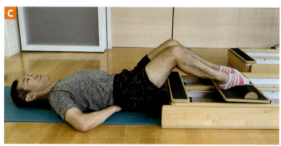

図16 コアアラインを用いたフットワーク（Footwork）

ゴムチューブによる抵抗で負荷量を変えることができ，カートを動かす際に左右のカートが別々に動くため，筋出力の程度などの左右差や左右の足部の位置・方向から癖がわかりやすい．図では，下位腰椎のカーブの下に手を挿し入れ，脊椎ニュートラルのフィードバックを得て姿勢を保持している．また，フォームローラーの上で行うことで，膝をさらに伸展できることや，フィードバックを得られやすいなどの利点がある．

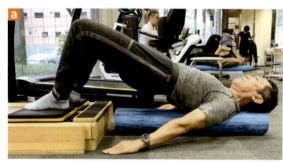
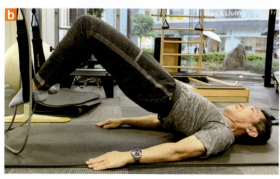

図17 ブリッジ

a：コアアラインのブリッジ．カートが動かないように行う下肢のPCKCエクササイズ．ゴムチューブの抵抗を軽くすることで，よりハムストリングスの収縮を必要とする．

b：ボダイのパワーブリッジ（Power bridge）．ロープの位置が変わらないように行う下肢のPOKCエクササイズ．自由度が高く多方向に動くため，より不安定で左右差も体性感覚として認知しやすい．

における応用動作の下地作りまで可能である（図16）。

また，この時期より疼痛の出現しないことを確認し，椎間板や椎弓根，脊髄神経や神経根へのメカニカルストレスの少ない肢位での脊椎のMCを学ぶエクササイズとして，ブリッジ（図17）などを開始する。

Stage 3

腰椎・骨盤の動的安定性が得られ，支障なく日常生活が送れるようになり，スポーツへも徐々に復帰となる。

ハムストリングスの短縮により骨盤のMCが不良な場合は，西良のジャックナイフストレッチ（Jackknife Stretch）をコアアライン上で施行することで，よりダイナミックにハムストリングをストレッチし，同時に動作における骨盤の正しい位置・アライメントも学習できる（図18）。エクササイズ中は疼痛を伴う過度な腰椎の動きをコアのMCで防ぐ必要がある。脊椎への過度なメカニカルストレスを避けるため，椎骨間にスペースを作り出すような意識で「軸方向の伸長（axial elongation）」を心がけることが大切である（関連ページ，p.23〜36参照）。また，徐々に立位でのエクササイズを追加し，実践的な動作の練習を開始していく（図9, 19, 20）。

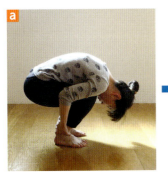 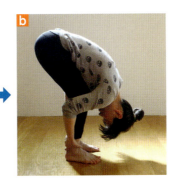 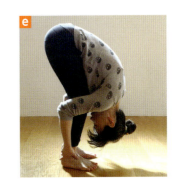

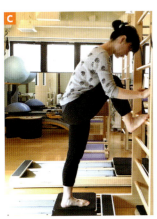 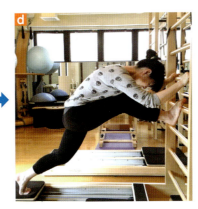 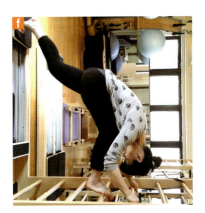

図18 コアアラインを用いたダイナミック・ジャックナイフ・ストレッチ（Dynamic Jackknife Stretch）

a, b：通常のジャックナイフストレッチ。
c, d：コアアラインを用いたダイナミックジャックナイフストレッチ。
e：c, dの後のジャックナイフストレッチは通常のジャックナイフストレッチに比べてハムストリングスの柔軟性が向上し，一度のエクササイズで膝関節伸展角度が－40°から－35°へと可動域が改善した。
f：dを90°右回転すると，通常のジャックナイフストレッチと同じ肢位であることがわかる。

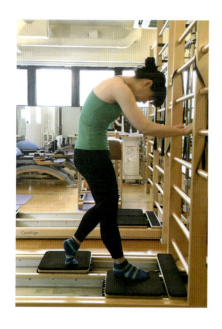

図19 コアアラインを用いた脊椎屈曲エクササイズ

腰椎骨盤の安定化とともに全脊椎を分節的にコントロールし，各椎体へのメカニカルストレスが可能なかぎり均等に配分されるように心がける。後背部全体のストレッチと股関節屈筋のストレッチが相反神経抑制にて効果的に得られる。上肢はCKC，下肢はPCKCとなる。

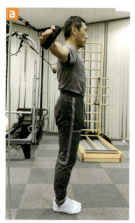 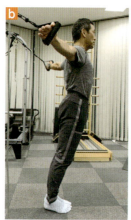 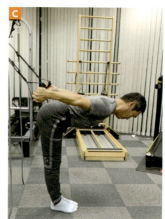 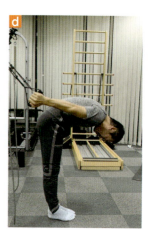

図20 ボダイを用いた脊椎屈曲エクササイズ

腰背部をコントロールしたなかで行う。上肢はPOKC，下肢はCKCとなる。ボダイのロープからの補助と体性感覚のフィードバックを得ながらの体幹と上肢・肩甲帯の空間認知のトレーニングであることはもちろんのこと，全身的に調和の取れた統合された動き (harmonious & integrated movement) のトレーニングでもある。
a：脊椎ニュートラル直立位
b：胸椎伸展前斜位
c：脊椎ニュートラル股関節分離屈曲位
d：脊椎均等屈曲位

Stage 4

　個々のゴールに応じて不安定な状況下での片脚立位など，より実践に近い状況下でエクササイズを行う（図21，22）。エクササイズで得た運動感覚を使い，ADLはもちろんのこと，スポーツにおける実践的な動作につなげていく。多くの脊椎疾患はメカニカルストレスが疼痛や機能不全に絡むと考えられるため，コアのMC不全を改善・向上させることにより，福音をもたらされる脊椎疾患は決して少なくないと考えられる。

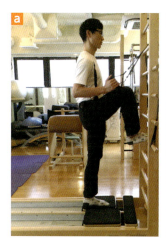
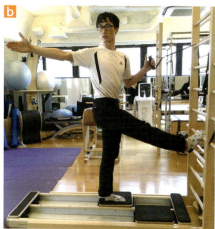
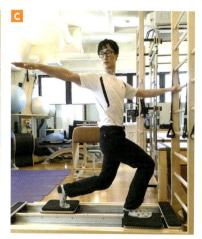

図21 コアアラインを用いたハムストリングのダイナミックストレッチ（Dynamic Stretch）およびランジ
日常生活はもちろんのこと，スポーツではさらに体幹の回旋を伴う動作が多いため，エクササイズに回旋を加えることで，より実践的な動きをイメージしやすくなる。
a：下肢に関しては左PCKC＋右CKC，上肢に関しては両POKCとなる。
b：下肢に関しては左PCKC＋右CKC，上肢に関しては左POKC＋右OKCとなる。
c：下肢に関しては両PCKC，上肢に関しては左CKC＋右OKCとなる。

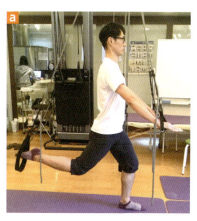
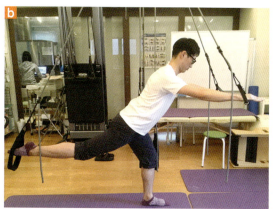
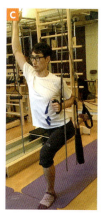

図22 ボダイを用いたランジと，その応用動作として胸椎伸展を加えたover head activity
a，b：両上肢と右片脚はロープとハンドルの3点支持でPOKCとなり，左片脚はCKCとなる下肢が非対称なエクササイズであるため，股関節内・外転筋などの側方支持機構を促通すると同時に，体幹を四肢との相互作用のなかで調整しながら全身的に調和の取れた統合された動きへと洗練させるトレーニングである。
c：応用動作として，右股関節の伸展と腰椎骨盤の安定化の両立のうえに胸椎の伸展が導かれ，投球動作に代表されるover head activityにおける上肢・肩甲帯のゼロポジションの肢位と調和・統合している。

● 終わりに

　日常生活をはじめさまざまな環境の現場，そしてスポーツ復帰に向けてMCの向上を目指すMCAでは，単に筋力，可動性，安定性，バランスなどだけではなく，「内観（インナースキャニング）」による「身体への気付き（body awareness）」すなわち，自身を感じとれる能力と実際の身体の誤差を修正できる能力を高めることが必須である。MCの改善・向上により，姿勢と動作，すなわち身体の使い方が，疾患を生じる前以上に改善・向上することで，脊椎疾患からの早期回復・再発予防も期待できる。

　筆者らは現在，従来のMCAの代表格であるピラティスにコアアラインとボダイを加えることで，医科学的なMC＆MLの理論に基づき，さらに効率的にMCの改善・向上が獲得できることに重点を置き，かつ医療の臨床現場でより使いやすい実践的な内容でプロフェッショナル向けに「Motor Control：ビヨンド・ピラティス」[7]，また一般向けに「カラダ取説」[12]の主に2つのMCA習得のための柱となるプログラムを提供している。今後は，世界一の高齢社会の日本において，また，止まるところを知らないハイパフォーマンスが求められるアスリートや舞台芸術家の世界において，ますます重要性が高まるばかりのこの"MCA"が，1日も早く運動療法にたずさわる医療者および指導者側にとって不可欠な素養として当たり前となることはもちろんのこと，世間一般においても"MC"の概念が広く浸透して常識となるように，より一層の普及に努めたい。

［執筆協力：増渕喜秋，岩根直矢，藤谷順三，山崎美織，黒瀬安菜（広域医療法人明和会 整形外科 スポーツ・栄養クリニック），井上左央里（総合病院厚生中央病院）］

文献

1) Utley Andrea. What is motor control. Motor Control, Learning and Development, Instant Notes. 2nd ed. New York：Routledge；2019. p. 1-3.
2) 武田淳也. 医師に学ぶ運動療法としてのピラティスの可能性. 運動療法としてのピラティスメソッド－アスリートに対する実践的プログラミング. 近　良明監, 桑原匠司編. 東京：文光堂；2017. p.7-20.
3) 道免和久. 運動学習から考察するリハビリテーション臨床. Jpn J Rehabil Med 2019；56：391-7.
4) 武田淳也. ピラティスの活用の仕方と可能性：医師の立場から. 臨スポーツ医 2016；33：710-20.
5) Porterfield PA, DeRosa C. Mechanical Low Back Pain. 2nd ed. Philadelphia：W.B.Saunders；1998. p.223-54.
6) 井上左央里, 武田淳也. 腰椎椎間板ヘルニア. 極めるアスリートの腰痛－100%を超える復帰－. 西良浩一編. 東京：文光堂；2018. p.57-72.
7) 武田淳也, ほか. Basic1 Motor Control：ビヨンド・ピラティス4コンセプト. MOTOR CONTROL beyond Pilates®テキスト. 日本ピラティス研究会編. 東京：PREFIT；2017.
8) Hodges PW, et al. Integrated clinical approach to motor control interventions in low back and pelvic pain. Spinal Control：The Rehabilitation of Back Pain. Hodges PW, et al, editors. London：Churchill Livingstone；2013. p.243-310.
9) Pilates JH著, 日本ピラティス研究会訳, 武田淳也監訳・編著. コントロロジーは身体的なフィットネスを取り戻す. Return to Life Through Contrology～ピラティスで本来のあなたを取り戻す! 初版第2刷. 東京：現代書林；2018. p.39-42.
10) Neumann DA著, 嶋田智明, 平田総一郎監訳. 筋骨格系のキネシオロジー. 原著第1版. 東京：医歯薬出版；2007. p.2-25.
11) 道免和久. 運動学習とニューロリハビリテーション. 理学療法学 2013；40：589-96.
12) 武田淳也著. カラダ取説. 東京：徳間書店；2013.

Part 2

匠が伝える全内視鏡手技の奥義

Part 2 匠が伝える全内視鏡手技の奥義

腰椎椎間板ヘルニア：transforaminal full-endoscopic discectomy(inside-out)

南部浩史

Introduction

● Inside-outとは

Inside-outとは，先に椎間板内(inside)で髄核やヘルニア基部の切除を行い，次いで椎間板外(outside)でヘルニア切除や神経組織の確認などを行う手技である。カニューラおよび内視鏡を，椎間孔(nerve root foramen)を通じて最初に椎間板内(inside)に挿入して手術操作を行い，その後でカニューラおよび内視鏡を少しずつ引き出しながら，徐々に椎間板外(outside)に達し硬膜外腔での操作や神経組織の観察を行う。他のアプローチと比較して取り組みやすく，経椎間孔アプローチ(transforaminal approach)でのfull-endoscopic discectomyの最初に習熟すべき術式である。

● 適応となるレベル

本術式ではカニューラや内視鏡を大きく外側から挿入するため，腸骨稜が妨げとならないレベルの椎間板ヘルニアが適応となる[1]。一般にはL4/5レベルより頭側のレベルが適応となりやすいが，L4/5レベルにおいても腸骨稜が高いhigh iliacの場合には適応外となる。一方で，腸骨稜が低い場合にはL5/S1レベルでも適応となる。

● 適応となるヘルニアのタイプ

椎間板レベルで突出あるいは脱出したヘルニアがよい適応となる。頭側に脱出したヘルニアの場合には摘出困難な場合が多い。尾側に脱出したヘルニアの場合にはinside-outのout，すなわち硬膜外腔でのカニューラ操作などで摘出が可能となる。

手術の手順

1. 術前準備
2. 手術体位
3. 手術環境
4. 麻酔および鎮静
5. 注射針刺入～椎間板造影
6. カニューラ挿入
7. ヘルニア摘出(insideから half & halfまで)
8. 硬膜外鏡視(outside)
9. 閉創
10. 後療法

腰椎椎間板ヘルニア：transforaminal full-endoscopic discectomy (inside-out)

● 禁忌

リドカイン［キシロカイン®（アスペンジャパン社）］アレルギーの
患者は禁忌となる。高度の肥満患者の場合には，カニューラが到達
しない，あるいはカニューラのhand-downが困難な場合があるので
検討を要する。また術前の腹臥位椎間板造影検査で，腹臥位が不可
能な患者や極度の不穏を呈する患者の場合には，本術式を避けたほ
うがよい。

● 麻酔

局所麻酔で行う。

● 手術体位

腹臥位で行う。4点支持フレームや腹臥位用のスポンジ台を用いる。
術中にX線透視で正面像や側面像を確認するので，X線透過性のあ
るものが望ましい。

● 手術準備

術前に椎間板造影および腹臥位での造影後CTを撮影し，刺入点の
位置設定を行う。

匠のポイント伝授！

①局所麻酔手術なので患者の協力が必要不可欠である。そのためには，患者側
の手術への理解と術中の鎮静がポイントとなる。

②術前の椎間板造影後の腹臥位CTで，皮膚刺入部のアプローチポイントを確
認しておく。

③最初の注射針の椎間板への刺入位置が手術のカギを握るといっても過言では
ない。X線透視で確認しながら，safety triangle内でのベストポイントに刺
入することが重要である。

④術前の画像診断で把握したヘルニアの位置を念頭に置き，術中透視像を見な
がらカニューラ操作やヘルニア鉗子操作を行う。

⑤Exiting nerve rootの損傷を回避するために，outsideで必ずその位置を内
視鏡で確認することが重要である。

手術手技

1 術前準備

　術前に椎間板造影と造影後の腹臥位CT撮影を行う。椎間板造影は手術と同様に腹臥位で症状側から行い，患者に手術のシミュレーションを体験してもらうと同時に患者の反応を確認する。腹臥位が困難な患者，過度の緊張や不安，疼痛への過敏性を有する患者であれば，この時点で他の術式を選択する。造影後のCTは腹腔内臓器の位置や皮膚表面の形状を確認するため，必ず腹臥位で広範囲に体幹全体を撮影する。このCTで刺入点の正中からの距離，刺入角度を術前に計測しておく（図1）。また，ヘルニア部位の腰椎の3方向CT，3D-CTを作成しておくと局所の把握に好都合である。

> **匠の奥義**
> - 椎間板造影の際に，手術の流れや神経根刺激症状が生じた場合などを患者に説明しながら行うと，術中の患者の協力が得られやすい。
> - 上位腰椎の場合には腎損傷や腹腔内進入の危険性があるので，術前の腹臥位CTでのアプローチラインと，腎臓や腹腔の位置関係を慎重に検討する必要がある。
> - 患者の苦痛軽減や椎間孔拡大のため，筆者の施設ではスポンジ台を用いている。

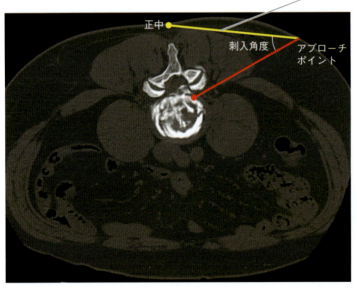

図1 椎間板造影後の体幹をすべて含めたCT

腹臥位で撮影を行い，腹腔内臓器の位置を確認する。アプローチポイントの正中からの距離，刺入角度を計測しておく。

2 手術体位

　4点支持フレームや腹臥位用のスポンジ台を使用して腹臥位で行う。術中にX線透視で正面像や側面像を確認するので，X線透過性のあるものが望ましい。X線透視で確認しながら術前CTで計測した部位の皮膚にマーキングを行う。

3 手術環境

　カニューラの適正な挿入のため，X線透視には正確さが求められる。正・側面像ともに椎間板上下の終板がほぼ直線に見えるように，椎間板に平行な照射角度を術前に合わせておく。さらに側面では，左右の椎間関節が1つに重なるような照射角度が必要である。患者の頭側には，バイタルサインの確認や患者観察，声かけを行う麻酔科医や看護師を配置し，患者，執刀医の3者とのコミュニケーションを行うとスムーズに手術を遂行できる。また，患者が術中に尿意や便意を感じても手術を続行できるように，術前説明の同意の下で紙おむつを着用してもらっている。

4 麻酔および鎮静

　局所麻酔薬には1％リドカイン（キシロカイン®）を用いる。局所麻酔の投与法については後述する。本術式では局所麻酔薬の総投与量は15 〜 18mL（皮膚から筋膜に計10mL程度，椎間孔から線維輪に計5 〜 8mL程度）である。Exiting nerve rootへの麻酔薬浸潤による神経根ブロックが生じた場合には，カニューラの挿入時やhand-down時にexiting nerve root損傷をきたすリスクが大きくなるため，椎間孔から線維輪には大量の局所麻酔薬投与を避ける必要がある。しかし少量の局所麻酔薬では術中の鎮痛や鎮静を保つことが困難である場合が多く，鎮静薬を用いると手術遂行がスムーズとなる。　手術開始時やペンシル型ダイレーター（obturator）およびカニューラ挿入の直前に，患者に声をかけながら行うと患者の動揺が少ない。

> 匠の奥義
> ●各種の鎮静薬が適応となるが，現時点で筆者が好んで用いるのはデクスメデトミジン［プレセデックス®（丸石製薬）］である[2]。本薬剤は呼吸抑制が少なく，呼びかけなどの刺激に対して容易に覚醒が得られ，鎮痛作用があるなどの特徴をもつ鎮静薬である。腹臥位になった後に初期投与（6μg/kg/hrで10分間）を開始し，その後は0.4μg/kg/hrで維持投与を行う。10分ごとにバイタルサインや患者の様子を確認しながら，0.2 〜 0.7μg/kg/hrの範囲の投与量で鎮静を調節する。手術終了より20 〜 30分前で投与を終了すると術後の覚醒が良好なので，筆者はある程度ヘルニアを摘出した時点やhalf & halfの時点で投与を中止している。

5 注射針刺入〜椎間板造影

マーキングしたポイント（体型にもよるが正中から8〜12cm）から局所麻酔用の長い針を刺入する。刺入部より皮膚，皮下，筋膜と順に局所麻酔薬を注入する。透視で確認しながら当該椎間板の尾側上関節突起に針を当て（図2a，b），1〜1.5mLの局所麻酔薬を投与する。

次いで針先を滑らすように，ツンツンと上関節突起基部，椎弓根基部頭側端の2箇所に針を当て（図2c，d），それぞれ1mLの局所麻酔薬を投与する。局所麻酔薬の投与は必ず針が骨に当たっている状態で行う。

椎弓根頭側端に針を当てながら椎間板刺入部であるsafety triangleの椎間板線維輪に針を刺入する（walking technique）（図3）。線維輪表面に針が刺さったその瞬間に透視側面像で椎間板に針が刺さっていることを確認し（図4a），次いで透視正面像で線維

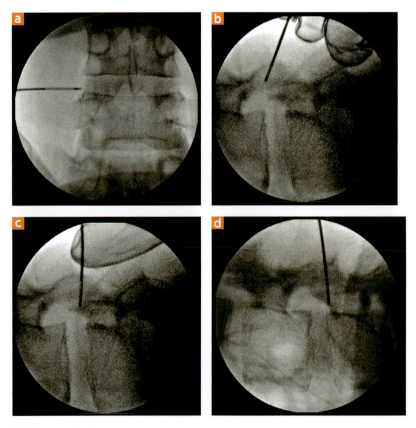

図2 注射針刺入

まずは正面像で上関節突起に針を当て（a），次いで側面像で位置を確認する（b）。1〜1.5mLの局所麻酔薬を投与する。次いで針先を滑らすように，上関節突起基部（c），椎弓根基部頭側端（d）の2箇所に針を当て，それぞれ1〜1.5mLの局所麻酔を投与する。局所麻酔薬の投与は必ず針が骨に当たっている状態で行う。手指の被ばく予防に防護滅菌手袋を使用している。

腰椎椎間板ヘルニア：transforaminal full-endoscopic discectomy (inside-out)

輪刺入ポイントが上下椎弓根の中心点を結んだ線から内側にあることを確認する（図4c）。線維輪刺入ポイントが透視正面像で上下椎弓根の中心点を結んだ線から外側であれば（図4b），後の作業でexiting nerve rootを圧迫あるいは損傷する危険性が高いので，針を刺入し直す必要がある。また線維輪刺入ポイントが上下椎弓根の内側縁を結んだ線から脊柱管側にある場合には，硬膜管内に刺入している危険性が高いので針を刺入し直す。線維輪刺入部がベストポイントであることを確認したら刺入部に1mLの局所麻酔薬を投与し，針先をさらに椎間板中心部に進める。

　正面と側面の透視像で確認しながら椎間板造影を行う。椎間板造影は，イオヘキソール［オムニパーク®240注（第一三共社）］，インジゴカルミン，1%キシロカイン®を，それぞれ2：2：1の比率で混合したものを1〜2mL注入して行う（図5）。透視像

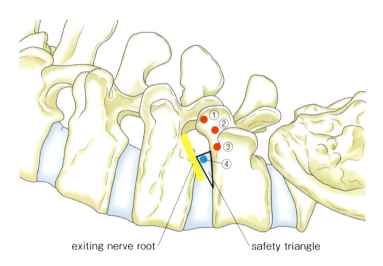

図3 Walking technique
上関節突起（①），から始まり，上関節突起基部（②），椎弓根基部頭側端（③）と順次ツンツンと針を当て，局所麻酔を1〜1.5mLずつ投与する。そしてsafety triangleの線維輪表面（④）に針を刺入する。

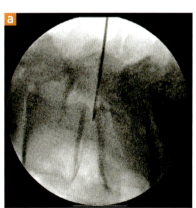 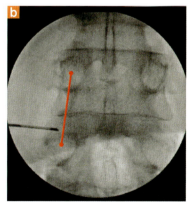 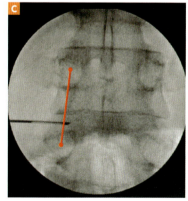

図4 透視像での注射針刺入位置の確認
a：側面像で線維輪表面に針が刺さった時点で正面像を確認する。
b：上下の椎弓根の中心線を結ぶ線より外側なので不適切な刺入位置である。
c：上下の椎弓根の中心線を結ぶ線より内側であるので適切な刺入位置である。

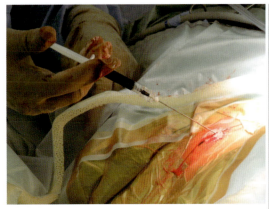

図5 椎間板造影

椎間板造影はイオヘキソール(オムニパーク®240注)，インジゴカルミン，1%キシロカイン®をそれぞれ，2:2:1の比率で混合したものを1〜2mL注入して行う。透視像で椎間板造影を確認する。

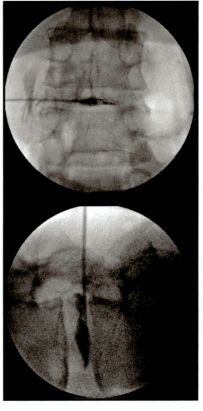

で椎間板造影を確認する。インジゴカルミンにより脱出ヘルニアが青く染色されることが，本術式の成功の鍵である。

6 カニューラ挿入

　針を刺入したまま刺入部位に8mmの皮切を加え，ガイドピンに入れ替える。ガイドピンを通じて最初のダイレーターを挿入した後には，危険なのでガイドピンを抜去する。順次ダイレーターを挿入していく(図6a)。この際に透視像で，刺入部位にガイドピンやダイレーターが深く入り込まないことを確認することが重要である。刺入位置がベストポイントであれば，ダイレーターの挿入はスムーズに進む。しかしダイレーター挿入時に患者が痛みを訴えた場合には，躊躇せずに最初からやり直して刺入位置や角度を変え，痛みのないポイントを探す。

　Safety triangle周囲への局所麻酔薬の追加投与は，exiting nerve rootへの麻酔薬浸潤による神経根ブロックをきたす可能性があるので決して行わない。最後のダイレーターの挿入が済めばガイドピンに入れ替え，ペンシル型ダイレーターをハンマーで打ち込みながら挿入する(図6b)。

　的確に術前CTで確認したヘルニアの基部に相当する後縦靱帯直下の線維輪内部に

設置できたことを透視で確認した後に，ダイレーターに合わせてカニューラをハンマーで叩きながら椎間板内に挿入する（図6c）。カニューラは各種あるが，本術式ではダックビル型が適している。椎間板内への内側すぎる設置位置では，椎間板内の髄核摘出下中心となってヘルニア塊への到達が困難となる。また逆に外側すぎると，いわゆるoutside設置，硬膜外設置となる。

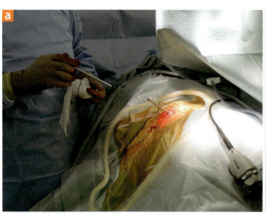
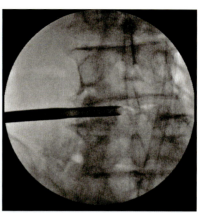
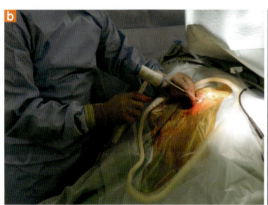
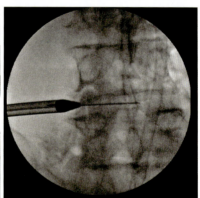
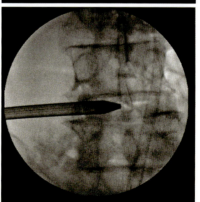

図6　カニューラ挿入
a：順次ダイレーターを挿入していく。この時点で強い疼痛を患者が訴えるなら，最初から刺入ポイントを変える。
b：最後のダイレーターの挿入が済んだ後にガイドピンに入れ替え，ペンシル型ダイレーターをハンマーで打ち込みながら挿入する。

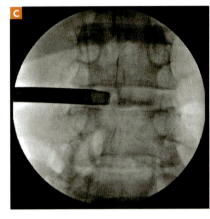
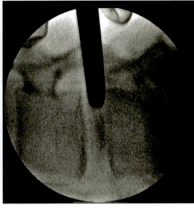

図6 カニューラ挿入
　　 (つづき)

c：ダイレーターに合わせてカニューラをハンマーで叩きながら椎間板内に挿入する。

> **匠の奥義**
> - 本術式で最も多く遭遇する合併症はexiting nerve root損傷である。ダイレーター挿入の時点で患者が痛みを訴えるようであれば，カニューラ挿入時やhand-down時のexiting nerve root損傷の危険性が高いので，針の刺入部を変える必要がある。しかし少量の局所麻酔で行うからこそ，このような神経損傷回避が可能であり，本術式の大きな利点である。
> - 高齢者など上関節突起の骨性肥厚や変形によって椎間孔が狭い場合には，ハイスピードドリルによる上関節突起外側の骨切除が必要となるケースがある。その場合にはinsideに入る前の手技になり，いわゆるoutside-inとなるので，ある程度の技術的熟練が必要となる。

7 ヘルニア摘出 (insideからhalf & halfまで)

　内視鏡をカニューラ内に挿入し，モニター画面一面に青く染色された髄核を観察できれば適切なinsideである（図7）。黄色に見える脂肪組織や微小血管が見える場合は椎間板のoutsideであり，適切な位置ではない。

　透視で確認しながらカニューラをヘルニア脱出基部の線維輪のinsideに設置し，ヘルニア基部の髄核を摘出する。摘出しながら少しずつカニューラを引き出し，水平方向へカニューラをhand-downさせる（図8）。この際，内視鏡に力を込めてhand-downさせると内視鏡損傷のおそれがあるので，必ずカニューラで操作する。内視鏡操作を開始した直後，カニューラは約30°の角度であるが，ほぼ水平になるまでhand-downさせる。25°の斜視鏡であるため，カニューラの角度が水平に近くなれば後縦靱帯を真横から，あるいは下から見上げるような視野になる。徐々にカニューラを引き出すことによって，モニターの下半分が青い椎間板，中央が白い後縦靱帯，上半分が赤（微小血管）や黄色（硬膜外脂肪）やピンク（硬膜や神経根）の硬膜外という視野となる（half & half）（図9）。このhalf & halfの視野で後縦靱帯直下のヘルニアを摘出する。場合

によっては，バスケットパンチで後縦靱帯を切除してヘルニアを摘出する．多くの場合ヘルニア摘出はpiece by pieceとなるが，ときには一塊で摘出できる．椎間板内のinsideでは出血をほとんど認めないが，half & halfの視野では硬膜外微小血管からの出血を認め，ときには視野の妨げとなる．

　ラジオ波バイポーラで止血操作を入念に行う．出血で視野の妨げとなる場合には，潅流水の圧を上げるのではなく，内視鏡を近付けると視野が改善する．

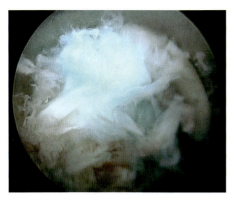

図7 髄核の確認
適正に椎間板内にカニューラが挿入されていれば，内視鏡画面では青く染まった髄核が確認できる．

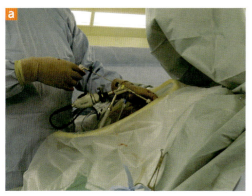
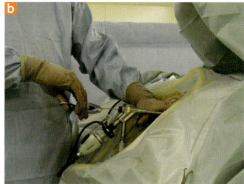

図8 水平方向へのカニューラのhand-down
当初は約30°の角度だが(a)，徐々に引き出しhand-downさせる(b)．

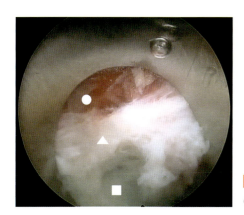

図9 Half & half
○が硬膜外腔，△が後縦靱帯，□が椎間板である．

8 硬膜外鏡視 (outside)

　硬膜外鏡視では，exiting nerve rootの状態の確認，ヘルニアの切除確認および追加切除，traversing nerve rootの除圧の確認を行う（図10）。Half & halfの視野の状態からわずかにカニューラを引き出した場所でexiting nerve rootを確認した後に，椎間板レベルでカニューラを180°反転させる。背側のベベル部で硬膜や神経根をよけながら，椎間板を背側から観察するようにカニューラを設置する。

　脱出したヘルニア塊の摘出，ヘルニア脱出部の確認を行う（図10）。Outsideでは出血で視野が妨げられることが多いので，ターゲット周辺の微小血管をあらかじめ焼灼しておくと作業が容易となる。

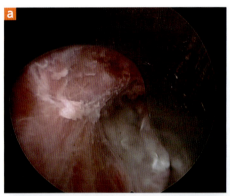
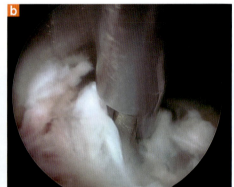
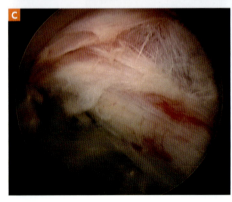

図10 硬膜外鏡視 (outside)
a：カニューラのベベル部を約90°回転させ，exiting nerve rootを確認している。
b：椎間板レベルでカニューラを180°反転させる。背側のベベル部で硬膜や神経根をよけながら椎間板を背側から観察し，ヘルニアの切除確認および追加切除を行う。
c：Traversing nerve rootの確認を行う。

匠の奥義
- 大きく尾側に脱出したヘルニアの場合，さらにハイスピードドリルで椎弓根の一部や椎間孔の骨切除を行い，椎間孔拡大術 (foraminoplasty) が必要となる[3]。
- 出血で視野が妨げられた場合，内視鏡を術野に近付けて出血源の特定および止血を行う。また，ヘルニア鉗子で止血薬を丸めたものを把持して術野を軽く圧迫するのもよい。潅流圧を上げると術中に脳圧亢進をきたすおそれがあるので，出血を止めるために潅流圧を上げることを避ける。本術式特有の合併症として，術中脳圧亢進による痙攣発作が報告されている[4]。前駆症状として強い頸部痛の訴えがあるため，術中に頸部痛の訴えがあれば手術の中断が望まれる。

9 閉創

本術式では，術中において下肢神経症状の改善が得られることがある．患者に下肢神経症状の変化を尋ね，患肢を動かしてもらいながら効果を確認する．Transforaminal full-endoscopic discectomy は灌流しながらの手術であるが，術後血腫の報告もあり[5]，術中出血が多い場合にはドレーン留置を行っている．カニューラを通してドレーンを椎間板内へ設置して，術翌日に抜去している．

10 後療法

術後2時間から腰部バンドを着用して歩行を許可している．術翌日にドレーンを抜去し退院を許可しているが，術後数日～1週間入院を継続することもある．職場復帰については，デスクワークであれば退院後4～5日で復帰しているケースが多く，重労働は術後2～4週間に許可をしている．スポーツにおいては競技や年齢にもよるが，完全復帰は2～3か月後と指導している．

文献

1) Sairyo K, Egawa H, Matsuura T, et al. State of the art：Transforaminal approach for percutaneous endoscopic lumbar discectomy under local anesthesia. J Med Invest 2014；61：217-25.
2) プレセデックス®適正使用ガイドブック. 丸石製薬. 2019.
3) Lee S, Kim SK, Lee SH, et al. Percutaneous endoscopic lumbar discectomy for migrated disc herniation：classification of disc migration and surgical approaches. Eur Spine J 2007；16：431-7.
4) Choi G, Kang HY, Modi HN, et al. Risk of developing seizure after percutaneous endoscopic lumbar discectomy. J Spinal Disord Tech 2011；24：83-92.
5) Lee SH, Kang HS, Choi G, et al. Foraminoplastic ventral epidural approach for removal of extruded herniated fragment at the L5-S1 level. Neurol Med Chir（Tokyo）2010；50：1074-8.

Part 2 匠が伝える全内視鏡手技の奥義

腰椎椎間板ヘルニア：transforaminal full-endoscopic discectomy（outside-in）

山屋誠司

Introduction

● Outside-in法がTF-FEDの適応を広げる

腰椎椎間板ヘルニアに対して経椎間孔アプローチ全内視鏡椎間板摘出術（transforaminal full-endoscopic discectomy；TF-FED）を行う際は，inside-out法が手技としては容易である。

Inside-out法は先に中央の髄核部にカニューラを挿入し（図1a），髄核を摘出しながらカニューラを引き抜いてhand-downしながらヘルニアの基部から摘出する手法である（図1b）。しかし，高齢者や椎間板高狭小化を伴うような症例でinside-out法を行うと，safety triangleといわれるKambin's triangleが狭いためexiting nerve rootに干渉し，術中の痛みや，術後exiting nerve root injury（ENRI）をきたしてしまうおそれがある。

Outside-in法は，最初にsafety triangleならびに椎間板線維輪の直上にカニューラを設置して，線維輪表面に神経根がないことを確認してからヘルニアを外から摘出していく方法である。この手法で，上関節突起腹側をhigh speed barで掘削し（図1c），safety triangleを拡大してからカニューラを椎間板内に挿入してヘルニアを摘出する手法をforaminoplastic outside-in法とよぶ（図1d）。この手法を用いることで，より安全にTF-FEDを行うことが可能である。本術式は，Anthony Yeung，Dezawa，Sairyoら[1-3]らが報告してきた手術手技に基づいた内容である。

TF-FEDでのENRIの頻度は1.0〜8.9%[4]と報告されている。多くが一過性の症状で自然回復するが，生じてしまうと低侵襲で早期に社会復帰する目的が達成できなくなり，早期の治療成績や患者満足度に大きく影響する。この合併症を起こさない

手術の手順

Inside-out法，outside-in法

1. 椎間板穿刺・椎間板造影後CTの重要性
2. 術前検査でinside-out法かoutside-in法か計画する
3. Kambin's triangleとTwo-incision法

TF-FED（foraminoplastic outside-in法）

1. シリアルダイレーション
2. カニューラ挿入
3. High speed barで上関節突起腹側を掘削
4. Hand-down，カニューラをinsideに挿入，ヘルニア摘出
5. Ventral epiduroscopic observation technique
6. 神経根の除圧を確認
7. 後療法

ことが，FEDを安全に成功させるうえで最も重要なことである．特に導入初期には注意が必要である．

● TF-FED (foraminoplastic outside-in法) の適応
①腰部脊柱管狭窄症 (lateral recess stenosis) を伴う腰椎椎間板ヘルニア
②腰椎椎間孔狭窄を伴う症例
③Migrationが高度な腰椎椎間板ヘルニア
④Kambin's triangleが狭い症例 (椎間板高狭小例，上関節突起とexiting nerve rootとの距離が近い症例)
⑤Inside-out法で疼痛が強い症例

● 麻酔
①局所麻酔と鎮痛・鎮静薬の静脈投与の併用

局所麻酔：リドカイン [1%キシロカイン®（アスペンジャパン社）] 投与→皮下7〜9mL，椎間関節上2mL，線維輪直下1〜2mL (1mLのロック付きシリンジを使用する)．
鎮痛・鎮静薬：例：ヒドロキシジン塩酸塩 [アタラックス®（ファイザー）] とペンタゾシン [ソセゴン®（丸石製薬）] の併用または，デクスメデトミジン塩酸塩 [プレセデックス（丸石製薬，ファイザー）] 持続とペンタゾシンの併用．

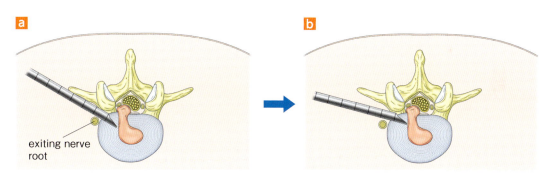

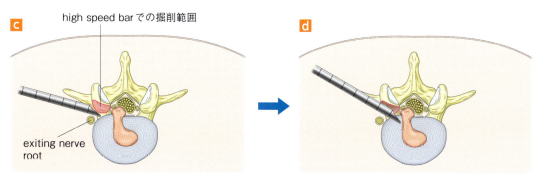

図1 Inside-out法とoutside-in法の違い
a，b：Inside-out法，c，d：Outside-in法

②硬膜外麻酔

③全身麻酔と筋電図モニタリングの併用

　上記3つの麻酔法があるが，ENRIを確実に回避するためにも局所麻酔下手術を最も推奨する。術前に局所麻酔での手術が困難と予想される症例には，筋電図モニタリング併用下での全身麻酔下手術も可能ではあるが，全身麻酔下手術こそ，ENRIを生じないための手術手技の担保が必要である。

●局所麻酔下TF-FEDが困難と予想できる症例

　椎間板穿刺時の過剰な痛みや，腹臥位体位を維持できない症例，認知症や意思の疎通・確認が難しい症例では，局所麻酔下手術が難しいこともある。その場合，TF-FEDで全身麻酔の準備（筋電図モニタリング併用）をするか，アプローチをinterlaminar法に変更するかなど検討する。

● 手術体位

　腹臥位，4点支持フレームを使用する。透視装置を回転させて正面像と側面像がスムーズに確認できる手術台の高さに設定する。

● 術前準備

　X線，単純CT，MRI，椎間板造影検査，椎間板造影後CT検査を事前に行い，手術計画を行う。特に本術式を行ううえで，事前に椎間板造影検査で椎間板穿刺を行うことは大変重要である。

匠のポイント伝授！

①TF-FEDが成功するか否かは，椎間板穿刺・椎間板造影検査で8割決まる。

②Inside-out法で行えるか，outside-in法で行うかは術前検査で，あらかじめ決める。

③局所麻酔は，線維輪直下に1mLロック付きシリンジを用いて投与する。

④Foraminoplastic outside-in法をマスターすることでTF-FEDの適応が広がる。

Inside-out法，outside-in法

手術手技

椎間板穿刺・椎間板造影後CT検査の重要性

腰椎椎間板ヘルニアに対して，LOVE法や内視鏡下椎間板摘出術（microendoscopic discectomy；MED）を行う医療機関では，MRIで十分ヘルニアを把握できるために椎間板造影検査を行う頻度は少ないが，局所麻酔下TF-FEDを行う場合，術前シミュレーションとなるためにきわめて重要な検査である．本検査では，18G，20cmの穿刺針の到達点を三次元的に把握するため，斜位法ではなく，必ず正面・側面法で行う（図2）．

椎間板造影後CT検査は，刺入点の術前計画のために，必ず腹臥位CTとする（図3）．椎間板造影後CTのみでは，椎体骨棘と造影された椎間板ヘルニアとの区別が難しい場合がある．椎間板表面に骨棘があると，穿刺針が当たり刺入角度が曲がる可能性があるため，椎間板造影後CTのみでなく，椎間板造影前に単純CTも撮影する（図3a）．目的椎間板に並行な横断像を撮影し，棘突起から穿刺針の刺入点までの距離を計測して計画する（図3b）．

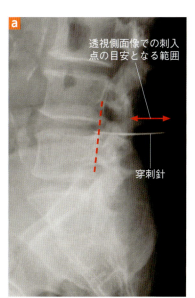 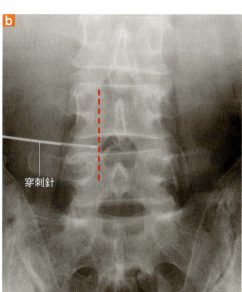

図2 椎間板穿刺・椎間板造影検査穿刺針先端のベストポジション
a：透視側面像
b：透視正面像

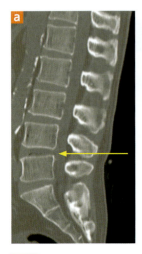
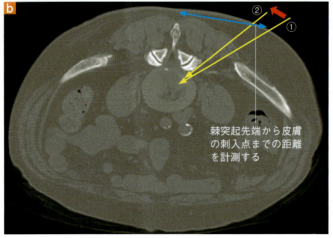

図3 Two-incision法
a：単純CT矢状断像。椎間板表面に骨化がないか，確認する。
b：腹臥位CT横断像。①1回目の刺入点，②2回目の刺入点。

TF-FED椎間板穿刺
①ペンシルなどで皮膚を押し付けた状態での穿刺針の皮膚刺入点は，透視側面像で棘突起先端から椎間関節までの間とする（椎間関節の真横を刺入点とすると，traversing nerve rootやexiting nerve rootに当たりやすくなり難易度が上がる）。
②Walking techniqueで針先を椎間関節に触れながら滑り込ませ，1回目で穿刺針先端のベストポジションの位置に刺入する（図2）。

椎間板穿刺・椎間板造影検査は，TF-FED術前シミュレーションになる
①局所麻酔下での患者の反応を確認する（腹臥位を維持できるか，痛みの程度，痛みの部位はどこか）。
②刺入点（棘突起からの距離）と刺入角度で，穿刺針先が目標の到達点（透視側面像で椎弓根基部，正面像で椎弓根内縁）に容易に達するか確認する。
③穿刺部位の皮膚の移動距離を，手術時のhand-down法の参考とする。
④椎間板造影後の腹臥位CTで棘突起正中からの距離と刺入角度を再計測し，手術計画を立てる。

参考：棘突起正中から刺入部までの距離（徳島大学TF-FEDの2017年，全例調査の結果から）
L2/3高位：約7cm前後，L3/4高位：約8cm前後，L4/5高位：約9cm前後，L5/S高位：約8cm前後（L1/2，2/3高位では，腎臓の位置に留意した刺入点を作成する）

　患者の体型や皮下組織の厚さによって，棘突起からの刺入距離は異なる。針先が透視装置の側面像で椎弓根基部，正面像で椎弓根正中から椎弓根内縁の範囲にあれば許容範囲であるが，ベストポジションは，側面像で椎弓根基部，正面像で椎弓根内縁の位置である。正面像で椎弓根内縁を越えてしまうと，traversing nerve rootに干渉する可能性が生じる。この場合は，皮膚への刺入点をより正中側に近付けて刺入し直す必要がある。

2 術前検査でinside-out法かoutside-in法か計画する

Choiら[4]はTF-FEDでのENRIに関する研究のなかで，術前MRI軸位断像で上関節突起と神経根の距離が3mm以下ではENRIの頻度が多く，6mm以上では少なかったと報告している．**図4a**のMRIは，上関節突起とexiting nerve rootとの距離が広くinside-out法に適している．**図4b**のMRIは，上関節突起とexiting nerve rootとの距離が狭くforaminoplastic outside-in法が適している．

また筆者ら[5]は，術前CT矢状断像での椎間板高狭小例と，MRI軸位断像で上関節突起と神経根の距離が近い症例の関連や頻度を報告し，inside-out法単独では，TF-FEDの適応が限られる可能性を報告してきた．ペンシル直径が6mm，カニューラ直径が8mm（**図5**）であることや過去の報告を参考に，筆者は**表1**のように術前CT（矢

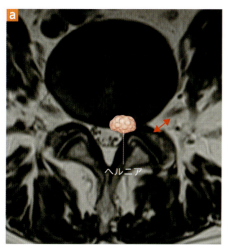 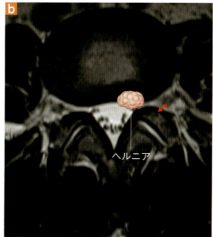

図4 上関節突起とexiting nerve rootとの距離
上関節突起とexiting nerve rootとの距離（矢印）を指標の1つにする．
a：Inside-out法の適応，b：Foraminoplastic outside-in法の適応

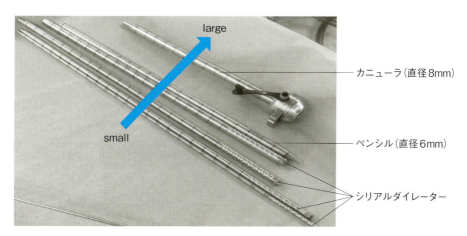

図5 ペンシルとカニューラの大きさ

状断像で椎間板高)とMRI(軸位断像で上関節突起と神経根の距離)からinside-out法とoutside-in法の適応を決めている。Kambin's triangleが狭くexiting nerve rootに干渉しやすい症例には事前にoutside-in法の準備をすることで，ENRIを経験することなく安全に行えている。

		MRI軸位断像上関節突起と神経根 (exiting nerve) との距離		
		3mm以下	3〜6mm	6mm以上
CT矢状断像椎間板高	3mm以下	outside-in	outside-in	outside-in
	3〜6mm	outside-in	outside-in or inside-out	inside-out
	6mm以上	outside-in	inside-out	inside-out

 MRI, CTの術前計画でinside-out法かoutside-in法か計画する
参考例としてペンシル直径6mm，カニューラ直径8mmの場合の筆者の術前計画を示す。

③ Kambin's triangleとtwo-incision法

Kambin's triangle

　経椎間孔アプローチでは，safety triangleといわれるKambin's triangleが狭い症例でinside-out法を行うと，exiting nerve rootに干渉し難しいためoutside-in法が推奨される。

　さらに，狭いKambin's triangleにカニューラを設置するためには，その刺入角度は重要である。筆者は12例を対象に，3D-fusion imagingを行い，刺入角度25°と45°でKambin's triangleの面積を計測した。45°のほうが面積は有意に大きく，神経根に干渉しにくい結果であった。実際の手術では45°で刺入することはないが，角度が水平に近付くほど，上関節突起とexiting nerve rootの距離は近くなり，カニューラが神経根に干渉しやすくなる(図6)。

Two-incision法

　最初のアプローチでダイレーターやカニューラ挿入時にexiting nerve rootに干渉し，カニューラ挿入に難渋する場合は，一度カニューラを抜去し，挿入点となる皮切位置を1cm正中側に作製し直して，再度カニューラを設置する(two-incision法，図3b)。挿入点が正中側に近付き角度がわずかに変わるだけで，exiting nerve rootに干渉しにくくなり，foraminoplastyが容易になる。カニューラの角度が立ったままではヘルニアに到達し難くなるが，foraminoplastic outside-in法でカニューラのワーキングスペースを作ったうえでhand-downを行うと，容易にヘルニアへの到達が可能となる。

144

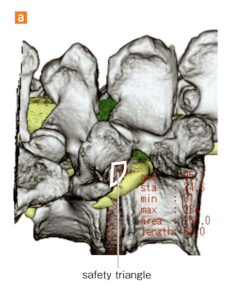 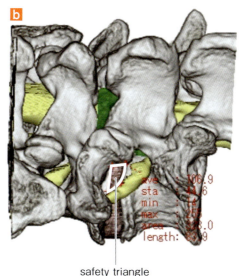

safety triangle　　　　　　　safety triangle

図6 Kambin's triangleへの挿入難易度は角度で異なる
L4/5高位では挿入角度が水平に近いほうが有意にsafety triangleの面積が小さくなり，exiting nerveと干渉する可能性が生じる。
a：挿入角度が25°の場合のsafety triangleの面積。
b：挿入角度が45°の場合のsafety triangleの面積。

TF-FED（foraminoplastic outside-in法）

手術手技

 シリアルダイレーション

　ガイドワイヤー刺入後，シリアルダイレーションを行う。Exiting nerve rootに愛護的にダイレーションを行い，徐々に大きいサイズを挿入する（図7a）。Kambin's triangleの小さい症例に，いきなり太いペンシルを挿入すると激痛を伴うので注意する。

 カニューラ挿入

　シリアルダイレーションをガイドとしてダックビルカニューラを挿入する。ダックビルカニューラ先端部は神経根から遠い尾側に向けて挿入し，ハンマーで打ち込み，下位腰椎の終板近くに先端部のみを刺入する（図7b）。
　愛護的にダックビルカニューラを回し，カニューラのopen sideを上関節側に向ける（図7c）。

③ High speed barで上関節突起腹側を掘削

　High speed barで上関節突起腹側を掘削していく。このとき，徐々にワーキングスペースを確保するとともに，hand-downを行いながら掘削を進める（図7d）。上関節突起腹側を掘削していくと，黄色靱帯や上関節突起部先端・基部の位置も確認できる（図8）。Half & halfの位置も確認でき，徐々にカニューラの位置が正中側に余裕をもって移動できるようになる。ドリルで黄色靱帯の尾側付着部を掘削すると，神経根背側の黄色靱帯は尾側から遊離する。黄色靱帯を尾側から摘出すると神経根が露出する。

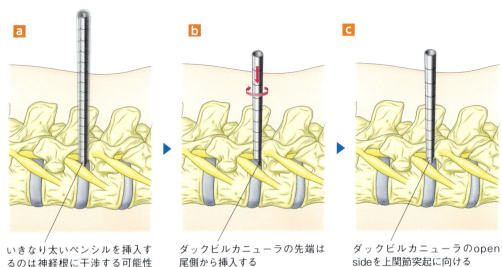

a　いきなり太いペンシルを挿入するのは神経根に干渉する可能性があるため，細いものから徐々に愛護的にシリアルダイレーションを行う

b　ダックビルカニューラの先端は尾側から挿入する

c　ダックビルカニューラのopen sideを上関節突起に向ける

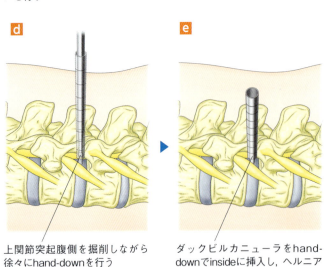

d　上関節突起腹側を掘削しながら徐々にhand-downを行う

e　ダックビルカニューラをhand-downでinsideに挿入し，ヘルニアを摘出する

図7 Foraminoplastic outside-in

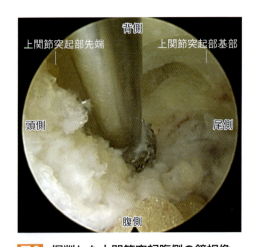

図8 掘削した上関節突起腹側の鏡視像

上関節突起腹側を掘削していくと，黄色靱帯や上関節突起部先端・基部の位置が確認できる。

Hand-down, カニューラをinsideに挿入, ヘルニア摘出

カニューラをhand-downして後縦靱帯（posterior longitudinal ligament；PLL）の腹側insideに挿入し，ヘルニアを摘出する（図7e）。

Ventral epiduroscopic observation technique

ダックビルカニューラ先端を反転させ，硬膜・神経根とPLLの境界部に挿入し，一部PLLを切離しながら脱出したヘルニアを十分探索し摘出する（ventral epiduroscopic observation technique）（図9）。

神経根の除圧を確認

最後にtraversing nerve root，exiting nerve rootもともに除圧されていることが確認できる（図10）。

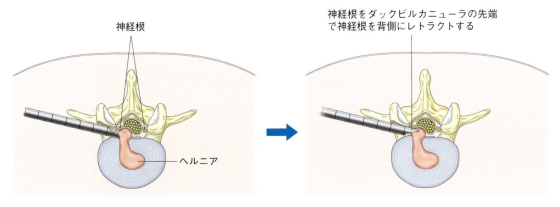

図9 Ventral epiduroscopic observation technique
ダックビルカニューラの先端で神経根を背側にレトラクトしながら必要に応じて後縦靱帯（PLL）を切離し，PLLを脱出したヘルニアも摘出する。

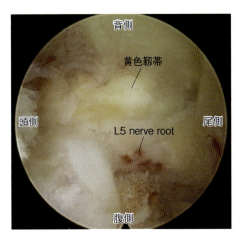

図10 神経根除圧後の鏡視像
最後に神経根が除圧できているかを確認する。

7 後療法

　局所麻酔下TF-FEDは，術後2時間でフリー歩行とする．ドレーンは，おおむね翌日抜去とする（椎弓根を一部掘削し出血がやや多めのときは2日以降に抜去とする）．

> **匠の奥義**
>
> 　棘突起からの刺入点によって，foraminoplastic outside-in法で掘削できる範囲は変わる．術者は，除圧範囲の目的によって刺入点を決める．
> ①上関節突起腹側は最小限の掘削範囲でヘルニアを直接摘出する場合（代表症例1）（図11，12）．
> ②狭窄症（lateral recess stenosis）を合併し，上・下関節突起の骨棘の直接除圧を行いたい場合（図13）．
> ③大きくmigrationしたヘルニアを摘出したい場合（代表症例2）（図13～15）．

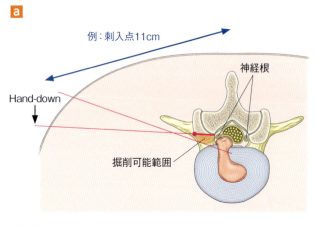 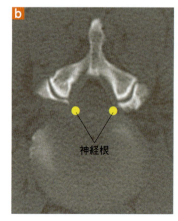

図11　遠い挿入点と除圧範囲の関係（foraminoplastic outside-in & hand-down）
a：皮膚の挿入点が棘突起から遠いと，椎間関節腹側の除圧は限られた範囲となる．Hand-downでほぼ水平になるとそれ以上の掘削はできなくなる．
b：最小限の掘削範囲で，ヘルニア摘出と神経根の除圧が確認できる．

腰椎椎間板ヘルニア：transforaminal full-endoscopic discectomy (inside-out)

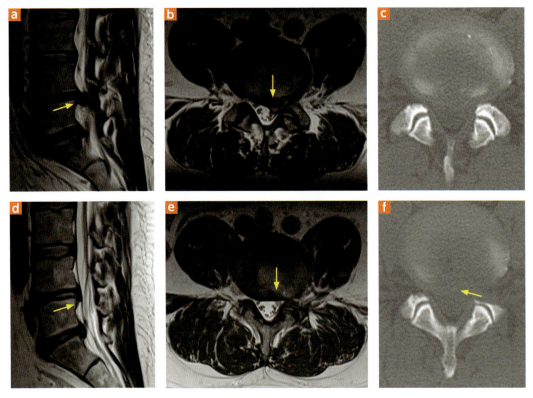

図12 代表症例1：左L4/5 TF-FED (foraminoplastic outside-in)
左L4/5高位でヘルニアが一部PLLを穿破していること，上関節突起とexiting nerve rootの距離が比較的近いことから（a，b矢印），foraminoplastic outside-in法でTF-FEDを行った。予定範囲が掘削できヘルニアの摘出が確認できる（d〜f矢印）。
a，b：術前MRI矢状断・横断像，c：術前CT横断像，d，e：術後MRI矢状断・横断像，f：術後CT横断像

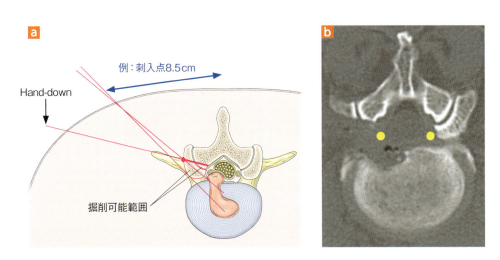

図13 近い挿入点と除圧範囲の関係 (foraminoplastic outside-in & hand-down)
a：皮膚の挿入点が棘突起に近いと，広い範囲で椎間関節腹側の除圧が可能となる。
b：上・下関節突起の骨棘に対しても，外側陥凹部の除圧が可能である。

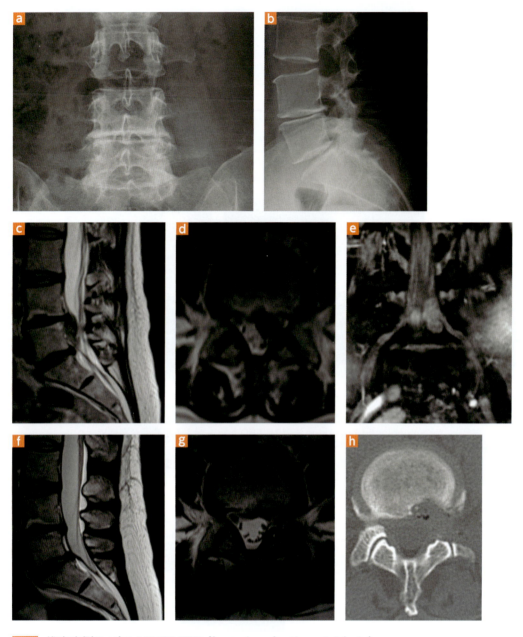

図14 代表症例2：左L4/5 TF-FED (foraminoplastic outside-in)

L4/5高位で椎間高の高度な狭小化を伴い，下方へ大きくmigrationしたヘルニアの症例である。
Foraminoplastic outside-in法でTF-FEDを行った。
a，b：単純X線正・側面像。椎間板高狭小化が著明でKambin's triangleの狭小化も想定できる。
c〜e：術前MRI矢状断・横断・冠状断像
f，g：術後MRI矢状断・横断像。予定範囲が掘削でき，大きく下方にmigrationしたヘルニアの
　　　摘出が確認できる。
h：術後CT横断像

腰椎椎間板ヘルニア：transforaminal full-endoscopic discectomy (inside-out)

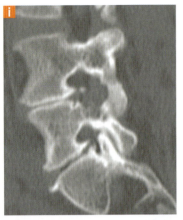
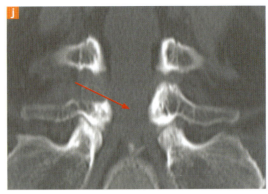
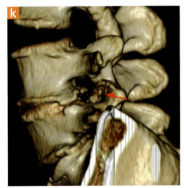
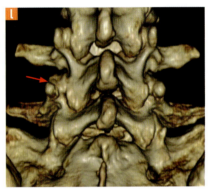

図14 つづき
上関節突起先端が除圧されているが，椎間関節は下1/2で温存されている（矢印）。
i, j：術後CT矢状断・冠状断像
k, l：術後3D-CT

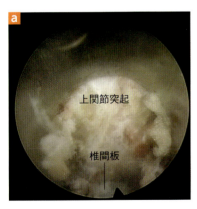
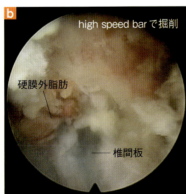
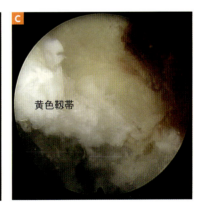

図15 代表症例2の術中鏡視像
a：Outside-inでカニューラを設置すると，カニューラのopen sideに上関節突起を触れる。
b：High speed barで上関節突起腹側の掘削を進めると，椎間板高位も確認しやすくなる。
c：さらに掘削してforaminoplastyを行うと，黄色靱帯が浮上してくる。

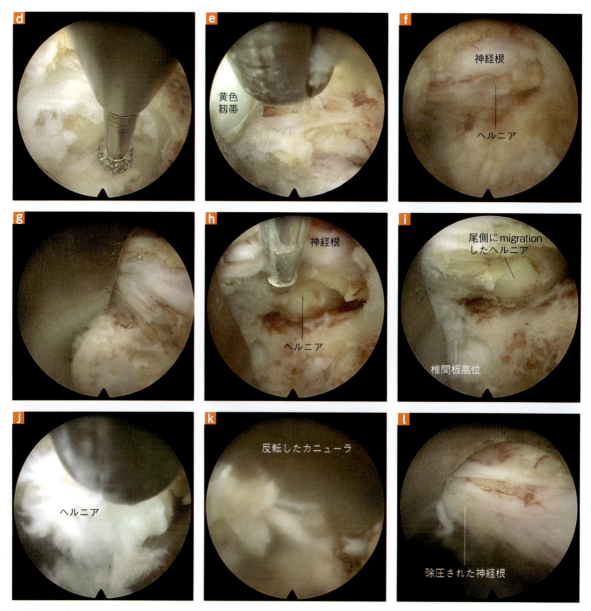

図15 つづき

d：黄色靱帯の尾側付着部まで掘削を進めると，黄色靱帯が浮上してくる。
e：尾側から神経根背側の黄色靱帯を摘出すると神経根が露出してくる。
f：神経根腹側に尾側にmigrationしたヘルニアが確認できる。
g：カニューラを回転させて神経根を正中にレトラクトすると，硬膜外静脈の処理がしやすくなる。
h：レトラクトすると神経根腹側にある尾側に大きくmigrationしたヘルニアが確認できる。
i：カニューラをhand-downするとヘルニアが視認しやすくなる。
j：ヘルニアを摘出する。
k：カニューラを反転させてカニューラ先端を神経根とPLLまたは椎体の間に挿入し，ヘルニアの探索を行う（ventral epiduroscopic observation technique）。
l：左L5神経根の十分な除圧が確認できる。

文献

1) Henmi T, Terai T, K Sairyo, et al. Percutaneous endoscopic lumbar discectomy utilizing ventral epidural observation technique and foraminoplasty for transligamentous extruded nucleus pulposus: technical note. J Neurosurg Spine 2015 ; 13 : 1-6.

2) Sairyo K, Chikawa T, Nagamachi A. State-of-the-art transforaminal percutaneous endoscopic lumbar surgery under local anesthesia: Discectomy, foraminoplasty, and ventral facetectomy. J Orthop Sci 2018 ; 23 : 229-36.

3) Yoshinari H, Tezuka F, Sairyo K, et al. Transforaminal full-endoscopic lumbar discectomy under local anesthesia in awake and aware conditions: the inside-out and outside-in techniques. Curr Rev Musculoskelet Med 2019 Jun 24. doi: 10.1007/s12178-019-09565-3. [Epub ahead of print]

4) Choi I, Ahn JO, So WS, et al. Exiting root injury in transforaminal endoscopic discectomy: preoperative image consideration for safety. Eur Spine J 2013 ; 22 : 2481-7.

5) 山屋誠司, 野村和教, 吉田宗人, ほか. 従来MEDで治療してきた患者は, transforaminal PEDで治療が可能か？ －safety triangle zoneと刺入部椎間板高に注目した検討－. J Spine Res 2017 ; 8 : 1375-80.

Part 2 匠が伝える全内視鏡手技の奥義

腰椎椎間板ヘルニア： inter-laminar full-endoscopic discectomy

土屋邦喜

Introduction

Full endoscopic discectomy（FED）は日本で一般的に使用されてきた経皮的内視鏡（percutaneous endoscopic discectomy；PED）の新しい呼称である。諸外国の文献では従来より full endoscopic の名称が使われており，本項では用語をFEDで統一する。椎弓間アプローチ（interlaminar；IL）法はさまざまな解剖学的形態をもつ個体および遊離，骨化等各種ヘルニアに対し幅広く対応できる手技であり，基本的にヘルニアに関してIL法の禁忌はないといえる。

手術の手順

❶ アプローチ, オリエンテーション
❷ ヘルニア摘出のポイント
❸ 出血コントロール
❹ エンドポイント
❺ より安全，効率的な操作のために
❻ 特殊な病態，解剖学的バリエーションへの対応

匠のポイント伝授！

①IL法によるヘルニア摘出では神経根の安全なretract操作がポイントである。過度な神経根牽引は絶対に避けるべきであり，必要な場合は骨切除を加える。

②各種カニューラには異なった特徴があり，状況によるカニューラの使い分けは安全な手術のためのポイントである。カニューラによる神経障害に十分注意する。

③良好な出血コントロールがFEDにおける手術成功のためのポイントであり血管の形態を理解した止血操作が重要である。バイポーラによる熱損傷には十分留意する。

● IL と TF の使い分け

　FEDによるヘルニアの手術は進入経路によりほぼ正中椎弓間より進入するIL法，横突起の間から進入する後側方（posterolateral；PL）法，側方椎間孔から進入する経椎間孔（transforaminal；TF）法に分けられ，脊柱管内ヘルニアに対してはこのうちIL法とTF法が用いられる。腸骨稜によりTFの進入経路が障害されやすいL5/S1では基本的にはIL法の適応を考慮し，IL法における良好な成績が報告されている[1]。解剖学的条件が整えばTF法も可能であるが，手術難易度は高い[2]。一方L4/5でもTF法での穿刺が困難な場合もあり，術前画像に十分注意する（図1）。

　L4/5より近位の脊柱管内ヘルニアに対しては通常IL法，TF法がいずれも適応可能であり，ヘルニアの局在，解剖学的構造や術者の習熟度に応じて適応を決定する。椎間板腔狭小化が高度でカニューラの椎間板腔への挿入が困難な場合はIL法の適応を考慮する。また，遊離ヘルニアに対してはIL法が第一選択となる。IL法の注意点として，腰椎では高位になるほど関節突起間部の幅が狭く，神経根外縁に到達するための骨切除範囲に余裕がないことから，IL法での手術はより困難となる。このため上位腰椎ヘルニア，特に正中ヘルニアに対してはヘルニア摘出のため神経根を除けるリスクを伴わないTF法の適応も含め考慮すべきである。IL法は従来の後方手術と類似した進入経路となるため後方手術に習熟した術者にとってはイメージしやすいが，カニューラによる神経障害には注意が必要である。

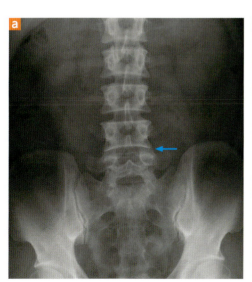 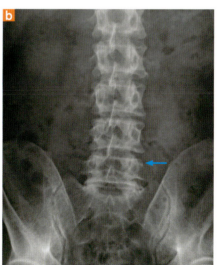

図1 腰仙部の形態
a：ほとんどの場合L4/5（矢印）では通常のTF穿刺操作が可能である。
b：Deep seated L5ではL4/5（矢印）でも穿刺困難な場合がある。

● 器具の使い分け

　IL法では黄色靱帯の部分切除，脊柱管への進入から神経根展開までの軟部組織操作は従来の手術と同様である．カニューラはduckbill typeは視野が広いメリットはあるが展開操作時の軟部組織の進入はやや多いため，展開や椎弓後面までのアクセス時にはflat typeあるいはoblique typeを用いる．神経根周囲展開後に神経根をretractする場合はduckbill typeが神経根をはさみ込む可能性が低いことと，周辺の可視範囲が広いことからこの時点で術中交換をするのが現実的である（図2）．Oblique typeはカニューラ辺縁が骨の段差に引っかかることが少ないためカニューラの深さのコントロールが行いやすいこと，小さな黄色靱帯開窓部から開窓部を拡大して進入しやすいことが特徴である．Oblique typeでもヘルニア摘出は可能であるが，カニューラローテーション時に辺縁による神経根の圧迫が起こりやすいことには十分注意をする必要がある．一方duckbill typeでは神経根排除操作自体は行いやすいが，カニューラ辺縁が骨切除部位と干渉して先端が浮くことに注意が必要である．

　IL法ではスコープが長いと把持が困難であり，スコープ長は160mm以内が使いやすい．FEDのスコープは繊細で過度な曲げ応力が加わるとレンズシステムは容易に破損するため，特にカニューラをある程度移動させる必要があるIL法では，スコープの把持および移動に細心の注意が必要である．

　ヘルニア摘出には通常バスケットパンチあるいはロンジュールを用いるが，骨化を伴うヘルニアなどは繊細なFEDの鉗子ではきわめて摘出が困難なため，必要に応じドリルなどで対応する．

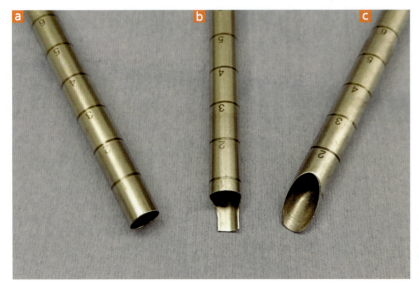

図2 カニューラの種類
a：Flat type
b：Duckbill type
c：Oblique type

手術手技

アプローチ，オリエンテーション

　通常，透視下にカニューラを設置して操作を開始する。変性高度で椎弓間が消失している場合やすべりなどがある場合，カニューラは容易に隣接の椎間に進入するためレベル確認には十分注意が必要である。この時点である程度カニューラを上下左右に振って椎弓間から逸脱しないことを確認しておくと，レベル間違いを防ぐのに有効である。

　上位腰椎では椎弓間と椎間板レベルの差に注意する。上位になるほど椎弓間と実際の椎間板の位置は離れるため，術前X線像でどこまでのアプローチが必要か，骨切除の必要性，必要な骨切除量はどの程度かを事前に十分把握しておく（図3）。

　骨切除の必要性はある程度術前に把握しておくことが望ましい。骨切除に関しては，①まったく行わない（黄色靱帯の開窓のみ），②カニューラ挿入スペース，視野を確保するための骨切除（黄色靱帯は開窓）併用，③脊柱管狭窄に準じての操作（黄色靱帯は摘出）に分けて考える。骨切除の必要性が術中に判明する場合もあるため，ドリルあるいは少なくとも骨切除のできるケリソン鉗子の準備は必要である。変性などで必要性がわかりにくい場合は，尾側椎上関節突起内縁を同定するとその後のオリエンテーションが容易となる。黄色靱帯の開窓にはバスケットパンチが汎用される。開き側を内側（正中側）に向けるほうが，靱帯切除自体は行いやすいが不慮の硬膜損傷の危険がある。ある程度靱帯が薄くなったら，開き側を外側に向けるのが安全である。開窓部を広げるにはケリソン鉗子も有用である。必要最小限の開窓ができたらできるだ

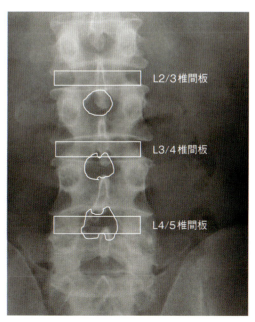

図3　レベルと椎間板
上位になるほど椎弓間と椎間板の高さは解離する。

け早くカニューラを奥に落とし込むことで周辺軟部組織の侵入もなくなり、神経組織はより近い視点で同定しやすくなる（図4）。

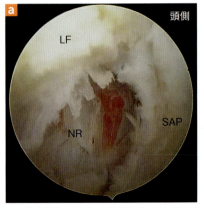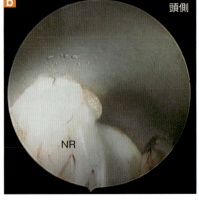

図4 カニューラ落とし込み
a：黄色靱帯開窓後，カニューラ先端は黄色靱帯の外側にある。
b：カニューラを落とし込むことで神経根外縁が確認しやすい。

LF：黄色靱帯，SAP：上関節突起，NR：神経根

2 ヘルニア摘出のポイント

　IL法は椎間板腔が狭い場合や狭窄症を伴う場合など，多くの病態に対応できる手技であるが，IL法のデメリットの1つは神経根のretractに伴うリスクである。神経根retractの際は神経根の緊張に常に注意を払い，愛護的操作を心がける。カニューラローテートによる神経根排除は，神経根にかかる力が直接的にはわからないため十分注意する。カニューラを頭尾側の方向に回して少しずつ剥離する（図5）。

　Oblique typeで神経根を排除する際は，神経をはさみ込まないように繊細な操作が必要である（後述）。筆者はこの段階では通常duckbill typeを使用しているが，duckbill typeの使用に際してはカニューラ辺縁と椎弓切除縁との干渉などで先端が浮くことに注意が必要である。カニューラを完全に反転させた場合，神経根はカニューラの径の分内側にretractされることになる。また神経根をカニューラの背側で完全に

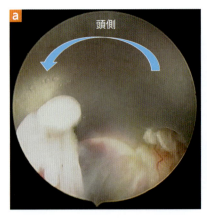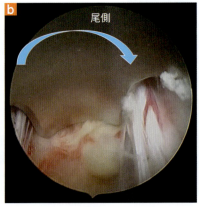

図5 神経剥離操作
a：頭側へのローテート（矢印）。
b：尾側へのローテート（矢印）。

排除した場合，神経はいったん見えなくなるため，このステップが長いと神経障害の原因となる．椎間板操作中は適宜カニューラの回転を調節し，神経根の緊張を緩めると同時に神経を確認しながら手術を進めることが望ましい．

カニューラは術者の左手（右利き術者の場合）であり，retractorとしての役割を兼ねるため，危険の少ない操作のためにはカニューラをスムースに動かせることが重要である．

3 出血コントロール

出血のコントロールは本手術においてきわめて重要である．硬膜外の出血は視野を障害し，安全な操作は不可能となる．出血しやすいポイントは，脊柱管外操作時においては椎間関節付近の血管や椎弓周辺に増生した血管が出血源となる．いったんカニューラが出血部位より深部に入ってしまうと手前の出血部は見えず，出血は潅流液の濁りとして認識される．必要に応じカニューラを引いて出血部位を確認する．脊柱管内においては，神経根と並走する血管および椎弓根内縁，椎体後面に存在する静脈（内椎骨静脈叢）を確認する．椎間板表面では面状に拡張した血管がしばしば存在する．直接切り込むと出血するため，ヘルニア切除前にできるだけバイポーラで止血しておく．これらの血管はヘルニアで圧迫されている場合は白い線維組織のように見えることがある．ヘルニアが除圧されると血液が流入し，急激な出血をみることがあるため，これを見つけた場合はできるかぎり事前に焼灼しておく（図6）．

出血のコントロールがつきにくい場合は，カニューラを少し出血点側に動かすことで出血のコントロールができる場合がある．また，出血により視野が障害された場合は想定される出血部にスコープを近付けることで，出血部位の確認が容易となる．潅流にポンプを使い，出血が目立つ場合は潅流圧を上げる方法もあるが，硬膜外圧の上昇や痙攣誘発の報告もあり，基本は緻密な止血で対応するべきと考える．通常の潅流圧は60mmHgが基本で，実際の手術においては操作部位（カニューラ先端すなわち脊柱管周辺）から80〜90cm程度の落差となる．

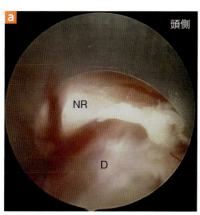
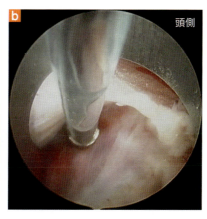

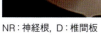
NR：神経根，D：椎間板

図6 椎間板表面血管
a：椎間板表面にはしばしば面状の血管が増生し出血しやすい．
b：バイポーラで止血して摘出を開始する．

4 エンドポイント

　神経根の膨らみの回復，周辺血管の血流回復，神経根の可動性回復が手術のエンドポイントとなる。

　比較的小さな鉗子でヘルニアを摘出するFEDでは，摘出された椎間板の量はわかりにくい。ヘルニアが完全切除されたことの確認のためには，神経根の可動性および形態がポイントとなる。特に若年者では髄核が一塊として取れない場合も多く，少しずつカニューラの位置を変えながら摘出する。多少の線維輪などの残存は問題にならない。頭側，あるいは尾側の椎体後面まで確認できればヘルニアが十分処理されたかを判断できる。FEDではスコープを神経組織から数mm程度まで近付けることができるため，神経根前方にスペースができたことの確認は容易である（図7）。

　神経根の形態，可動性に疑問を感じた場合はヘルニア残存を疑い，神経根周辺を十分チェックする。再発防止目的でのヘルニア摘出操作後の椎間板内加圧洗浄の有用性は，すでに報告されている。FED用の鉗子のほとんどは内部にポートを有しており，椎間板内に鉗子を挿入して鉗子のポートを利用して加圧洗浄が可能である（図8）。黄

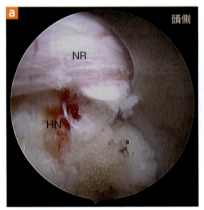 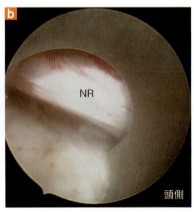

図7　エンドポイントの確認
a：ヘルニアがあり神経根前方に間隙なし。
b：ヘルニア摘出後神経根前方にスペースができている。

NR：神経根，HN：ヘルニア

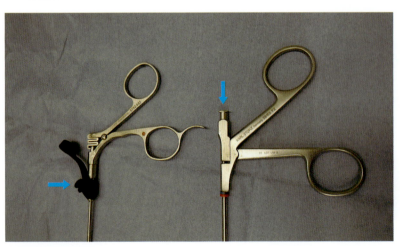

図8　鉗子ポート
FEDで使用される鉗子のほとんどにはポートが設置されており（矢印），加圧洗浄が可能である。

色靱帯を温存して脊柱管内に進入できるFEDは，適切に操作されれば硬膜外腔における瘢痕形成は少ないが，雑な操作を行えば瘢痕形成も誘発されるため，くれぐれも丁寧な操作が必須である。

より安全，効率的な操作のために

　手の疲れを少なくすることは安全な手術のため重要で，可能な場合はカニューラ先端を椎弓表面や椎体後面など安全な部分に当てるとカニューラは安定し，手の疲れを軽減できる。スリップによる誤進入，神経損傷には十分な注意が必要である。各種組織の緊張を感じるためにはカニューラができるだけフリーに動く環境が必要で，カニューラの円滑な操作ができるワーキングスペースを確保する。繊細，スムースな操作は瘢痕形成の防止にも有用である。Oblique typeスリーブによる神経組織のはさみ込みには特に注意すべきである（図9）。

　FEDの構造的特徴として，操作器械の軸の角度はスコープと同軸であること，曲がりの器械は基本的に使用できないことに注意が必要である。つまり，操作器具の先端が鏡視している組織に対して垂直に向きやすいことが最大の留意点である。この点が操作機器の向きが神経組織に直接向かわないTF法とは大きく異なるため，このリスクを認識する必要がある。

　深部感覚が必要なことは他の内視鏡デバイスと同様である。神経根周辺の癒着には留意が必要である。カニューラの抵抗に十分注意を払い，軟部組織や骨組織による抵抗を感じられるようにする。カニューラ先端のみではなく周辺にも注意を向ける必要がある。

　腋窩ヘルニアでは外側に向かう摘出操作で神経根損傷の可能性があるため神経根の位置に注意が必要で，術前画像は詳細に解析する。予想より簡単に外縁が同定できたと感じられる場合は，分岐部高位や腋窩ヘルニアを疑う。

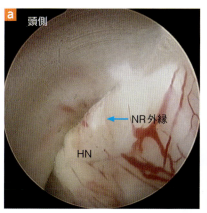
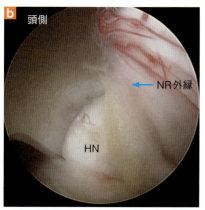

図9 カニューラでのはさみ込み

a：ヘルニアがある状態ではOblique typeは神経根をはさみ込む可能性がある。
b：Duckbill typeでは神経根外縁との位置関係が把握しやすい。

NR：神経根，HN：ヘルニア

6 特殊な病態，解剖学的バリエーションへの対応

遊離，骨化，癒着，高度変性，conjoint nerve rootなどに注意が必要である。

基本的に遊離ヘルニアに対しては手技に自信がなければIL法が勧められる。IL法のバリエーションとして，高度に頭側遊離したヘルニアに対しては経椎弓的アプローチ（percutaneous endoscopic translaminar approach；PETA）も選択肢となる[3]。これは，椎弓上に骨孔を作製してヘルニアを摘出することで骨切除を少なくすることができる内視鏡の特徴を生かした方法であるが，骨孔の位置により視野が大きく異なり十分な術前計画が必要である。

骨化を有するヘルニア（hard hernia）は神経根との癒着を有していることが多く，神経根のretract操作に特に注意が必要である。組織が硬く鉗子での摘出が困難な場合は，小径のエアドリルで切除を行う。

硬膜周辺の線維性組織（dorsomedial band，ATA ligament）[4]や神経根分岐異常（conjoined nerve root）など，神経周辺には多くの破格が存在する[5]。分岐部高位は硬膜管外縁を誤認する可能性があり，解剖が十分確認できるまでは思い込みで判断しないことが重要である（図10）。

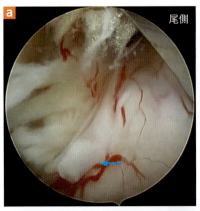
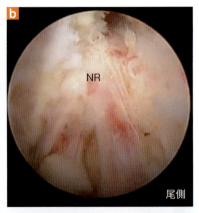
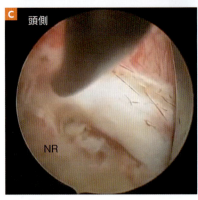
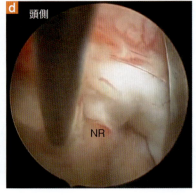

図10　神経組織のvariation
a：硬膜表面の索状線維組織（矢印）。
b：Conjoined nerve root。いったん分岐した神経がさらに分岐している。術中の神経根損傷に特に注意が必要である。
c：分岐部高位が高度の場合，腋窩部を外縁と誤認する可能性がある。
d：実際の神経根外縁。

NR：神経根

発達性狭窄を含む脊柱管狭窄を伴っている場合や，ヘルニアによる圧迫病変が高度の場合は硬膜や神経根周辺に線維性被膜が形成され，表面がわかりにくい場合がある。わかりやすい部位から丁寧に剥離を進め，狭い部分での操作は危険であることを認識して確実な視野で操作を行う。

まとめ

FEDのラーニングカーブはやや厳しく，器具も破損しやすいため確実かつ繊細な操作が必要であるが，各アプローチの特徴を生かせればFEDは椎間板ヘルニア摘出のデバイスとしては現時点では最も小侵襲な方法であり，今後の適応拡大が期待される。

文献

1) Choi G, Lee SH, Raiturker PP, et al. Percutaneous endoscopic interlaminar discectomy for intracanalicular disc herniations at L5-S1 using a rigid working channel endoscope. Neurosurgery 2006；58(1 Suppl)：ONS59-68.

2) Nie H, Zeng J, Song Y, et al. Percutaneous Endoscopic Lumbar Discectomy for L5-S1 Disc Herniation Via an Interlaminar Approach Versus a Transforaminal Approach: A Prospective Randomized Controlled Study With 2-Year Follow Up. Spine(Phila Pa 1976) 2016；41：B30-B37.

3) Dezawa A, Mikami H, Sairyo K. Percutaneous endoscopic translaminar approach for herniated nucleus pulposus in the hidden zone of the lumbar spine. Asian J Endosc Surg 2012；5：200-3.

4) Solaroglu I, Okutan O, Beskonakli E. The ATA and its surgical importance: a newly described ligament lying between the dural sac and the ligamentum flavum at the L5 level. Spine(Phila Pa 1976) 2011；36：1268-72.

5) Neidre A, Macnab I. Anomalies of the lumbosacral nerve roots: Review of 16 cases and classification. Spine(Phila Pa 1976) 1983；8：294-9.

Part 2 匠が伝える全内視鏡手技の奥義

腰椎外側椎間板ヘルニア：extraforaminal full-endoscopic discectomy

坂根正孝

Introduction

腰椎外側椎間板ヘルニアは，脊柱管内ではなく脊柱管外に椎間板が突出したもので，椎間孔内，椎間孔外で神経根を圧迫する。第4腰椎／第5腰椎間ではL4神経根が，第5腰椎／第1仙椎間ではL5神経根が障害され，後根神経節が圧迫されれば強い疼痛を生じる。

手術の手順

① ガイド針刺入点の位置，外筒管刺入まで

② 外筒管の選択，ヘルニア摘出

③ ヘルニア摘出後

● 術前計画が手術の成功を決める

最小侵襲手術のためには，ヘルニア部位の診断とアプローチの可否を術前画像で確認することが必要となる。術前手術シミュレーションが手術の成功の過半を占めている，といっても過言ではない。

単純写真（機能写）でMRIの冠状断（**図1**）で神経根の横走化（**図2**）を確認，また矢状断（**図3**）では椎間孔の形状や障害神経の走行を確認する。CTで骨性椎間孔の形状，骨棘の有無を確認することも有用である。

● 術前説明

後根神経節が障害されている場合，術後（直後であったり数日後から）一時的に疼痛が増加することがある。またヘルニアや骨棘を取り除いて神経の圧迫がとれたとしても痛みやしびれの回復には数週間，数カ月かかることもあることを説明しておく。

● 麻酔

通常，硬膜外麻酔＋局所麻酔で行っている。硬膜外麻酔は，障害レベルから2椎間頭側で硬膜外にone shotで，2％リドカイン［キシロカイン®（アスペンジャパン社）］4cc＋0.25％レボブピバカイン［ポプスカイン®（丸石製薬）］4ccを入れている。くも膜下腔に入ってないことを確認して，手術台［Wilson式手術台，MIZUHO-ODI（ミズホオーソペディック システムズ社）］に腹臥位としている。刺入点が決まれば，皮膚から筋膜下層までは1％エピネフリン添加リドカインを，椎間孔入口，線維輪に刺入する直前に1％リドカイン（キシロカイン®）＋造影剤を等量混合したものを6〜8cc注入する。

164

腰椎外側椎間板ヘルニア：extraforaminal full-endoscopic discectomy

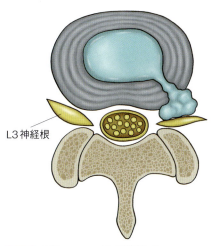

図1 術前MRI－冠状断像①

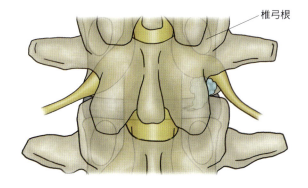

図2 術前MRI－冠状断像②
走行を確認する。

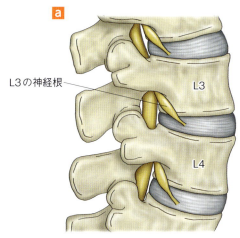
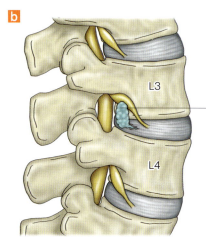

図3 術前MRI－椎間孔レベルの矢状断像
a：右，b：左

匠のポイント伝授！

①多椎間の椎間板ヘルニアがある場合，上位椎間の脊椎管内の症状かどうかの鑑別が必要である。診断的治療の一つとして，神経根造影ブロックが有用である。

②術前のCTで，骨切除が必要か，アプローチしやすい正中からの距離を確認する。

③硬膜外麻酔は通常，側臥位でTuohy針を使って行うが，手術台に腹臥位の状態で行うことも可能である。

手術手技

1 ガイド針刺入点の位置，外筒管刺入まで

L4/5より頭側

　外側ヘルニアは椎間レベルに平行か，やや頭側にmigrateしていることが多い。刺入点は，MRIにより計測，補正して正中より7〜10cm症状側に置く。ガイド針［22G, 180mm経皮経肝胆管ドレナージ（percutaneous transhepatic cholangial drainage；PTCD）針］，刺入角度は40〜45°で椎間板造影の要領で，椎間板内に刺入して，インジゴカルミンを造影剤とリドカイン（キシロカイン®）の同量混合液で5倍に希釈した液を1cc程度注入し椎間板組織を青染する。次にガイド針を背側突出したヘルニアに刺入し，ガイドワイヤー，ダイレーターを挿入した後に，スクエア管（図4）をヘルニア直上に設置する。この過程で障害神経痛を惹起しないように患者からのフィードバックを得ながら行う。

L5/S1レベル

　8mm径の外筒管を挿入してヘルニアに到達できるかどうか，MRIや3D-CTで推測する必要がある。上位椎間レベルと同様なアプローチが可能か，あるいはS1上関節突起，L5横突起で囲まれたスペースをドリルで開窓する必要があるかを事前に確認する（図5）。骨切除が必要と判断され，椎間孔内の傷害神経根の同定を必要とするときは，スクエア管を使用してL5横突起基部の尾側を露出するようにS1上関節突起の外側肥厚部分を掘削する。必要であれば腸骨稜，場合によってはS1横突起を削って開窓する。L5横突起基部の椎間孔出口に斜め管を入れて天井を掘削すると索状の軟組織（Transverse lig.）があり，それを切除するとL5神経根同定可能となる。神経根が同定できれば，末梢方向に剥離，可動化することにより，圧迫要素であるヘルニア，骨棘を確認，切除可能となる。

2 外筒管の選択，ヘルニア摘出

　90°にカットされた外筒（スクエア）管と45°斜めの外筒（斜）管を使い分けている（図6）。
　スクエア管は機器を使うスペースは狭いが，周囲からの軟部組織進入がないため，骨表面の露出やドリルでの骨切除時に使用する。神経根が同定できたら斜め管に代える。挿入時は神経根を避けるようにベベルの先端を尾側に置くと神経根が視野内にあり，45°の斜め管は，接点を回転させることにより，神経根を避けてヘルニアを露出，摘出するときに便利である（図7）。

腰椎外側椎間板ヘルニア：extraforaminal full-endoscopic discectomy

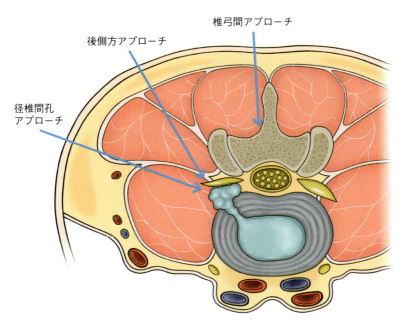

図4 椎体外側ヘルニアに対するFEDのアプローチ：posterolateral

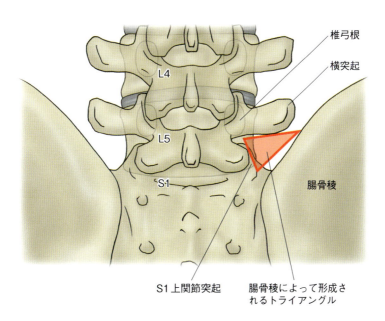

図5 術前CT－骨切除の必要性（L5/S1の場合）

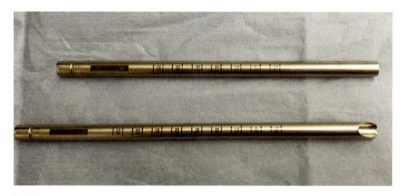

図6 外筒（スクエア）管（上）と外筒（斜）管（下）

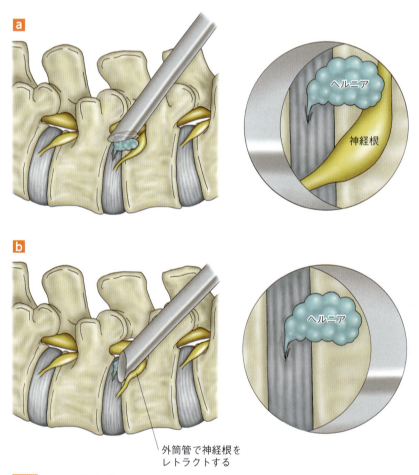

外筒管で神経根を
レトラクトする

図7 45°の斜め管
a：ベベルの先端を尾側に置いたとき
b：周囲の斜めの外筒管を回したところ

ヘルニア摘出後

神経根の除圧が確認できたら，バイポーラ［サージマックス（ellman-Japan）］で周囲軟部組織から出血を凝固焼灼する．10Frの閉鎖式ドレーン［J-Vac®（ジョンソン・エンド・ジョンソン）］を挿入し，閉創する．ドレーンは通常翌日抜去としているが，骨切除が多い場合，術後出血が30mL/12時間以上の場合は，翌々日抜去としている．

術後3時間より，簡易コルセットで歩行可としている．

> **匠の奥義**
>
> **術後，後根神経節の刺激症状が出現することがあり，注意が必要である．**
>
> 　障害神経根同定は慎重かつ細心の注意を払って，神経根周囲の剥離は大胆かつ確実に行う．
>
> 　外筒を抜く際に，アプローチ経路周囲からの出血を確認した場合は，止血を行ってからドレーンを留置している．
>
> 　術後，後根神経節の刺激痛があれば，早期よりステロイド，プレガバリンの投与を行う．

Part 2　匠が伝える全内視鏡手技の奥義

腰椎L5/s椎間板ヘルニア：transforaminal full-endoscopic discectomy (outside-in)

手束文威

Introduction

　L5/sレベルの腰椎椎間板ヘルニア症例に対する経椎間孔アプローチを用いた全内視鏡下腰椎椎間板ヘルニア摘出術（transforaminal endoscopic lumbar discectomy；TELD）は，腸骨稜との干渉などの解剖学的問題から，L4/5レベルより頭側の症例よりも困難な場合が多い。一般的には，全身麻酔下のMED（micro-endoscopic discectomy）法や経椎弓間アプローチを用いた全内視鏡手術（interlaminar endoscopic lumbar discectomy；IELD）などの方法を用いることが多いが，症例により局所麻酔下のTELDで対応が可能である。

手術の手順
1. 穿刺，麻酔，椎間板造影
2. 皮膚切開，ダイレーティング，内視鏡設置
3. 椎間孔拡大 (foraminoplasty)
4. Outside設置でのヘルニア摘出
5. Inside設置でのヘルニア摘出
6. 硬膜外鏡視，神経根の除圧の確認
7. 止血，ドレーン挿入，閉創

● 腸骨稜 (iliac crest) の影響

　図1に示すように，腰椎単純X線側面像で第5腰椎椎弓根中央を通るラインよりも腸骨稜の頂上が頭側にある場合，L5/sレベルのTELDを行う際にforaminoplasty（椎間孔拡大）などの手技を加える1つの指標と考えている[1]。

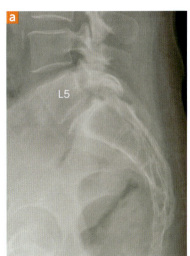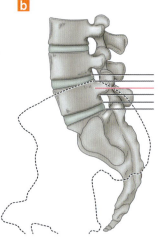

図1　腸骨稜の高さの評価
a：腰椎単純X線側面像
b：模式図
　腸骨稜の頂点はL5椎弓根上縁より頭側にある。

またTELDを想定したCT画像を用いた解剖学的検討では，L5/sレベルのアプローチの困難さに，男女差（男性より女性がアプローチしやすい）や年齢による左右差（高齢になるほど，左右差の影響が出やすい）があることも考慮する必要がある[2]。単純X線側面像で腸骨稜高位の症例については，椎間板造影後CT検査（CT discography；CTD）などの三次元的な画像評価を行うことで，腸骨稜や椎間関節などの骨構造とヘルニアとの位置関連を知ることができ，L5/sレベルの手術の可否，どの程度foraminoplastyを要するかなどを評価することができる（図2）。

● 手術適応

腰椎椎間板ヘルニア（正中型，外側型）に適応があるが，局所麻酔薬アレルギーの患者，腹臥位での覚醒下手術が不可能な患者（閉所恐怖症，パニック障害など）は適応外である。陳旧性の終板輪骨折を合併した症例や，高度に頭側・尾側へ移動したヘルニア症例などについても原則適応外と考える。

● 術前準備

術前外来検査時に椎間板造影検査を行い，症状の再現性の有無や，腸骨稜がじゃまにならず椎間板へのアプローチが可能かどうか，穿刺時の神経根刺激症状がないかどうかを確認する。穿刺に先立って，腰椎MRI検査の水平断像を用い，腸骨稜内縁と椎

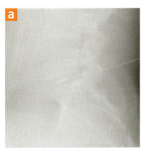
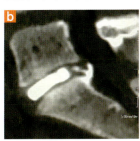
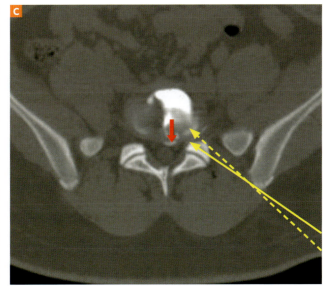

図2 椎間板造影検査，造影後CT検査（CTD）
a：X線透視側面像でL5/s椎間板内が造影されている。
b：CTD矢状断再構成画像。造影剤の椎間板後方への漏出が確認される。
c：L5/sレベルでのCTD水平断再構成画像。ヘルニアの位置（赤矢印），経椎間孔アプローチのtrajectoryが腸骨と上関節突起に干渉を受けることがわかる（黄破線矢印）。黄矢印が理想的なtrajectoryであり，ヘルニアに近づくためにはforaminoplastyを要することがわかる。

間関節外縁を通るラインを引き，理想的な穿刺角度と穿刺位置（正中からの穿刺位置の距離）を決定しておくことが重要である（図3）。

● 手術体位

腹臥位で4点支持フレームを使用し，股関節・膝関節は屈曲させる。頭の位置は術中に患者が自由に動かすことができるよう枕の高さを調整する。患側に術者，助手，看護師が立ち，健側からX線透視装置のCアームが入り，術中に正面像，側面像が確認できるようセッティングする。

● 術前投薬・麻酔

術前投薬として，ヒドロキシジン塩酸塩25mg［アタラックス®-P（ファイザー）］，塩酸ペンタゾシン15mg［ペンタジン®（第一三共），ソセゴン®（丸石製薬）］を静脈注射する。局所麻酔薬は1％リドカイン［キシロカイン®（アスペンジャパン社）］を使用する。麻酔範囲や量について，詳しくは後述する。術中操作による神経損傷を防ぐため，会話可能な程度の覚醒状態を保つ。

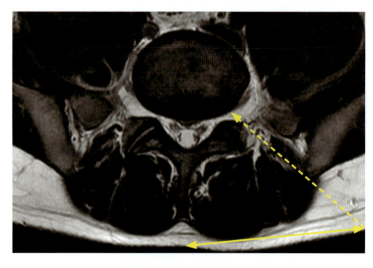

図3　腰椎MRI検査（T2強調画像）の水平断像

腸骨稜内縁と椎間関節外縁を通るライン（黄破線矢印）を引き，理想的な穿刺角度と穿刺位置を決定する。刺入点の正中からの距離（黄両矢印）を計測する。

匠のポイント伝授！

①L5/s椎間板ヘルニアに対する局所麻酔下TELDの可否決定には，術前CTDを用いた画像評価が有用である。骨構造とヘルニアとの位置関係や，foraminoplastyで上関節突起をどの程度掘削するかを術前に評価することができる。

②Foraminoplastyは，Kambin's triangleを拡大することで外筒によるexiting nerve root損傷のリスクを減らし，また効率的に正中型のヘルニアに近づくことができる手法である。

腰椎L5/s椎間板ヘルニア：transforaminal full-endoscopic discectomy (outside-in)

手術手技

穿刺，麻酔，椎間板造影

　MRI, CTDを用いた術前計画の段階で決定していた穿刺位置より，23Gカテラン針を用い，皮下組織から上関節突起にかけて局所麻酔薬を約10mL使用する。続いて，X線透視側面像を確認しながら椎間板穿刺針を進め，切除予定の上関節突起から椎弓根基部にかけてさらに麻酔を追加する。最後に椎間板線維輪にも2mL追加する。局所麻酔薬中毒の危険もあるため，総投与量は20mL［1％リドカイン（キシロカイン®）200mg］までとしている。椎間板穿刺針を，上関節突起の外側を滑らせるようにして線維輪後縁へ針先を進める。この時点で，正面像を確認し，椎弓根内縁の位置にあれば至適位置となる（図4）。針先を椎間板中央へ進め，インジゴカルミンと造影剤を1：1にしたものを注入し，背側の硬膜外側まで造影剤が漏出したことを確認する。

皮膚切開，ダイレーティング，内視鏡設置

　X線透視下にガイドピンを通し，椎間板穿刺針を抜去する。皮膚は，穿刺位置から外側に約8mm横切開する。内視鏡が入ることを想定し，しっかり筋膜まで切開する。続いてシリアルダイレーターを用いて鈍的に経路を拡大し，椎間板線維輪に孔を作成する。ガイドピンに沿って徐々にダイレーティングを行うが，一連の操作では，ピンやダイレーターが椎間板から抜けてしまわないこと，また深く入りすぎないことを，その都度X線透視下に確認する。できるだけ上関節突起外縁を擦りながらダイレーティングすることが重要である。Outside-in法ではペンシル型ダイレーターは椎間板

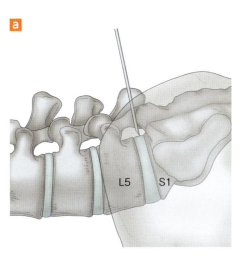
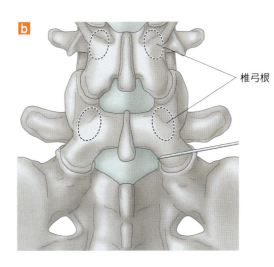

図4 理想的な椎間板穿刺位置
a：側面像。椎間板線維輪後縁に穿刺針の先端がある。
b：正面像。椎弓根内縁の位置に穿刺針の先端がある。

内には挿入せず，先端を孔に軽く固定する程度にとどめる。椎間孔内にダックビルタイプの外筒を設置し，内視鏡を挿入し鏡視を開始する。

> **匠の奥義**
> - 内視鏡設置までのステップで患者が下肢痛や痺れを訴える場合は，exiting nerve rootの刺激症状と考え，穿刺位置の変更（内側へ1cm移動）を躊躇しないことや椎間板表面への設置にこだわらないことが医原性の神経損傷を生じないために重要である。
> - L5/sレベルにおいては，腸骨との干渉により椎間板表面への外筒設置が椎弓根内縁よりやや外側になることは許容している。
> - ダイレーティング時に上関節突起の骨膜を剥がしていくようなイメージでアプローチすると，内視鏡を挿入したときに上関節突起の骨表面がきれいに露出する。上関節突起から少しでも離れた位置からアプローチすると，上関節突起との間に軟部組織が介在し，内視鏡を挿入したときにオリエンテーションが非常に悪く，また出血も多くなる。

③ 椎間孔拡大（foraminoplasty）

内視鏡を挿入した後，椎間孔内の出血点を確認し，適宜凝固止血しながら，椎間孔内靱帯，脂肪を切除する。少し外筒を引き戻すと上関節突起の外側面が視野の前に出現する（**図5**）。上関節突起から尾側へ内視鏡を回転させると椎弓根の位置が確認できる。ハイスピードドリルを用いて，上関節突起から椎弓根頭側にかけて掘削していく[3,4]。奥にヘルニアの側壁が確認できる（**図6**）。

④ Outside設置でのヘルニア摘出

椎間板の外に内視鏡を設置し，アプローチ時に作成した孔から鉗子を挿入し，青色に染色された髄核を摘出していく。外筒を回転・ハンドダウンさせながら徐々に椎間孔内側に進め，さらに内側の脊柱管側に近い位置で，外筒の背中側で神経根（traversing nerve root）を保護した状態で神経根直下のヘルニアを摘出していく（**図7**）。

> **匠の奥義**
> - ある程度大きなフラグメントを摘出することもあるが，この時点で完全に神経根が除圧されたかどうかの確認はできない。上関節突起の奥にまだ青色の部分が見える段階（ヘルニアが摘出できていない）では十分な除圧は得られていないため，適宜foraminoplastyを追加しながら内側に近づいていくイメージである。

腰椎 L5/s 椎間板ヘルニア：transforaminal full-endoscopic discectomy (outside-in)

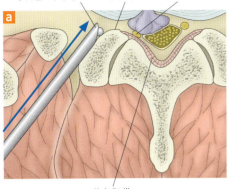
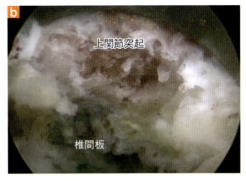

図5 椎間孔内への内視鏡設置
a：模式図。上関節突起外側に内視鏡が設置されている様子。
b：内視鏡画像。上関節突起外側面が画面の上側に，奥に青色に染色された椎間板が見える。

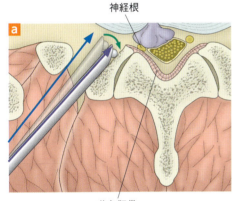

図6 Foraminoplasty
a：模式図。掘削を進めながらハンドダウンしていく様子。
b：内視鏡画像。上関節突起から椎弓根頭側にかけて掘削していくと，奥にヘルニアの側壁が確認できる。

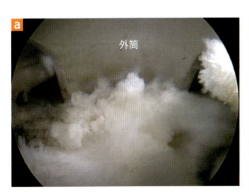
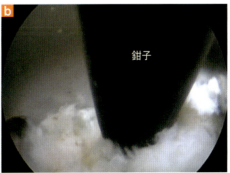

図7 Outside設置でのヘルニア摘出
a：神経根を外筒の背中側で保護している。
b：神経根を損傷しないよう保護した状態で，鉗子を用いてヘルニアを摘出する。

175

⑤ Inside設置でのヘルニア摘出

　神経根損傷を起こさないように外筒の先端を線維輪に作成した孔に固定した状態で内視鏡をいったん引き抜く。ペンシル型ダイレーターを椎間板内に挿入し，続いて外筒も椎間板内へ進める。この際にX線透視正面像で，外筒の先端がヘルニア直下に設置されていることを確認する。Inside-out法で，外筒を引き抜きながら髄核を摘出していく。

⑥ 硬膜外鏡視，神経根の除圧の確認

　内視鏡の外筒を椎間板外まで引き抜き，half & half（後縦靱帯を挟んで腹側が椎間板，背側が硬膜外腔）の位置から硬膜外腔を観察し，ヘルニアの残存がないことを確認できることを手術のエンドポイントとしている。このときに，ラジオ波バイポーラの先端を硬膜外に進め，先端がX線透視正面像で正中近くまで挿入されていること，また先端を動かしながら圧迫因子がないことを確認することも重要である。

> **匠の奥義**
> - L5/sレベルでは腸骨稜により内視鏡をハンドダウンすることができないため，硬膜外鏡視を行うためには，十分なforaminoplastyを行っておく必要がある。S1神経根の除圧を直接視認することができれば手術目的は達成できている（図8）。
> - 術前後のCT画像を比較すると上関節突起の腹側が掘削されていることがわかる（図9）。

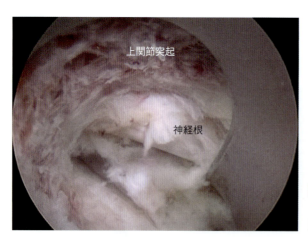

図8　硬膜外鏡視
ヘルニア摘出により，神経根の除圧が確認できる。

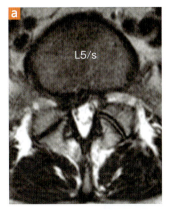
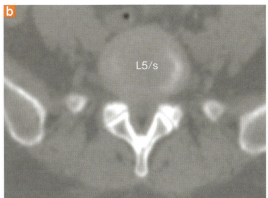
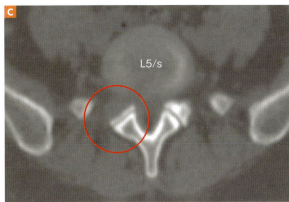

図9 右L5/sヘルニア症例
a：術前腰椎MRI検査（T2強調画像）
b：術前腰椎CT画像
c：術後腰椎CT画像。
　foraminoplastyが行われていることがわかる。

止血，ドレーン挿入，閉創

　硬膜外腔からの出血を凝固止血するが，海綿骨からの出血は完全な止血が難しいため，術後は持続吸引ドレーンを留置するようにしている。閉創は吸収糸を用いて皮下組織を1〜2針縫合する。

文献

1) Choi KC, Park CK. Percutaneous Endoscopic Lumbar Discectomy for L5-S1 Disc Herniation: Consideration of the Relation between the Iliac Crest and L5-S1 Disc. Pain Physician 2016; 19: E301-8.
2) Tezuka F, Sakai T, Abe M, et al. Anatomical consideration of the iliac crest on percutaneous endoscopic discectomy using a transforaminal approach. The Spine J 2017; 17: 1875-80.
3) Abe M, Takata Y, Higashino K, et al. Foraminoplastic transforaminal percutaneous endoscopic discectomy at the lumbosacral junction under local anesthesia in an elite rugby player. J Med Invest 2015; 62: 238-41.
4) Sairyo K, Chikawa T, Nagamachi A. State-of-the-art transforaminal percutaneous endoscopic lumbar surgery under local anesthesia: Discectomy, foraminoplasty, and ventral facetectomy. J Orthop Sci 2018; 23: 229-36.

Part 2　匠が伝える全内視鏡手技の奥義

腰部脊柱管狭窄症(foraminal)：full-endoscopic foraminotomy

寺井智也

Introduction

　全内視鏡下椎間板切除術(full-endoscopic discectomy；FED)のなかで，側方からアプローチするtransforaminal endoscopic lumbar discectomy(TELD)や transforaminal endoscopic lumbar foraminotomy(TELF)は，局所麻酔で施行できる低侵襲手術[1,2]である。

　ここでは，椎間孔内および椎間孔外病変に対して行うTELFの手技について紹介する。

● 手術適応と禁忌

　腰椎椎間孔狭窄，腰椎椎間板外側ヘルニアなど，exiting nerve root障害が適応になる。局所麻酔のため，1時間の腹臥位姿勢が困難な症例は適応外である。腰椎変性側弯症を伴った椎間孔狭窄は，症状の改善が乏しい症例もあり，適応は慎重に行っており，後日固定術を追加する可能性についても患者に説明している。

● 麻酔

　基本的に局所麻酔で行う。症例に応じて鎮静薬を併用することもある。

● 手術体位

　腹臥位で4点支持フレームを使用している。術中透視装置を使用するため，術中透視が可能なベッドを使用して，椎間板の正確な正面・側面像が得られることを確認する。

● 術前準備

　術前にCTを腹臥位で撮影し，アプローチの挿入位置・角度を計画しておく。3D-CTにて椎間孔と椎間関節の形態をチェックし，上関節突起(superior articular process；SAP)，椎弓根の骨切除部位，下関節突起の切除の有無など術前計画を行う。

手術の手順

① 麻酔，椎間板穿刺，造影

② ダイレーター挿入，外筒設置

③ Foraminoplastyによる SAP切除

④ 黄色靱帯切除

⑤ 椎間板ヘルニア切除，exiting nerve rootの除圧確認

⑥ 術後ドレーン留置，後療法

腰部脊柱管狭窄症（foraminal）：full-endoscopic foraminotomy

匠のポイント伝授！

① 椎間孔狭窄によるexiting nerve root障害に対しては，一般的には固定術，骨形成的椎弓切除術，外側開窓術などが行われるが，本術式は局所麻酔下に全内視鏡で除圧が行える術式である。

② ハイスピードドリルを使用したforaminoplastyの手技では，SAPの最頭側を同定すると骨切除後に椎間関節の関節面が見えるので，切除範囲がわかりやすい。

③ 椎間孔の黄色靱帯を，下関節突起，pars腹側，椎弓根より剥離・切除すると，exiting nerve rootが確認しやすくなる。

手術手技

麻酔，椎間板穿刺，造影

4点フレームに腹臥位となり，透視下に椎間板穿刺を行う。術前の腹臥位CTで刺入点を計画し，局所麻酔は1％リドカイン［1％キシロカイン®（アスペンジャパン社）］を使用する。麻酔は皮膚に行い，椎間孔部は椎間関節外側・尾側の椎弓根に行い，線維輪には2mL注入している（図1）。麻酔総量は約10〜15mL使用している。アプローチは椎間板に平行に，椎間関節のSAP外側を滑らすように椎間板穿刺を行い，インジゴカルミン入りの造影剤を用いて椎間板造影を行う。

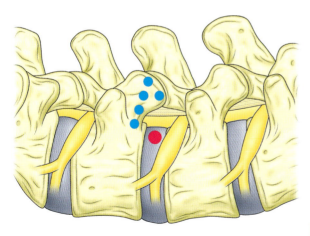

● ：上関節突起（SAP）外側と椎弓根のポイント
● ：線維輪のポイント

図1 局所麻酔を行う部位

 線維輪は非常に硬く，線維輪への麻酔注入は1mLの注射器で行っている。

2 ダイレーター挿入，外筒設置

　ガイドピンを刺入して，ダイレーターを用いて線維輪の孔を徐々に大きくしていく．ダイレーターは4段階あり（図2a），症例の椎間板高によって椎間板内に入れるダイレーターの数を調整して，挿入困難なダイレーターは椎間板上に当てるようにする．外筒はダックビル型を使用しており，外筒の先端が椎間板の線維輪に刺さるように設置する（図2b）．目的の位置にアプローチできれば，内視鏡を挿入したときに椎間孔，SAP外側が観察できる．椎間板外に設置するため，椎間関節から離れてしまうと内視鏡の視野は軟部組織に覆われ，出血が多くなってexiting nerve rootも近くなるため，操作に難渋する．

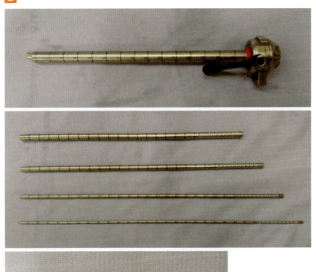

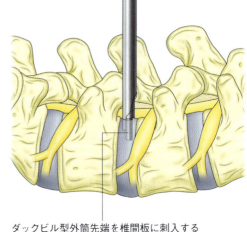

ダックビル型外筒先端を椎間板に刺入する

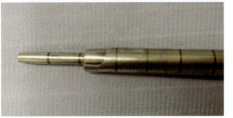

図2 ダイレーターを用いた外筒設置
a：外筒はダックビル型（上）を使用する．ダイレーターは4本あり（中），一番太いダイレーター（下）に沿って，外筒が挿入できる．
b：ダックビル型外筒の先端が椎間板に入るようにする．

> **匠の奥義**　ダイレーター，外筒で椎間関節外側を擦るようにアプローチする．最初に椎間孔の骨性組織（SAP，椎弓根）が観察できれば，解剖学的なオリエンテーションがわかりやすい．

3 ForaminoplastyによるSAP切除

椎間孔を拡大するforaminoplastyの手技で[3]，ハイスピードドリルを用いてSAPの掘削を行う。潅流液の水圧は60mmHgより開始して，骨からの出血が多く視野が確保できない場合は水圧を徐々に上げていく。

なるべく椎間孔外のSAP外側から削り始め，最初はSAP腹側から尾側椎弓根に向かって掘削を進める(図3a)。尾側椎弓根頭側から脊柱管内の黄色靱帯と硬膜外腔にアプローチすることで，椎間孔の幅や奥行きを把握する。続いて外筒をSAP頭側に移動させ，SAP先端を確認する(図3b)。先端を削ると椎間関節の軟骨面が見えるので，SAPの頭側から尾側に向かい掘削を進める。SAPの切除範囲は，椎弓根より頭側をほぼ全切除している(図3c)。椎間関節の変性が強く，SAP先端がわかりにくい症例は，

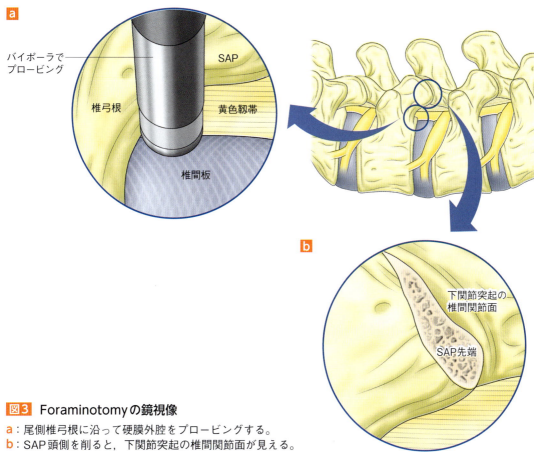

図3 Foraminotomyの鏡視像
a：尾側椎弓根に沿って硬膜外腔をプロービングする。
b：SAP頭側を削ると，下関節突起の椎間関節面が見える。

イメージ正面像で外筒の位置を確認する。SAP切除時の外筒はexiting nerve rootより背側に位置しているので、頭・尾側に動かしてもexiting nerve rootの刺激症状による下肢痛の訴えはあまりない。

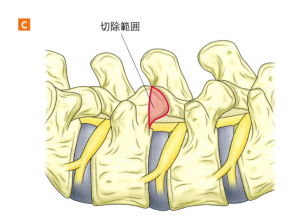

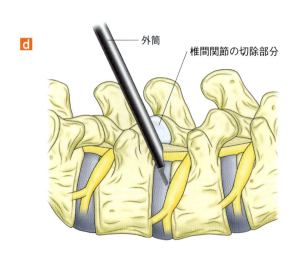

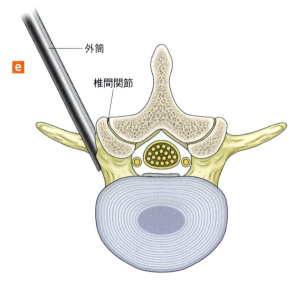

図3 つづき
c：SAPの切除範囲
d, e：Foraminoplastyの開始は、外筒が椎間関節の側方に当たる位置がよい。

> **匠の奥義**
> - 最初の外筒の設置位置が椎間孔の内側すぎると、ワーキングスペースがないため外筒の操作性が悪くなり、掘削範囲が狭くなる。SAP切除の外筒のスタート位置はSAPの側方に当てるぐらいがよい（図3d, e）。
> - 出血対策は内視鏡下に出血部位をバイポーラでピンポイントに凝固止血する。しかし骨切除部位からの出血が多いときは止血しにくいため、血圧が高い場合は血圧を下げたり、灌流液の水圧を上げると出血を抑えられる。

4 黄色靱帯切除

　SAP切除により骨性除圧を行うと，椎間板は容易に確認できる。頭側には下関節突起，pars腹側，頭側椎弓根と黄色靱帯があり，exiting nerve rootは黄色靱帯の腹側にあるので椎間孔内では確認しづらい。下関節突起からpars腹側にある黄色靱帯付着部の境界をハイスピードドリルで少し掘削すると，黄色靱帯が剥がれやすくなる。バイポーラで黄色靱帯を骨から剥離して，鉗子で切除する（図4a）。靱帯を切除すると脂肪組織に覆われた白色のexiting nerve rootが観察できる（図4b）。

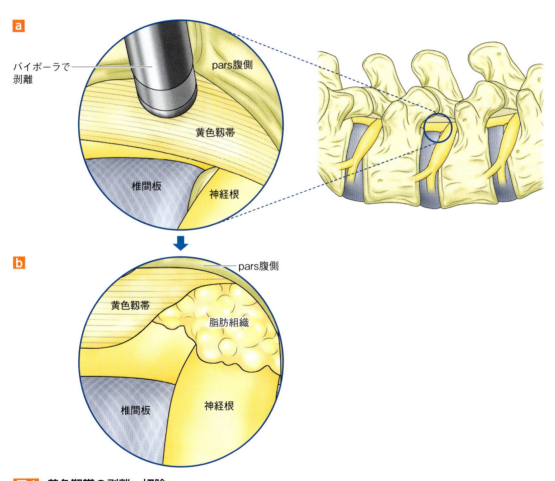

図4　黄色靱帯の剥離・切除
a：下関節突起の一部を削り，黄色靱帯との境界をバイポーラで剥離する。
b：黄色靱帯の腹側に神経根が確認できる。

> **匠の奥義**　鉗子で黄色靱帯を引っぱるように切除するので，parsから剥離していると黄色靱帯を切除しやすい。鉗子でつまむときに黄色靱帯をおさえすぎると，腹側に神経根があるため下肢痛が出現する。神経に最も近い操作になるので慎重に行う。

5 椎間板ヘルニア切除，exiting nerve rootの除圧確認

　インジゴカルミンで青く染色された椎間板が見えるので，ダイレーターであけた孔に外側ヘルニアがあれば鉗子で切除する。外側ヘルニアは頭側にmigrateしていることが多いので，椎間板の頭側のexiting nerve root腹側を確認する必要がある。外筒の背側でexiting nerve rootを保護するようにして，外筒を頭側椎体の尾側終板から徐々に頭側にずらして観察する（図5a）。青く染色された脱出したヘルニアがあれば鉗子で切除する。外筒を回転させると保護していた神経根が観察でき，除圧も確認できる（図5b）。

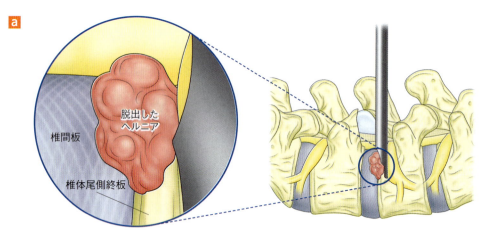

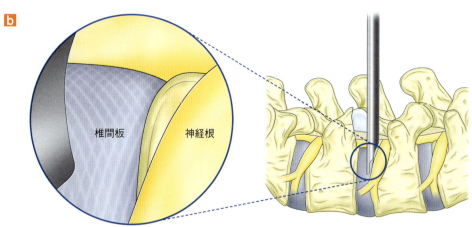

図5 exiting nerve rootの確認
a：外筒で神経根を保護してヘルニアを観察する。
b：外筒を回転させると，神経根の除圧が確認できる。

術後ドレーン留置，後療法

術後血腫の予防のために，外筒を通して閉鎖式吸引ドレーンを必ず留置している．筆者らの施設では術後血腫などの周術期合併症[4]の経験はなく，術後排液は通常は少なく，翌朝に抜去している．

後療法は他のFED手術と同様に，2時間後よりマックスベルト（日本シグマックス社）を装着して，離床とトイレ移動を許可している．椎間板切除を行った場合は早期のヘルニア再発を危惧して，TELD同様にスポーツや重労働への復帰は6〜8週間後に許可している．

文献

1) Sairyo K, Egawa H, Matsuura T, et al. State of the art: Transforaminal approach for percutaneous endoscopic lumbar discectomy under local anesthesia. J Med Invest 2014；61：217-25.
2) Sairyo K, Higashino K, Yamashita K, et al. A new concept of transforaminal ventral facetectomy including simultaneous decompression of foraminal and lateral recess stenosis: Technical considerations in a fresh cadaver model and a literature review. J Med Invest 2017；64：1-6.
3) Henmi T, Terai T, Hibino N, et al. Percutaneous endoscopic lumbar discectomy utilizing ventral epiduroscopic observation technique and foraminoplasty for transligamentous extruded nucleus pulposus: technical note. J Neurosurg Spine 2015；13：1-6.
4) Sairyo K, Matsuura T, Higashino K, et al. Surgery related complications in percutaneous endoscopic lumbar discectomy under local anesthesia. J Med Invest 2014；61：264-9.

Part 2　匠が伝える全内視鏡手技の奥義

腰部脊柱管狭窄症（recess）：transforaminal full-endoscopic ventral facetectomy（TF-FEVF）

山下一太

Introduction

● 適応と禁忌

　腰部脊柱管狭窄症のうち，片側の神経根型の外側陥凹部狭窄が適応である[1,2]。特に上関節突起の骨性肥厚による外側陥凹部狭窄が最も良い適応となる。一方，黄色靱帯の肥厚やすべりによる馬尾型の脊柱管狭窄症は適応が乏しい。術前にMRI以外にも脊髄造影検査，CT，神経根造影・ブロックなどで責任病巣を十分に確認しておく必要がある。

● 麻酔

　局所麻酔：1％リドカイン［キシロカイン®（アスペンジャパン社）］。

● 手術体位・セッティング

　腹臥位とし，患側に術者，助手，看護師が立つ。患側からC-arm X線透視装置が入り，正面像・側面像が確認できるようにセッティングする。また，内視鏡モニターを術者の反対側の頭側に，またX線透視モニターを尾側に設置する（図1）。

● 術前準備

　MRIやCTで掘削する範囲を想定しながら，内視鏡の挿入位置と挿入角度を計測する（図2）。

● 術前投薬

　鎮静目的に，塩酸ペンタゾシン［ソセゴン®（丸石製薬）］15mg，ヒドロキシジン塩酸塩［アタラックス®（ファイザー）］25mgを静脈投与する。
　神経損傷を防ぐため，術中は患者との会話が可能な程度の軽度の鎮静とすることが重要である。

手術の手順

1. アプローチ，麻酔，椎間板造影・染色
2. 皮膚切開，ダイレーション
3. 内視鏡設置，上関節突起の掘削
4. 黄色靱帯の露出，下関節突起の掘削
5. 黄色靱帯の剥離，除去，神経根の除圧の確認
6. ドレーン設置，閉創
7. 術後処置

腰部脊柱管狭窄症（recess）：transforaminal full-endoscopic ventral facetectomy（TF-FEVF）

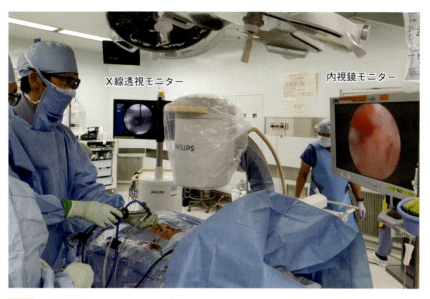

図1 手術体位とセッティング
患側に術者，助手，看護師が立つ。健側にモニター類，透視装置をセッティングする。
腹臥位の患者の顔が見えるように配慮し，時に声掛けしながら手術を進める。

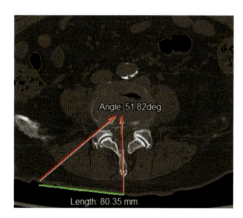

図2 CTを用いた術前計画
87歳，男性。L4/5レベル右側の外側陥凹部狭窄。
正中より80mmの位置から約50°の角度をもって刺入すればよいことがわかる。

匠のポイント伝授！

①本術式は腰部脊柱管狭窄症のなかでも，椎間孔〜外側陥凹部に狭窄がある症例が適応となる。心・肺機能が低下し，全身麻酔が困難な高齢者に対しても局所麻酔下に手術が可能であるという長所がある。

②術中オリエンテーションを見失わないために，椎間板の染色と，上関節突起外縁に沿ったダイレーションが重要である。

③骨は白色，椎間板は青色，椎弓根骨髄は赤色と，色調でオリエンテーションを確認しながら手術を進める。

手術手技

1 アプローチ，麻酔，椎間板造影・染色

皮膚の穿刺位置

　MRIやCTを用いて術前計画を行い，正中より何cm外側から，何度の角度でアプローチするかを決めておく．L4/5椎間の症例であれば，穿刺位置の正中からの距離はおおむね7～9cm程度となることが多い．しかしながら，患者の体格や罹患レベル，腸骨稜の高さや形状によって異なるため，個々の患者での術前計画が重要である．

局所麻酔

　23Gカテラン針を用い，皮下組織から椎間関節にかけて局所麻酔薬を約10mL使用する．続いて経皮経肝胆管ドレナージ（percutaneous transhepatic cholangial drainage；PTCD）針に持ち替えて，X線透視側面像を確認しながら上関節突起，椎弓根上縁，椎間板表面の順に穿刺針を進めながら（walking technique）（図3），各部位に1～2mLずつ局所麻酔薬を注入する．最後に椎間板線維輪にも1～2mL追加する．多量の局所麻酔を使用すると神経根や硬膜外周囲にも麻酔がかかり，カニューラ設置時などに神経に触れても間隔が鈍くなってしまい，危険である．総投与量は20mL（200mg）までとしている．

穿刺針の位置確認

　理想的な穿刺針の設置位置は，X線透視側面像で椎間板線維輪の後方に穿刺針の先端があり，正面像で穿刺針の先端が椎弓根幅の中央付近にあるときである（図4）．もし穿刺針を進めていく際に下肢痛が出現した場合は，その下肢痛がexiting nerve root由来の症状かtraversing nerve root由来の症状か鑑別をして，再度穿刺し直す必要がある．

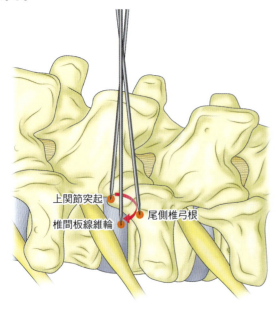

図3 局所麻酔時のwalking technique
上関節突起，椎弓根，椎間板線維輪の順に局所麻酔していく．

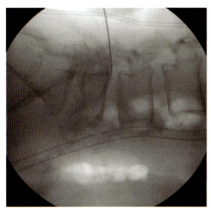
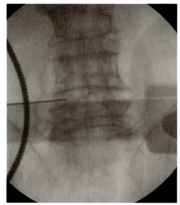

図4 理想的な経椎間孔アプローチ
a：X線透視側面像。椎間板線維輪の後方に穿刺針の先端がある。
b：X線透視正面像。椎弓根幅の中央付近に穿刺針の先端がある。

2 皮膚切開，ダイレーション

　皮膚は，穿刺位置の直上に約8mm横切開する。皮切と同様に筋膜を切開し，PTCD針を通してガイドワイヤーを挿入する。続いてシリアルダイレーターを用いて鈍的に経路を拡大していく。ダイレーターは細いほうから2本程度は椎間板内まで挿入できると，その後のカニューラ設置が安定する（図5）。ダイレーションは上関節突起外側縁を擦りながら行うことで，同部位の骨膜を剥離することができ，鏡視した際に上関節突起の骨表面がきれいに露出しており後の操作が容易となる。透視正面・側面像で椎間孔部の至適位置にカニューラの先端があることを確認する。

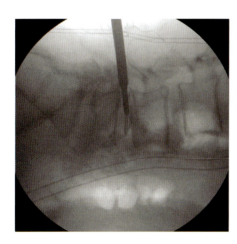

図5 ダイレーション
4本あるシリアルダイレーターのうち，細いほうから2本までが椎間板内に，残りの2本は椎間板表面まで挿入されている。

③ 内視鏡設置，上関節突起の掘削

　灌流装置の水圧は60mmHg程度にセッティングし，内視鏡を挿入して鏡視を開始する．椎間孔内の出血点を確認してバイポーラで適宜凝固止血する．また椎間孔内靱帯や脂肪を鉗子で掴んで除去していくと視野が徐々に明瞭となってくる．ダイレーションの位置がよければ，画面上方に上関節突起の外側面が確認できる（図6）．上関節突起から尾側へ内視鏡を回転させると椎弓根の位置が確認できる．ハイスピードドリルを用いて上関節突起から椎弓根頭側を掘削していく（図7）．

④ 黄色靱帯の露出，下関節突起の掘削

　椎弓根～上関節突起に移行する部分を常に確認しながら掘削を進めることで，術中のオリエンテーションを見失うことは少ない．インジゴカルミンで青く染色した椎間板が見えるとさらにオリエンテーションは良好となる（図8）．少しずつ手元を下げていきながら（hand down）水平方向に近づけていくことで，効率的に上関節突起を切除でき，徐々に椎間関節の関節面と黄色靱帯が露出する（図9）．下関節突起腹側表面を掘削することで黄色靱帯が後方に浮上してくる．

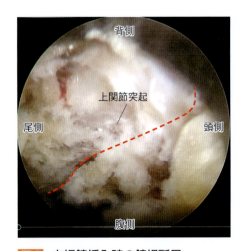

図6　内視鏡挿入時の鏡視所見
上関節突起外縁（破線）が明瞭に確認できる．

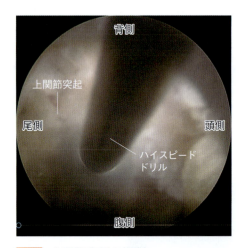

図7　上関節突起の掘削
ハイスピードドリルで上関節突起の外縁から掘削していく．

腰部脊柱管狭窄症（recess）：transforaminal full-endoscopic ventral facetectomy (TF-FEVF)

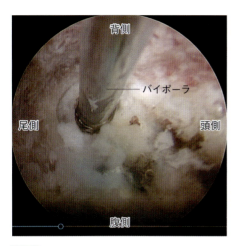

図8 色調別による術中オリエンテーションの確認

椎弓根（海綿骨）は赤，椎間板は青，骨（皮質骨）は白と，その色調でオリエンテーションを適宜確認する。

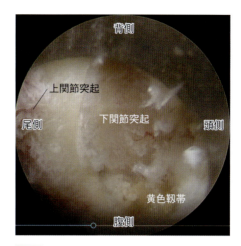

図9 椎間関節と露出した黄色靱帯

椎間関節のラインを見ながら上関節突起の掘削を進め，下関節突起を露出する。続いて下関節突起腹側を掘削すると黄色靱帯が露出し，浮上してくる。

5 黄色靱帯の剝離，除去，神経根の除圧の確認

黄色靱帯が浮上した後は，背側の黄色靱帯から鉗子で掴んでpiece by pieceに摘出していく（図10）。Exiting nerve root，traversing nerve root双方の露出と除圧，さらに硬膜外縁の後側方除圧が可能である（図11）。

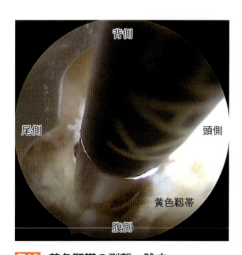

図10 黄色靱帯の剝離，除去

浮上した黄色靱帯を鉗子で掴んでpiece by pieceに除去していく。

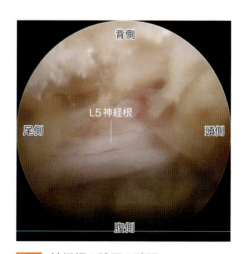

図11 神経根の除圧の確認

右L5 exiting nerve rootの拍動が確認でき，除圧が十分であることがわかる。

ドレーン設置，閉創

硬膜外腔からの出血をバイポーラで凝固止血する。海綿骨からも軽度の術後出血が予想されるため，持続吸引ドレーンを留置する。閉創は吸収糸で皮下組織を1〜2針縫合する。

7 術後処置

術後約2時間で離床し，翌日朝にドレーンを抜去する。以降は簡易型体幹装具を着用し，疼痛に合わせて歩行を許可する。通常術後2日程度で自宅へ退院となる。

術後は骨掘削状態をCTで確認する（図12）。上関節突起を掘削すると，術後の椎間関節が不安定になるのではないかと懸念されるが，基本的に本術式は椎間板変性を伴う狭窄症に行うことが多く，当院のこれまでの症例では，上下椎間関節の接触部分は術後も平均50％以上残存しており，これまで術後不安定性を起こした患者は存在しない。

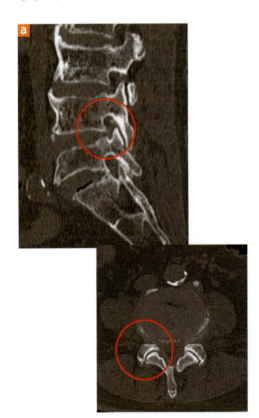
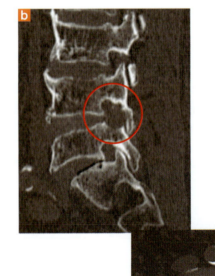

図12 術前後CT
a：術前，b：術後
右側の椎弓根より頭側の上関節突起と下関節突起の腹側が掘削されていることがわかる（丸印）。

腰部脊柱管狭窄症 (recess)：transforaminal full-endoscopic ventral facetectomy (TF-FEVF)

> **匠の奥義**
>
> 　術中オリエンテーションのために，椎間板染色は重要である。2mL程度注入して十分に椎間板を染色する。
>
> 　上関節突起掘削時は，バイポーラで上関節突起先端まで露出させてから掘削すると，掘削範囲がわかりやすい。
>
> 　術中オリエンテーションを見失いそうになった際は，骨の白，椎間板の青，椎弓根の赤の色調を頼りに，最初掘削をし始めた部位まで戻ってくるとよい。

文献

1）Sairyo K, Higashino K, Yamashita K, et al. A new concept of transforaminal ventral facetectomy including simultaneous decompression of foraminal and lateral recess stenosis：Technical consideration in a fresh cadaver model and a literature review. J Med Invest 2017；64：1-6.

2）Sairyo K, Chikawa T, Nagamachi A. State-of-the-art transforaminal percutaneous endoscopic lumbar surgery under local anesthesia: Discectomy, foraminoplasty, and ventral facetectomy. J Orthop Sci 2018；23：229-36.

Part 2 匠が伝える全内視鏡手技の奥義

化膿性脊椎炎，椎間板炎に対する全内視鏡手技

東野恒作，西良浩一

Introduction

化膿性脊椎炎の罹患患者数は増加傾向にある。この原因として，人口の高齢化に加え糖尿病や悪性新生物に対する抗癌剤治療，慢性腎不全に対する透析治療などによる免疫低下状態である日和見感染症を生じやすいcompromised hostの増加が考えられる。

化膿性脊椎炎の治療は経口・経静脈的抗菌薬投与が主体となる。しかしながら，compromised host等宿主側の問題と耐性菌の増加により抗菌薬治療に抵抗性を示すことが少なくない。保存的加療が無効な例では外科的ドレナージや脊椎前方固定術が選択されるが，全身状態の不良により侵襲的な外科的治療介入が困難な例も多い。

以上のことから化膿性脊椎炎に対しての外科的治療はより低侵襲性を求められる。Yuらが化膿性脊椎炎に対する経皮的病巣掻爬術を報告して以来，さまざまな方法で病巣掻爬を行い治療成績の向上が報告されている[1-8]。しかし，わが国では経皮的なドレナージのみを施行している。

全内視鏡下椎間板ヘルニア摘出術（full-endoscopic lumbar discectomy；FED）は局所麻酔下にて約8mm皮切で腰椎椎間板ヘルニアの治療可能な低侵襲な手術手技で，化膿性脊椎炎特に腰椎炎の治療に有効と考えられる。FEDを用いて，化膿性腰椎炎患者の治療を行った代表症例につき提示する。

手術の手順

❶ 麻酔の注入
❷ 培養検体の採取
❸ 掻把洗浄

● 適応

腰椎各レベルで実施可能であるが，第1腰椎では横隔膜脚があり，また肋骨がアプローチに影響するため術前画像でチェックする。胸椎レベルでは通常のtransforaminal approachは不可能である。

全身状態から腹臥位が困難な患者では，予め椎間板穿刺などの際に腹臥位可能かどうか確認しておく。

● 麻酔

全身状態が悪く，全身麻酔不可能な患者でも局所麻酔下で行うことが可能である。疼痛等で鎮静が必要な場合はデクスメデトミジン［プレセデックス®（丸石製薬）］を使

用することが多くなっているが，麻酔科医師の下，患者の呼吸状態，循環動態等の全身状態を注意深く継続的に監視できる環境で用いることが望ましい。

匠のポイント伝授！

①アプローチはtransforaminal approach法で行う。Exiting nerveとの干渉が生じた場合はより内側からの挿入を試みる。

②感染性椎間板は疼痛への感受性が低下しており，線維輪への局所麻酔は1mL以下で十分であることが多い。

③進入側の反対側まで十分に掻把，洗浄が可能であるが，血管や臓器損傷を起こさないために術中透視にて掻把部分の確認を正確に行う。

手術手技

Transforaminal approach法で直接椎間板の掻把洗浄を行う。腸腰筋膿瘍は化膿性椎間板が炎症の責任病巣であれば必ずしも掻把は必要ないが，膿瘍の存在側からアプローチすれば穿破することとなりドレナージ効果が得られる。

1 麻酔の注入

椎間板線維輪は通常疼痛が強く，局所麻酔の注入が必要であるが，化膿性椎間板炎では1％リドカイン［キシロカイン®（アスペンジャパン社）］1mL以下で十分であることが多い。

2 培養検体の採取

起炎菌培養のために検体を採取する場合は，穿刺時に吸引して採取することが望まれる。洗浄後では検出困難となることがある。

3 掻把洗浄

洗浄は5,000mL以上の生食で十分行う。髄核組織が消失している場合も見受けられるが，髄核組織を穿破し摘出すると膿の漏出をみることがある。対側の線維輪まで到達すれば十分であるが，場合により終板の掻把，ドリルなどでの掘削を追加する（図1）。

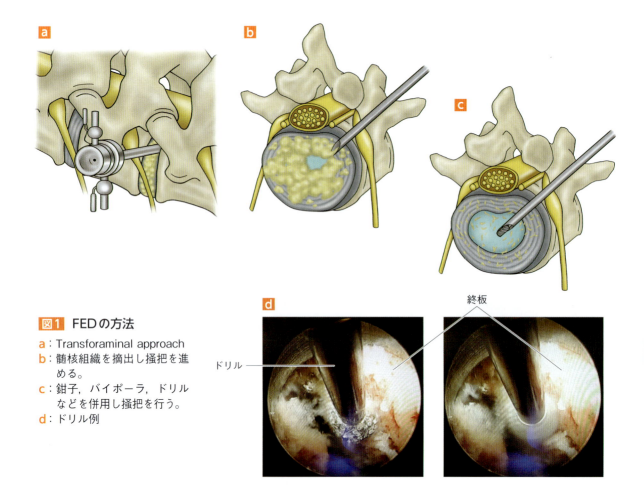

図1 FEDの方法
a：Transforaminal approach
b：髄核組織を摘出し掻把を進める。
c：鉗子，バイポーラ，ドリルなどを併用し掻把を行う。
d：ドリル例

> **匠の奥義**
> 髄核が感染，または加齢により消失あるいは減少している場合は，浮遊しているデブリを除去し洗浄することを心掛ける。髄核が残存している場合は膿が隔壁化していることもあり，鉗子などで交通させ洗浄する。終板への掻把は，バイポーラやドリル等で可能であるが，透視にて正確な位置を確認する。対側の線維輪に容易に到達することが多く，注意が必要である。

症例提示

● 症例1

76歳，女性．基礎疾患：Parkinson病，高血圧．発症に関与した疾患としては尿路感染から発症した腎盂腎炎が考えらえた．抗菌薬（セフトリアキソン：CTRX）を投与されていたが，症状の増悪があり当科紹介となった．MRI上L4/5の化膿性腰椎炎と腸腰筋膿瘍を認めた（図3a）．CRP：22.1mg/dL，血液培養から大腸菌が検出された．化膿性腰椎炎と腸腰筋膿瘍による著しい疼痛と40℃の発熱のため安静臥床も必要な状態であった．抗生物質投与のみでは改善傾向が乏しく，外科的介入の必要性が考えられFEDを施行した．FED施行までの期間は15日を要した結果であった．

術中内視鏡所見では，赤褐色の膿瘍と肉芽を認めた．鉗子を用いて，これらの病変をできる限り切除し，生理食塩水を用いて十分に洗浄を行った（図2）．

術後も経静脈的・経口的に抗菌薬の投与を継続．CRPの上昇を認めてから110日後にCRPが陰性化．その後1カ月間は症状および画像上の所見が改善するまで継続した．術後9カ月では腰痛は消失し，介助歩行も可能となりMRI画像でも炎症所見が改善していた（図3b）．

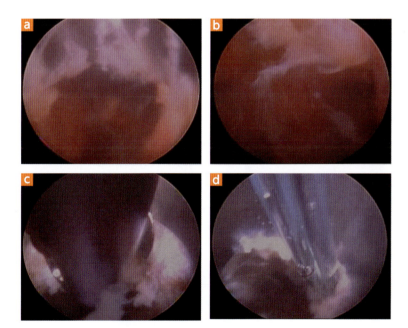

図2 症例1　内視鏡所見
a：赤褐色の膿瘍および肉芽形成
b：反対側まで確認可能
c：鉗子でdebridement
d：バイポーラで肉芽組織を蒸散

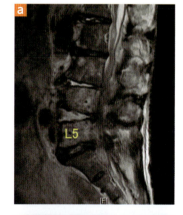

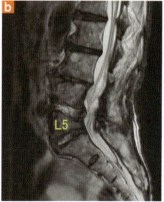

図3 症例1　MRI所見
T2強調矢状断像．
a：手術前
b：手術後9カ月

● 症例2

60歳，男性。基礎疾患：特になし。他院にて腰痛に対して加療を受けるも効果なし。当院救急搬送される。MRI上L5/S1の化膿性腰椎炎と硬膜外膿瘍を認めた（図5a）。CRP：16.2mg/dL，椎間板穿刺によりα溶連菌が検出された。症状出現時から13日目にFEDを施行した。

術中内視鏡所見では，線維輪の色調は正常であったが，切除すると褐色の膿が漏出した（図4a）。髄核を順次摘出すると褐色の膿が再三漏出した（図4b）。感染初期で椎間板組織はまだ残存しており，FEDでドレナージ効果が得られたと考えられた。

CRPは2カ月後に陰性化し，MRI画像でも炎症所見は改善し硬膜外膿瘍も消失した（図5b）。腰痛は消失し日常生活に復帰している。

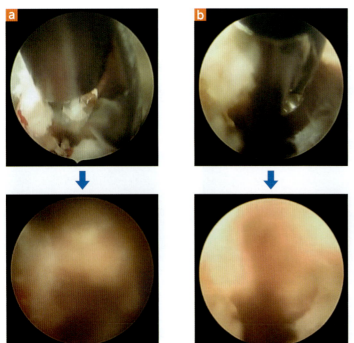

図4 症例2 内視鏡所見
a：線維輪を鉗子でdebridement。褐色の膿漏出
b：髄核部を鉗子でdebridement。褐色の膿漏出

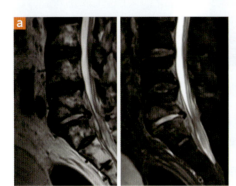
T2強調像　　　STIR

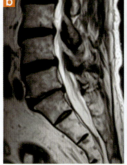
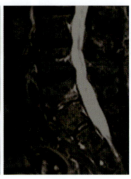
T2強調像　　　STIR

図5 症例2 MRI所見
矢状断像。
a：手術前
b：手術後11カ月

● 症例3

　81歳，女性。基礎疾患：高血圧症。他院にて腎盂腎炎による播種性血管内凝固症候群（disseminated intravascular coagulation；DIC）を認め加療を受けた。血液培養からは大腸菌が検出された。化膿性腰椎炎を同時に指摘され腸腰筋膿瘍に対しCTガイド下ドレナージを行ったが遷延化傾向を認めた。抗生物質はメロペネム（MEPM），レボフロキサシン（LVFX）の順に投与された。改善に乏しいため当院へ紹介。CRP：6.4mg/dL，外科的介入の必要性が考えられFEDを施行した。FED施行までの期間は1カ月を要した結果であった。

　術中内視鏡所見では，変性した椎間板の組織を認めたが，膿の漏出等はなかった。L3/4，L4/5レベルとも終板まで露出し郭清を行った（図6）。

　術後MRI画像では炎症所見は改善していたが，椎体および椎間板高の低下を認め脊柱管狭窄，椎間孔狭窄による症状を認めるようになった（図7）。CT上では仮骨形成があるものの椎間孔狭窄を生じてきている（図8）。

　CRPは術後3カ月で陰性化し，椎間孔狭窄による症状は自然経過で改善したが，FED施行時にforaminoplastyを併用すべきかどうかは議論の分かれるところである。

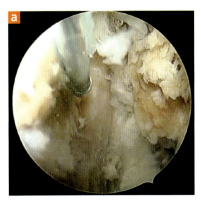
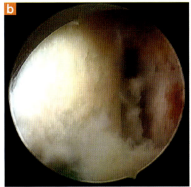

図6 症例3　内視鏡所見
a：L4/5終板のdebridement
b：L3/4終板のdebridement

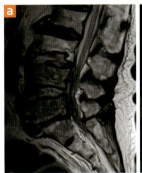
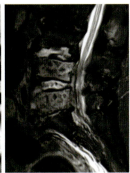
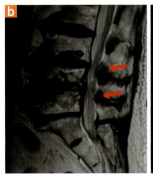
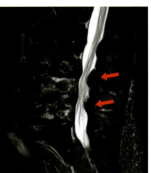

T2強調像　　　STIR　　　T2強調像　　　STIR

図7 症例3　MRI所見
矢状断像。
a：手術前，b：手術後12カ月。脊柱管狭窄所見出現（矢印）

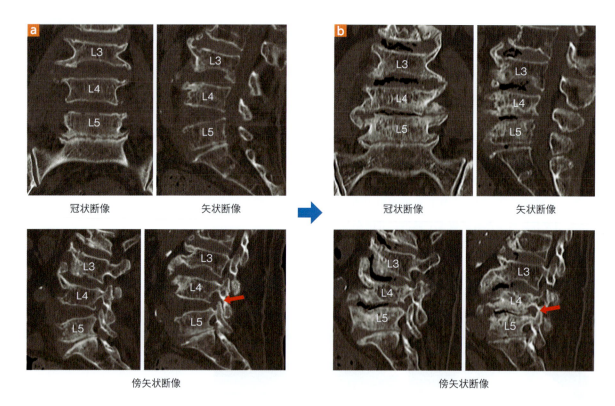

図8 症例3　CT所見
a：当院初診時。椎間孔狭窄の出現
b：FED術後10カ月。椎体間の癒合傾向あり，骨棘形成，椎間孔狭窄の出現（矢印）

考察

　化膿性脊椎炎に対してFEDが治療に有効な点は，①感染巣を直接洗浄可能な点，②鏡視下に直接感染巣を観察可能な点，③局所麻酔下に最小限の侵襲で安全に施行可能な点が挙げられる。一方問題点は，①横隔膜および肺があるレベル，第1腰椎より頭側ではFED施行困難である点，②硬膜外膿瘍が顕著な例や後方傍脊柱筋に膿瘍が拡大している場合はドレナージ効果が限られている点などが挙げられる。

　FED施行までの期間に日数を要している理由は，感染のfocusが脊椎であると診断しにくい点や保存的加療が優先されることが推測された。多くは早急なFED治療を要することが多いが，ドリルなどの装置があれば初回治療時においても椎間孔狭窄防止のためにforaminoplastyを追加したり，感染性終板の掘削を行うことも重要であると考えられた。

結語

FEDは化膿性腰椎炎に対し他の治療法と比べて有用であり，また全身状態が悪く全身麻酔が困難な例においても有効な治療方法である。しかしながら，治療効果は介入までの期間が遅れると予後不良となる可能性がある。また，適切な抗菌薬の選択および全身的な管理はいうまでもなく大切であることが示唆される。

文献

1) Yu WY, Siu C, Wing PC, et al: Percutaneous suction aspiration for osteomyelitis. Report of two cases. Spine (Phila Pa 1976) 1991；6：198-202.

2) Ito M, Abumi K, Kotani Y, et al: Clinical outcome of posterolateral endoscopic surgery for pyogenic spondylodiscitis: results of 15 patients with serious comorbid conditions. Spine (Phila Pa 1976) 2007；32：200-6.

3) Hsu LC, Tseng TM, Yang SC, et al: Bilateral portal percutaneous endoscopic debridement and lavage for lumbar pyogenic spondylitis. Orthopedics 2015；38：e856-63.

4) 船山　徹，ほか：胸腰椎化膿性脊椎炎に対する経皮的内視鏡下掻爬洗浄術の有用性と限界. 日骨関節感染会誌 2013；27：140-5.

5) 長濱　賢，伊東　学：化膿性脊椎炎に対する後側方鏡視下掻爬洗浄術. 脊椎脊髄 2012；25：945-51.

6) 長濱　賢，伊東　学：化膿性脊椎炎に対する後側方鏡視下掻爬洗浄術の長期成績. 整・災外 2014；57：283-8.

7) 泉　貞有，上森知彦，今村寿宏，ほか：化膿性脊椎炎に対するPED治療－PED治療は保存治療後に行うべきなのか？－. 整形外科と災害外科 2017；66：773-81.

8) 中島大生，東野恒作，寺井智也，ほか：化膿性脊椎炎に対する鏡視下椎間板ヘルニア摘出術（PED）の術後成績. 四国医誌 2016；72：213-6.

Part 2　匠が伝える全内視鏡手技の奥義

Full-endoscopic discectomy & foraminoplastyテクニックの腰椎固定術への応用：PETLIF（ペトリフ）

長濱　賢

Introduction

● 手術適応

椎体間固定術を治療に要する変性すべり症，分離すべり症，軽度の腰椎変性側弯症などを対象とする。腰痛を主訴とする腰椎椎間板症は，主たる適応とはしない。

● 麻酔

全身麻酔とする。

● 手術体位

腹臥位で4点フレームを使用する。手術操作中イメージの正面・側面像を確認する必要があるため，透過性のよいベッドとフレームが望ましい。

● 神経モニタリング

すべての手術操作を経皮的に行うため，神経損傷のリスク軽減に神経モニタリングの使用を推奨する。

● 術前準備

手術デバイス，椎体間ケージを挿入する安全域が確保可能か，術前の画像診断が重要となる。特に神経走行の位置や椎間孔の骨性狭窄の有無は入念に確認する必要がある。

手術の手順

1. 経皮的椎弓根スクリュー（PPS）システムを用いたテクニックで椎体すべりを整復
2. 楕円スリーブを挿入，回転させ椎体間高を開大
3. 楕円スリーブを経由しキュレットで移植母床を作製
4. 半楕円スリーブで椎体間高を開大させたまま椎体間ケージを挿入
5. 神経症状に対し間接除圧のみで良好な結果を獲得

Full-endoscopic discectomy & foraminoplastyテクニックの 腰椎固定術への応用：PETLIF (ペトリフ)

匠のポイント伝授！

① Percutaneous endoscopic transforaminal lumbar interbody fusion (PETLIF) は，full-endoscopic discectomy (FED) とfull-endoscopic foraminoplastyのテクニックを腰椎固定術へ応用した低侵襲腰椎椎体間固定術である．移植母床作製や椎体間ケージ挿入は専用デバイスを用いて行う．

② 椎間板への進入経路はKambin's triangle（図1）を経由し，FEDと同じである．腰椎固定術において良好な術後成績を維持するためには，骨癒合率も重要な要素となる．移植母床のしっかりとした作製と椎体間ケージの適正設置を心がける必要ある．

③ 低侵襲だからといって，固定術の必要がない症例に対してPETLIFを行うことは当然避けるべきである．腰痛が主訴の症例は，体幹筋力訓練などの理学療法や，コルセットなどの保存療法でコントロールが付くことが多いため，筆者は適応症例から除外している．

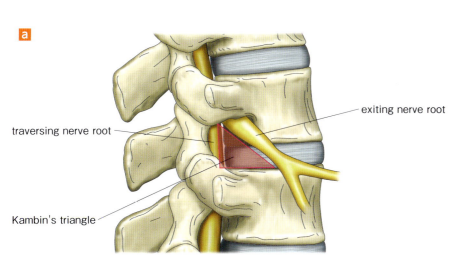

図1　Kambin's triangle

Safety triangleともよばれる，下位椎体終板，上関節突起，exiting nerve rootに囲まれる安全領域。
a：正常なKambin's triangle
b：すべり症のKambin's triangle。狭小化した安全域をどう拡大させるかが，手技を行う大前提となる。

手術手技

1 経皮的椎弓根スクリュー（PPS）システムを用いたテクニックで椎体すべりを整復

経皮的椎弓根スクリュー（percutaneous pedicle screw；PPS）の挿入は，通常の手技と同じである（図2）。

ロッドを設置し，上位椎体のすべりの整復を行う。椎体すべりの修復は，手術デバイスやケージ挿入時の安全域拡大のために重要となるだけではなく，整復の程度が間接除圧の効果にも直結する。

ロッド頭側を浮かせた状態で尾側PPSのセットスクリューを固定し（図3a），次いで頭側に設置したリダクション器によって両側同時にロッドに対して椎体を引き寄せた後，セットスクリューを設置する（図3b）。

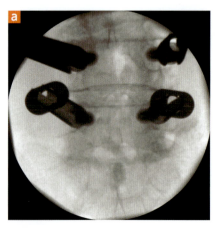
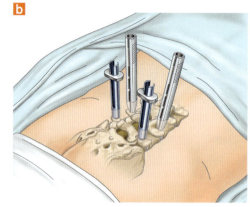

図2 経皮的椎弓根スクリュー（PPS）挿入後
手技の特性上，ワーキングスリーブや椎体間ケージの挿入時にロッドと干渉することがあるので，通常のPPS挿入位置よりやや内側としている。

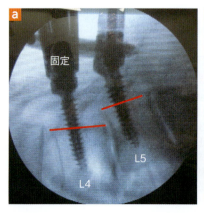
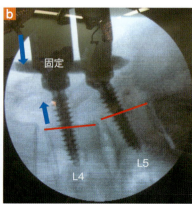

図3 セットスクリューの設置
a：椎体すべりが確認できる（赤線）。
b：椎体すべりの整復が確認できる（赤線）。不安定性の強い症例であれば，すべりの整復操作により椎体間高がやや開大する。

Full-endoscopic discectomy & foraminoplasty テクニックの 腰椎固定術への応用：PETLIF（ペトリフ）

> **匠の奥義**
> PPSの引き抜きや椎体すべりの過矯正を防ぐため，PPSのタブによる矯正ではなく，エクステンションを設置したうえでリダクション専用器械の使用を推奨する．リダクション器を用いることで，引き寄せトルクを感じながら両側同時に操作できる．もし過矯正となりそうであれば一度手を止め，尾側セットスクリューを緩めれば矯正量を調整できる．

2 楕円スリーブを挿入，回転させ椎体間高を開大

　FED用器械と専用デバイス（図4a）を用いる．特に重要となるのは，椎間板への経皮的経路を獲得するための楕円型状の専用器械［PETLIF® Oval Sleeve（ロバート・リード商会）］であり（図4b），まずは短軸が頭・尾側となるよう，ダイレーター，スリーブの順に挿入する（図4c〜e）．PPSシステム頭側のセットスクリューを一度緩め，スリーブにダイレーターを挿入したまま90°回転させ，椎体高を開大させる（図4f, g）．椎体高はスリーブの長径（10.5〜12mm）まで安全かつ容易に開大させることができる．その状態で再度セットスクリューを固定する．

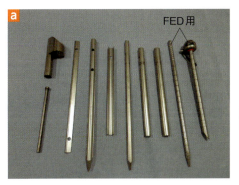

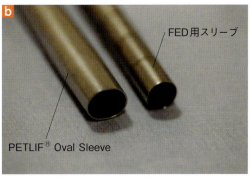

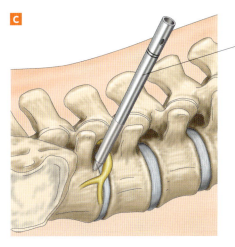

図4 器械一式
a：右の2つの器械がFED用，他が専用器械である．
b：PETLIF® Oval SleeveとFED用スリーブ．スリーブの短径はほぼ同じサイズであり，PETLIF® Oval Sleeveは長径のみ拡大している．スリーブサイズは3種類あるが，最も使用頻度が高いのは，長径10.5mm，短径8mmのものである．
c：Kambin's triangleから挿入する．

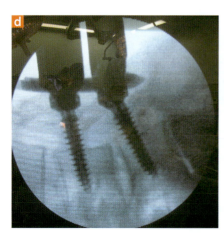
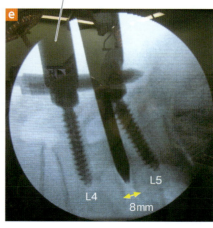
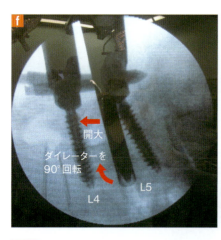
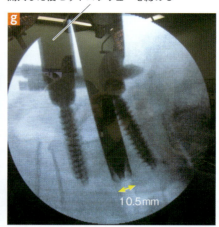

図4 つづき

d：ダイレーター挿入前のX線側面像。L4セットスクリューを緩め，PETLIF® Oval dilatorを挿入する。

e：ダイレーター挿入後のX線側面像。変性に伴い椎体間高は低下しているが，ダイレーター先端はペンシル状で横幅は広くなっているため，椎体終板に愛護的に椎体間高を持ち上げながら挿入可能である。この状態で椎体間高は8mmまで開大する。

f：次いでPETLIF® Oval Sleeveを挿入した後，スリーブにダイレーターを挿入したまま90°回転し，椎体間高を開大する。スリーブ単独で行うと先端がゆがむことがあるので注意する。

g：頭側椎体を持ち上げる方向に回転させる。写真の症例であれば時計回り。この状態で再度L4セットスクリューを固定する。

> **匠の奥義**
>
> スリーブが安全に挿入可能かどうかを判断するため，術前の画像評価が必須である（図5a, b）。骨棘形成などで入口部が狭小化している症例では，full-endoscopic foraminoplastyのテクニックを用い，安全域を拡大させる必要がある（図5c）。追加操作の必要がない症例を選択すれば，手術難易度は大きく下がる。

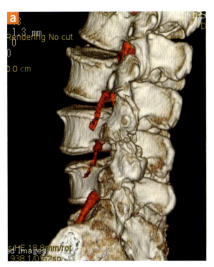
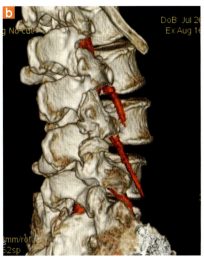

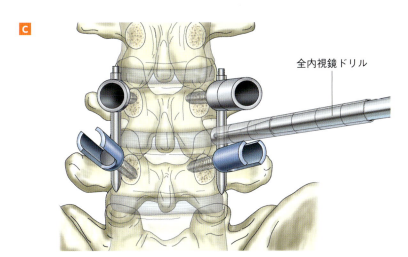

図5 術前3D腰神経根VR（Volume Rendering）画像

a, b：同一症例の左右45°斜位画像。左（a）は安全域が広くスリーブの進入路が確保できるが，右（b）は上関節突起の骨棘形成により安全域が狭小化している。PETLIFは左右どちらからでも進入可能なため，この症例では左進入を選択すればよい。

c：全内視鏡ドリルで上関節突起を削る場合でも，椎間孔や外側陥凹の除圧を目的とはしないため，神経周囲の操作を必要とせず，手技の難度は低い。

3 楕円スリーブを経由してキュレットで移植母床を作製

　ダイレーターを抜去し，椎体間に設置した楕円スリーブを経由してキュレットや脊椎用髄核鉗子を用いて椎間板の摘出を行い，移植母床を完成させる（図6a）。移植母床の状況は内視鏡下に適宜確認する（図6b，c）。楕円スリーブを経由することで，通常のオープン手技で用いるサイズの器械を使用することができ，同じ感覚で操作可能となり効率的である。移植母床作製後はスリーブを経由し，移植骨を椎体間に充填させる。

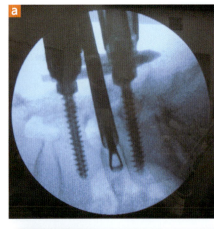

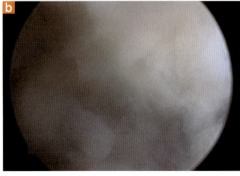
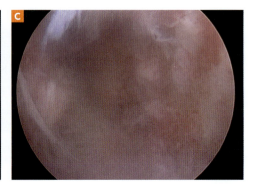

図6 移植母床の作製
a：楕円スリーブにより経皮的経路を獲得しているため，器械の抜き差しは安全かつ容易である。
b：掻爬前鏡視像
c：掻爬後鏡視像。椎体終板からの出血が確認できる。

> **匠の奥義**
> 　同様の器械を用いるとはいえ，オープン手技と比較すると椎間板掻爬の確実性は劣る。椎体間高がほぼ消失している症例では，そもそも摘出すべき椎間板組織が残存していないことが多く，移植母床の作製が容易である。逆に椎体間高が保たれている症例では，摘出すべき椎間板組織が多いため難易度が上がり，移植母床作製が不十分となりやすい。特に若年者は椎間板組織の粘性が高いため，注意が必要となる。筆者が腰椎椎間板症に対してPETLIFを施行しない1つの要因である。

4 半楕円スリーブで椎体間高を開大させたまま椎体間ケージを挿入

　楕円スリーブを一度抜去し，半楕円スリーブをダイレーターとともに挿入設置する［PETLIF® Half Oval Dilator & Sleeve（ロバート・リード商会）］（図7a，b）。楕円ダイレーター&スリーブ挿入時と同様に，短軸が頭・尾側になるよう挿入した後，最終位置に回転させる（図7c，d）。PPSシステムにより椎体間高を開大した状態を維持できているため，挿入は容易である。ダイレーターを抜去後，半楕円スリーブに沿って椎体間ケージをスライドさせて挿入設置する（図7e～g）。

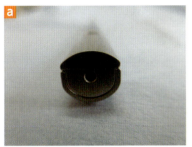
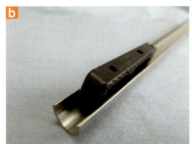
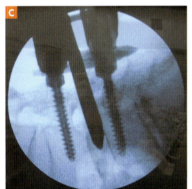
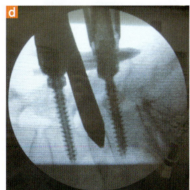
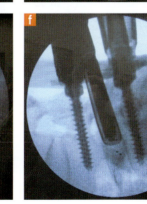
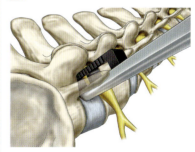

図7　椎体間ケージの挿入

a, b：PETLIF用半楕円スリーブ（PETLIF® Half Oval Dilator & Sleeve）とダイレーター（a）。椎体間ケージの頭・尾側を完全に覆う形状となっている（b）。

c：短軸が頭・尾側方向となるよう挿入する。この時点で半楕円スリーブの頂点は尾側位置とする。

d：半楕円スリーブをexiting nerve rootを保護する方向に回転させる（写真の症例では時計回りに90°回転，頂点が腹側位置）。回転させるときは頭側のセットスクリューを緩めるよう注意する。

e：半楕円スリーブ設置後，椎体間高は椎体間ケージ挿入に必要十分な高さで維持できる。

f, g：椎体間ケージの挿入

> **匠の奥義**
>
> PETLIFの開発過程で数種類のケージ挿入器を作製したが，半楕円スリーブが最終形であり，exiting nerve rootは半楕円スリーブで完全に保護できる。内側は上関節突起が壁となるため椎体間ケージ周囲を保護する必要がなく，45°の挿入角度を維持すれば脊柱管内に迷入することはない。椎体間ケージの頭・尾側を完全に覆うことができるため，挿入時の椎体終板損傷を回避でき，容易に最適位置に設置できる。

5 神経症状に対し間接除圧のみで良好な結果を獲得

椎体間ケージ設置後はPPS間にcompressionをかけ，固定術を完成させる（図8a, b）。最後に内視鏡下に進入路の出血を確認し，必要があれば止血を行う。経皮的操作であることと，FED同様に洗浄水で陽圧状態を維持しながら手術を行うため，止血操作が必要となることは少ない。出血が少量，もしくはしっかり止血ができていればドレーン留置は必要ない。

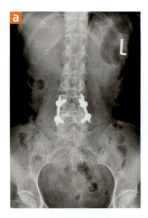
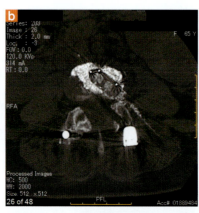
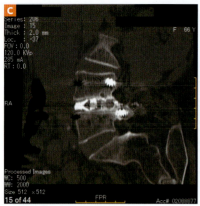
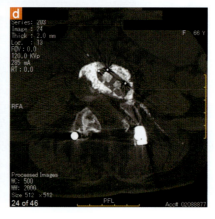

図8 症例画像

a：術後X線後面像。椎体間にcompressionをしっかりかけ，固定術完成とする。
b：術後CT横断像。椎体すべりの整復により椎間関節が離開しているのが確認できる。
c：術後1年CT矢状断像。椎体間ケージのスリット間で骨癒合を獲得できている。
d：術後1年CT横断像。術直後に生じた椎体関節の間隙も骨癒合している。

結語

①PETLIFで安全に対応できる症例を厳選すれば，低侵襲腰椎椎体間固定術のよい選択肢となる。

②進入路は左右どちらでも選択可能であり，手術は腹臥位にて行うため体位変換の必要はない。

③椎体すべりの修復や進入路の確保が不十分となった場合には，安全性を最優先としてPETLIFに固執しないことも重要である。オープン手術に容易に移行できることもPETLIFの利点である。

④間接除圧にこだわる必要もない。外側陥凹部の骨性狭窄や脊柱管の高度狭窄を有する例では，小皮切による後方直接除圧の併用も検討すべきである。後方からの大きな椎体間ケージ挿入を回避するだけでも，手術の低侵襲化を獲得できる。

Part 2　匠が伝える全内視鏡手技の奥義

腰椎椎間板症への thermal annuroplasty

眞鍋裕昭

Introduction

● 手術適応

椎間板性腰痛。

画像上ではhigh intensity zone（HIZ）をはじめとした典型的な所見が確認されない症例もあるが，確定診断のために十分な術前診察が必要である。

● 診断

椎間板性腰痛は身体所見・画像所見のみでは診断に苦慮するケースが少なからず存在するため，時に原因不明の腰痛として扱われることがある。実際に当院を受診したトップアスリート24人を解析したところ，半数の12人が椎間板性腰痛と診断された。

特徴的な身体所見として椎間板ヘルニアと異なり下肢症状はなく，典型的な症例では前屈時に椎間板への負荷が上昇することによって腰痛が増強する。画像検査においては，線維輪の断裂部にfluidが貯留し，二次性に起きた炎症性変化を反映するHIZは重要な所見であり[1]，MRI T2強調像で後方線維輪のなかに高輝度変化で描出される（図1）。確定診断には椎間板造影・ブロックは必須であり，造影による疼痛再現とそれに続くブロックによる疼痛消失を確認して椎間板性腰痛と診断する（図2）。

● 麻酔

原則として局所麻酔で行い，疼痛に応じて適宜鎮痛剤を追加する。症例によっては適度な鎮静を行うこともあるが，必ず患者が会話できる覚醒度を保つ。

● 体位

他の手技と同様に腹臥位で行い，患者が長時間の安静に耐えられるように4点支持フレームなどを用いるが，手術台は正側の透視が可能なものとする。

手術の手順

1. 刺入ポイントと皮切
2. 内視鏡設置
3. 内視鏡視、変性椎間板の切除
4. HIZ と painful annular tear の処置
5. 閉創
6. 術後後療法

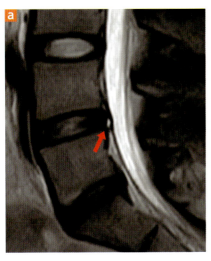 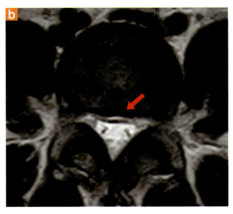

図1 MRI T2強調像における high intensity zone (HIZ)
HIZ は後方正中だけでなく外側部にも発生する。
a：側面像，b：体軸断像

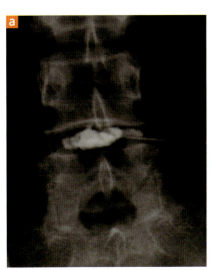 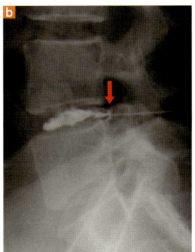

図2 椎間板造影とブロック
造影剤注入時の再現痛は重要な所見である。矢印は線維輪後方への造影剤漏出を示している。
a：正面像，b：側面像

● 術前準備

　術前に椎間板造影を行い，腹臥位にて CT を撮影することで術中に想定される適切な刺入ポイントを決定することができる（図3）。さらに MRI での HIZ もしくは CT で造影剤漏出像部位を確認しておき（図4），術中透視画像と一致させることをイメージしておく。

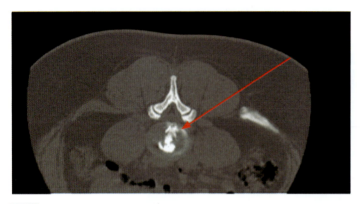

図3 椎間板造影後の腹臥位CT
術中と同様の腹臥位で撮影することで，術前計画と術中刺入位置の再現性が高くなる。

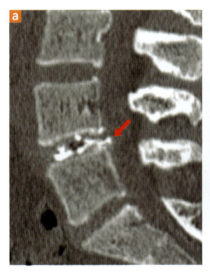
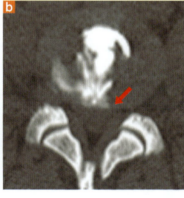

図4 椎間板造影後のCT
線維輪断裂部からの造影剤の漏出が確認できる。
a：矢状断像
b：体軸断像

匠のポイント伝授!

①手術の成否はアプローチで決まるといっても過言ではない。刺入点の変更やoutside-in法への切り替えはためらうべきではなく，結果的に患者への負担も少ない。

②術中に鏡視下にHIZが同定できないことを想定して，術前にMRIや椎間板造影CTを十分に吟味し，術中透視下における病変部位をイメージしておく。

③HIZでは炎症により神経終末が侵入しているため，疼痛が誘発されやすく，患者の訴えに注意しながら処置を進める。

手術手技

1 刺入ポイントと皮切

　全内視鏡下椎間板ヘルニア摘出術（full-endoscopic discectomy；FED）法にはいくつかのアプローチがあるが，本法ではtransforaminal approach（図5）を用いることで傍脊柱筋に対して最小侵襲で椎間板内に到達できるうえ，HIZや線維輪断裂部に対してダイレクトかつピンポイントに処置を行うことができる．さらに，局所麻酔下に行うことができるため，全身状態不良患者にも施行可能である．刺入点は手術高位によるが，正中から約6〜8cmであることが多く，術前に行った椎間板造影時の刺入ポイントを記録しておくとよい．皮切は内視鏡幅である8mmを目安とするが，横切にすることで，創部が目立たないうえに，内視鏡のハンドダウンがしやすくなるメリットがある．

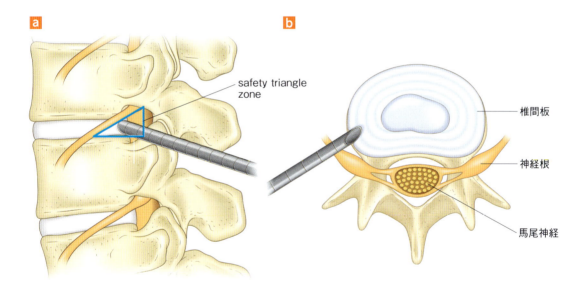

図5 Transforaminal approach
刺入時にexiting nerve rootの刺激症状がある場合は針の先端は腹側にあるため，ハンドダウンするか，刺入位置を内側に変更する．手術の完遂には正確なsafety triangle zoneからの刺入が必要不可欠である．
a：側面像
b：体軸断像

2 内視鏡設置

椎間板ヘルニアや椎間孔狭窄の合併がなければ，基本的にはinside-out法で行う。

最初に刺入部に1%リドカイン［キシロカイン®（アスペンジャパン社）］で局所麻酔を行い，筋膜，筋層，線維輪へ追加していく。続いて，ガイドワイヤーが通る径である21Gの経皮経肝胆管ドレナージ（percutaneous transhepatic cholangial drainage；PTCD）針をsafety triangle zoneから椎間板内に刺入し，透視で先端が病変部位直下の至適位置にあることを確認し，局所麻酔と造影剤，インジゴカルミン（2：1：1）を混ぜた薬液を注入する。この際に椎間板内圧が上がることで腰痛を誘発することがあるため，患者の様子を確認しながら行う。PTCD針を通してガイドワイヤーを挿入し，シリアルダイレーターを順次設置して侵入経路を拡大後にカニューラを椎間板内へ導くが，線維輪にも局所麻酔を効かせておくことで，挿入時の疼痛を軽減させることができる。Exiting nerve rootの刺激症状により直接椎間板内への内視鏡設置が難しい場合もしくは刺入後のハンドダウンが困難な場合は，前述されているoutside-in法に従い，外側からアプローチを行うか，もしくはドリルにて椎間孔を拡大することで神経根の可動域が向上し，神経根の刺激症状なく処置が可能となる。

> **匠の奥義**　術中exiting nerve root刺激症状が出る場合は，皮切を内側にずらすことで回避可能となるが，病変部位への到達が困難となる。本手技では病変部位へピンポイントで到達することが重要であり，図6のように刺入角度によって到達点はかなり異なる。至適位置からの刺入が困難な場合は無理をせずoutside-in法に変更するべきである。上関節突起の影響で術前計画角度の刺入ができない場合は，一部上関節突起の掘削が必要になることがある（図7）。椎間板内への内視鏡設置後には刺入角度が後方線維輪が観察可能な角度にあるか俯瞰で確認する。

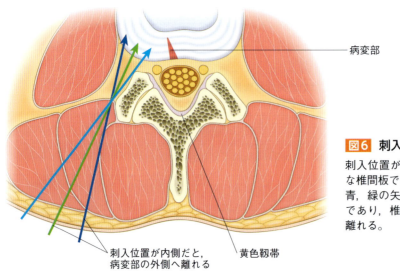

図6　刺入部位による角度の違い
刺入位置がわずかにずれると最終的な椎間板での到達点は大きく異なる。青，緑の矢印ともに刺入位置が内側であり，椎間板病変部からは外側へ離れる。

腰椎椎間板症へのthermal annuroplasty

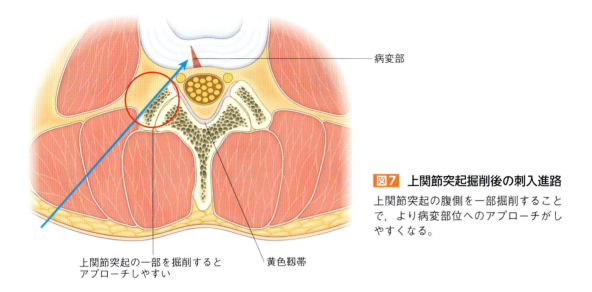

図7 上関節突起掘削後の刺入進路
上関節突起の腹側を一部掘削することで，より病変部位へのアプローチがしやすくなる。

病変部

上関節突起の一部を掘削するとアプローチしやすい

黄色靱帯

3 内視鏡視，変性椎間板の切除

　内視鏡設置後は変性椎間板や圧の高い髄核を摘出するために通常の髄核摘出操作を行う。椎間板内での処置中に突如として患者が疼痛を訴える場合は，病変部が近いサインである。その場合は周囲の組織を適宜焼灼しながらpiece by pieceに郭清していく。インジゴカルミンで染色された髄核を摘出し，手元をハンドダウンさせると後方線維輪が観察できるようになるが，この時点で鏡視下に線維輪内に発赤したHIZが確認できる症例も少なくない[2]（図8）。術中にHIZもしくはpainful annular tear[3]がはっきりしない場合は，術中透視画像での内視鏡位置と術前CT画像の造影剤漏出部を照らし合わせて処置を行う[4]。

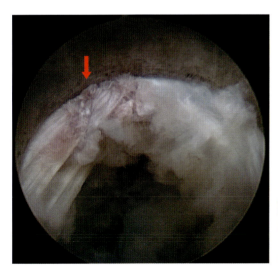

図8 内視鏡下でのHIZ
髄核を摘出し，周囲の軟部組織を除去することで，矢印で示される発赤したHIZが確認できることがある。

217

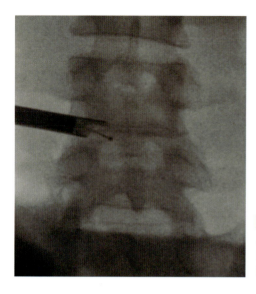

匠の奥義 術中透視で病変部位を確認する場合は，バイポーラの先端を突出させて照らし合わせることで病変部と現在の処置部を一致させるイメージをもちやすい（図9）。

図9 バイポーラによる位置確認
バイポーラの先端は球状になっているため，現在処置を行っている部位がわかりやすく，棘突起や椎弓根を指標に病変部を特定する。

4 HIZとpainful annular tearの処置

　HIZにあたる発赤部位をバイポーラの先端などで刺激すると，患者は強い痛みを訴えることが多い。その場合は，発赤部の周囲から焼灼を始め，徐々に中心部へと処置を進め，最終的に病変部全体を焼灼・凝固する。当院ではラジオ波バイポーラによる焼灼はTrigger-Flex®（elliquence社）を用いており（図10），病変部の処置のみならず止血および軟部組織の蒸散に有用である。高周波ラジオ波は2MHz〜の短波であり，高密度かつ集中的に組織へ作用させることで周囲への組織損傷を抑えることが可能となる[5]。焼灼された病変部はバイポーラの先端による刺激でも疼痛を訴えることはなく，これを確認後に手術終了とする。

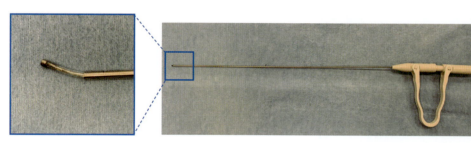

図10 Trigger-Flex®（elliquence社）
先端が丸型形状をしており面で凝固することが可能である。さらに，軽度弯曲がついているため，狭いワーキングスペースでも周囲の組織を損傷することなく，ピンポイントで処置を行うことができる。

5 閉創

術後はカニューラを通してドレーンを椎間板内に留置，皮切部を吸収糸で埋没縫合し，テープで固定する．ドレーンは手術翌日に抜去する．

6 術後後療法

手術2時間後には歩行許可としている．局所麻酔であるため，日常生活動作は術直後より可能であり，ドレーン抜去後には自宅退院することができる．

スポーツ選手については術後早期にactive stretchと体幹訓練は開始し，本格的なスポーツ復帰は術後6〜8週を目安としている．

終わりに

椎間板性腰痛は比較的活動性の高い若年者にみられる疾患であるが，現在の手術加療におけるgold standardは椎体間固定である．しかし，背筋群へのダメージ，腰椎可動性の低下，さらに長期的な経過を考えると，若年者に至適な手技とは言い難く，最小侵襲手術である本法は1つの選択肢となりうる．

文献

1) April C, Bogduk N. High-intensity zone: a diagnostic sign of painful lumbar disc on magnetic resonance imaging. Br J Radiol 1992; 65: 361-9.
2) Sugiura K, Tonogai I, Matsuura T, et al. Discoscopic findings of high signal intensity zones on magnetic resonance imaging of lumbar intervertebral discs. Case Rep Orthop 2014; 2014:245952. doi: 10.1155/2014/245952. Epub 2014 May 21.
3) Tsou PM, Alan Yeung C, Yeung AT, et al. Posterolateral transforaminal selective endoscopic discectomy and thermal annuloplasty for chronic lumbar discogenic pain: a minimal access visualized intradiscal surgical procedure. Spine J 2004; 4: 564-73.
4) Manabe H, Yamashita K, Tezuka F, et al. Thermal Annuloplasty Using Percutaneous Endoscopic Discectomy for Elite Athletes with Discogenic Low Back Pain. Neurol Med Chir (Tokyo) 2019; 59: 48-53.
5) 東野恒作, 福井嘉浩, 西良浩一. HIZ（high intensity zone）に対するthermal annuloplasty. MB Orthopaedics 2016; 29: 233-7.

Part

3

匠が伝える
MIStの
奥義

Part 3 匠が伝えるMIStの奥義

胸椎・腰椎PPSの基本手技

中野正人

Introduction

● 適応と問題点

胸腰椎における経皮的椎弓根スクリュー（percutaneous pedicle screw；PPS）は，脊椎の安定化を必要とする脊椎外傷・疾患全般に広く用いられているが，術中椎弓根穿破や術後の弛みのリスクが少なからず存在する。腫瘍病巣，感染椎体，および未治療の高度骨粗鬆症など，PPSの固定性がまったく得られないと予想される場合は原則禁忌となり，該当椎体へのPPS挿入は避ける。ひとたびPPSが椎弓根や椎体の外側，脊柱管内，中下位腰椎部の脊柱管外側凹部へ逸脱・迷入すると，矯正力の低下や重篤な臓器損傷，神経脱落症状をきたす可能性がある。

> **手術の手順**
> ❶ 皮膚マーキング・切開
> ❷ PPS挿入
> ❸ ロッド挿入
> ❹ 閉創

● 基本知識と対策

従来の観血的に行ってきたPS挿入では，三次元的・解剖学的な把握や解剖学的メルクマールを参考にした挿入点・挿入角度の決定，およびペディクルプローブの操作・手ごたえなど術者の匠の技が要求された。PPSに関しては，解剖学的な把握は変わらぬ基本事項であるが，匠の技よりも術前の画像評価・計画が最も重要であり，周辺機器や手術環境の整備によるPPS逸脱に対する安全対策が必要となる。特に高度の椎体回旋を伴う脊柱変形はPPSの逸脱の危険性が高いと考えられ，腰椎変性側弯症を例に挙げて手技のコツとピットフォールについて述べる。

● 術前準備

術前CTやMRIによる椎体回旋度の検討がポイントとなる。PPS挿入点・挿入角度，およびPPSの予定サイズ（挿入可能な最大のスクリュー長・径）を事前に決定しておく。PPSが前方や外側に逸脱した場合に問題となる大血管の位置を，事前に把握しメモしておく。特に，椎体前壁に扁平化して密着した総腸骨静脈などを見逃さないようにする。

X線透視やナビゲーションが可能な脊椎手術台，脊髄神経モニタリングシステムの準備および麻酔条件の指示を行う。各種外傷・疾患に適したPPSシステムを選択・準備するが，現行の各社PPSはほとんどの症例に適応可能となっている。

匠のポイント伝授！

①正確な透視像の獲得が最も重要である。そのためには術者が術前に画像を評価し，把握して計画を立てるとともに，透視担当スタッフにスムースに必要な画像を出してもらえる準備がポイントとなる（図1〜5）[1]。

②術者は放射線防護服以外に被ばく防御のグローブやゴーグルを装着することが望ましいが，透視中は鉗子などを用いて照射野に手を入れない技術・習慣を身に付けることが肝要である。

③皮膚・筋膜切開後，指先の感覚で解剖学的メルクマール，特に椎間関節，横突起，椎弓外縁，および肋骨などの骨性メルクマールを触知して挿入点を確認できるようになることで，骨髄生検針や中空プローブを短時間でスムースに挿入できるようになる。

手術手技

  皮膚マーキング・切開

　各椎体の正確な透視像下に皮切位置のマーキングを行う。通常前後像での椎弓根外縁から一横指外側が皮切の内縁となるが，肥満の場合や下位腰椎部などさらに外側となる場合があるため，術前のCTで目安を付けておく。

　横切開および縦切開が一般的であるが，皮膚割線に沿った横切開のほうが術後の瘢痕形成が少なく，周囲軟部組織の血流への影響が少ない。ただし，下位腰椎などで挿入部位が極端に近くなる場合や，同部から同時に除圧術やケージの挿入を行う場合は，長めの横切開にするか連続した縦切開で行う。PPS挿入後に脊柱の矯正を行う場合，矢状面方向の前・後弯の矯正では縦切開が行いやすい。ロッドの挿入部位も通常最頭・最尾側のPPS挿入部の横切開で問題ないが，long fusionでは別に縦切開を行うか，筋膜を縦切開したほうが挿入操作は容易である。

2 PPS挿入(図1〜4)

　X線2方向透視下に，骨髄生検針や中空プローブを用いてガイドピンを刺入する。もしくはナビゲーションガイド下にガイドワイヤーやドリル，PPSを直接椎弓根に挿入する。

　挿入は通常頭側から左右両側のPPSを挿入していくが，個々の椎間ごとのtrue AP反転imageで椎弓根内側縁ぎりぎりまでプローブを進めて，胸椎部や腰椎部などに分けてまとめてプローブを挿入する。続いてX線透視を側面像とし，各椎間のtrue lateral imageでのプローブの深さが椎体後縁のわずかに前方に位置していることを確認し(図4)，次に椎体中央まで進めたうえでガイドワイヤーを刺入する。側面透視下に順次頭側より決定したサイズのPPSを挿入していく。この際，助手はガイドワイヤーの引き抜けや椎体前方への迷入がないか，直視と触診でチェックを行うことで無駄なX線被ばくを回避する。

　骨粗鬆症が高度な症例では，ガイドワイヤーが容易に椎体前方へ逸脱しうる。タップやPPS挿入の際には十分注意し，助手のサポートや透視での確認をこまめに行う。前方逸脱しにくいガイドワイヤー[S-wire(田中医科器械製作所)]が開発され，使用可能である。

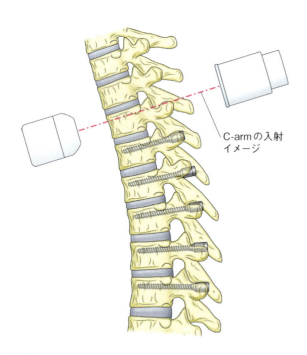
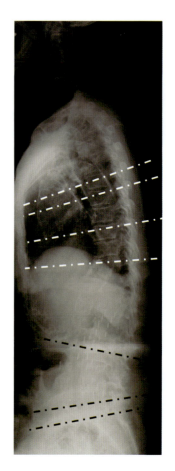

図1　C-armセットアップと操作の重要性
多椎体でtrue AP imageを得るためには，まず側面像で図のように各椎体のC-arm照射傾斜角度を把握し，マーキングしてから正面像を確認する。CTによる事前のC-arm設置角度の表や抽出画像を作っておくと，手術室スタッフとのチームワーク，および手術進行が順調となる。

胸椎・腰椎PPSの基本手技

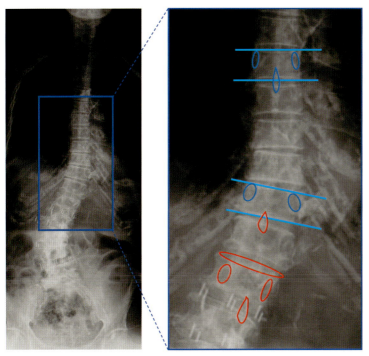

図2 True AP & lateral imageの認識が最も重要！

原則は，終板を一本線＆平行にすることである。椎弓根は椎体の上半分に位置し，左右対称かつ棘突起は椎弓根の中央に位置するようにするのが重要である。ただし高度の回旋を伴う側弯症や椎体骨折後の変形椎体では，これに当てはまらないことがあり，術前CT評価・認識が重要である。青線は true AP image であり，赤線の椎体では正確な正面像が得られていない。

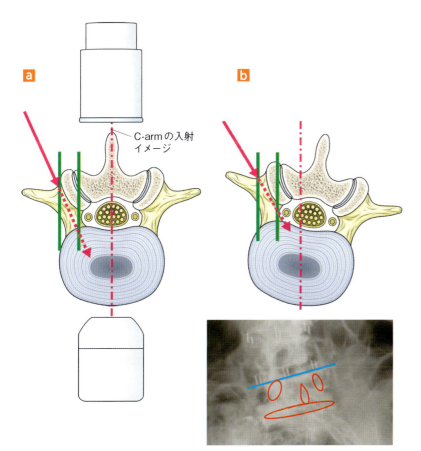

図3 椎体の回旋に注意！

軸射像での椎弓根スクリューの挿入開始点（赤矢印）は，前後像の椎弓根外縁（緑線）となる（b：not true AP image）。椎体回旋に気付かないと，最小侵襲手術（minimally invasive surgery；MIS）手技における狭斜位の経皮的椎弓根スクリュー（PPS）挿入では脊柱管内迷入の危険性が高くなる。逆に対側の挿入では挿入角度が浅くなると椎体側方への逸脱や，椎弓根・椎体・横突起骨折を起こすリスクが高くなる。

225

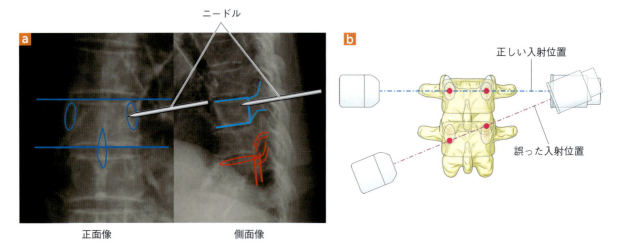

図4 C-armセットアップと操作，およびtrue AP & lateral imageの認識の重要性

側面像では上下終板および椎体後縁を一本線にする！ 左右の椎弓根が重なり合うように（**b**の赤線では椎体に対し正確な側面像が得られていないため，C-armの首振り角度を改めて調整する必要がある）C-armをセットアップする。**a**に示したニードル像のようにtrue AP反転imageで椎弓根内側縁ぎりぎりまでプローブを進め，次に側面像として各椎間のtrue lateral imageでのプローブの深さが椎体後縁のわずかに前方に位置していることを確認する。

3 ロッド挿入

ロッド挿入やその他のアンカー補強手技に関しては，MIS-longに関する他項を参照されたい。

4 閉創

通常，椎弓切除などの除圧を同時に行う場合を除きドレーンは不要であるが，手技中は充填タイプのタンポンガーゼで随時圧迫止血を行い，洗浄後，閉創前に可及的に出血部の凝固止血を行う。筋膜，皮下・真皮を抗菌吸収糸で縫合する。

> **匠の奥義**
>
> 腰椎変性側弯症例にPPS挿入を計画した症例に対し，術前CTにより椎体回旋角度の測定を行い，術中のX線透視角度，および手術台の回旋傾斜角度を事前に決定し，X線透視用の簡易表を作成する（図5e）。術直前の皮切部マーキングの際に透視担当スタッフが実際に微調整した角度を，操作用簡易表に訂正・記入して透視時に使用する[1]。

胸椎・腰椎PPSの基本手技

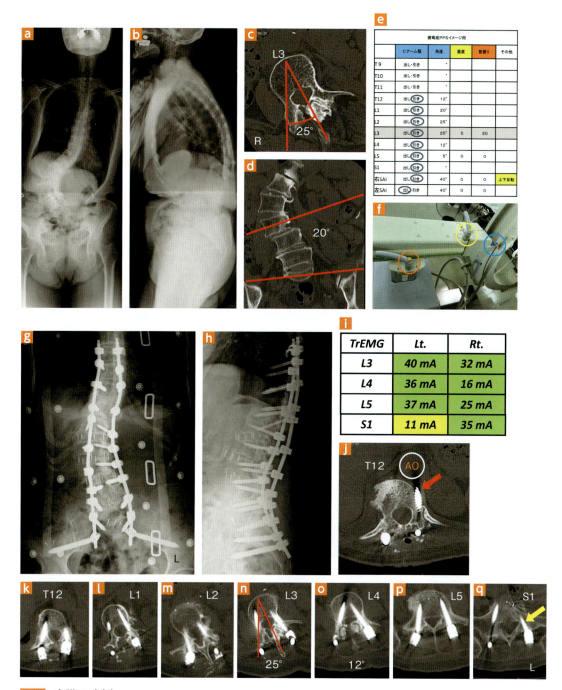

図5 実際の症例

74歳，女性。変性後側弯症による姿勢異常，逆流性食道炎および腰下肢痛による腰痛性跛行に対し，2期的な脊柱再建手術を行った。術前椎体回旋および傾斜角度に合わせC-armの角度を調整し，透視下にPPSを挿入した結果，回旋の強い腰椎レベルにおいても術中のTrEMGは異常値を示さず(i)，術後CT画像(j～q)において正確にPPSが挿入されている。T12左側のPPSは外側逸脱しているが(j矢印)，術中モニターやX線像では察知できなかった。術前計画で短めのPPSを選択していたため，大動脈などの重要臓器には干渉していない。

a, b：術前X線正・側面像
c, d：CT横断・冠状断像にて術前計画を行い，手術室に提示した。
e, f：X線透視担当スタッフのための操作用簡易表(e)。手術室，透視装置に提示し，手術スタッフとの円滑な手術進行を可能とした。C-armの各操作レバーの色分け(f)に応じて表も色別の表示にしてわかりやすくしている。
g, h：術後X線正・側面像，i：術中のTrEMGの数値，j～q：術後CT横断像

227

手技のコツとピットフォール

● 安全対策

　安全対策として，絶縁処理を施したタップデバイスを用いたTrEMGを測定し，PPS安全挿入手順に従い手術を行う（図6, 7）[1,2]。

　PPS挿入前のタップの際に刺激用クリップを装着してTrEMGを測定する。TrEMGの測定は，NVM5™神経モニターシステム（NuVasive社）を用いる。NVM5™システムのダイナミックモードでは11mA以上で緑色（椎弓根壁の破損の可能性は低い），7

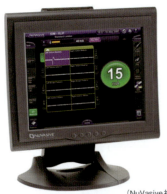

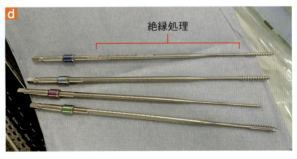

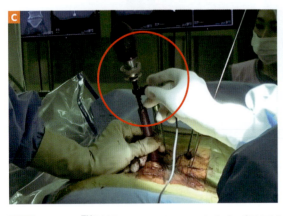

（NuVasive社より提供）

閾値	色	
≧11mA	緑色	breach unlikely（椎弓根壁の破損の可能性は低い）
7〜10mA	黄色	possible breach（椎弓根壁の破損の可能性あり）
6mA≧	赤色	breach likely（椎弓根壁の破損の可能性がきわめて高い）

図6 NVM5™神経モニターシステムおよびTrEMGモニタリング評価表

TrEMGの測定はNVM5™神経モニターシステム（a）を用いる。NVM5™神経モニターシステムのダイナミックモードでは，11mA以上で緑色（椎弓根壁の破損の可能性は低い），7〜10mAで黄色（椎弓根壁の破損の可能性あり），6mA以下で赤色（椎弓根壁の破損の可能性がきわめて高い）の表示と警告音を発するように設定されている（b）。PPS挿入時にタップに刺激用クリップを装着し（c丸印），TrEMGを測定する。通常のタップ操作時にモニタリングが即時可能であり，非常に短時間で新たな侵襲を要しない。

a：NVM5™神経モニターシステム
b：NVM5™神経モニターシステムのダイナミックモードでの設定
c：絶縁処理を施したタップデバイスを介しての刺激中の写真
d：シャフト部分を絶縁処理したタップ

～10mAで黄色(椎弓根壁の破損の可能性あり)，6mA以下で赤色(椎弓根壁の破損の可能性がきわめて高い)の表示と警告音を発するように設定されている．通常のタップ操作で即時にモニタリング可能であり，新たな侵襲や時間を要さない．

タップデバイスを用いたTrEMGの結果が緑色の場合は，そのままPPSを挿入する．黄色の場合は骨髄生検針に入れ替え，再度X線2方向透視下に確認を行い逸脱が明らかであれば，ガイドピンから入れ直し，外側逸脱などで臨床的に問題なしと判断されればそのまま挿入する．赤色の場合は逸脱の可能性が高く，タップ先や骨髄生検針を逸脱部に残したまま新たに透視下に骨髄生検針を刺入し直し，タップデバイスによるTrEMG測定を再度行う．

TrEMGモニタリングは，PPSの椎弓根穿破に関して特異度はきわめて高いが感度は高いといえないので，通常の安全対策・確認を併用する．PPSの腰椎椎弓根外側逸脱やPPSによる椎弓根骨折はTrEMGで陽性となりうるため，PPSの固定性低下の危険信号としても有用であると考えられる．

● 側臥位PPS手技

側方進入前方固定術後のPPS挿入や円背を伴う強直性脊椎骨折に対するMIStにおいて，側臥位でのPPS挿入は有効な手技である．腹臥位時の手順と同様に行うが，X線透視，ワーキングスペースの確認および清潔操作のためのドレーピングを行う．コツは通常よりも背側寄りで，わずかに前方(伏臥位方向へ)回旋した側臥位にすることで，ベッド側のPPS挿入のワーキングスペースを確保してベッドと干渉しないようにすることであるが，その際も正確な2方向画像がPPS挿入椎体ごとに得られるか確認

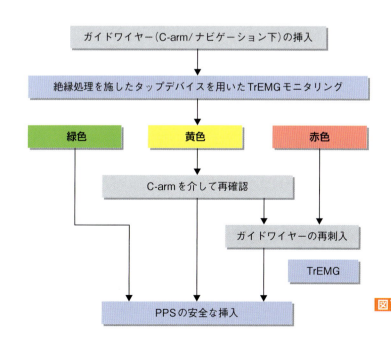

図7 TrEMGを用いたPPSの安全挿入手順

する。特に金属製のフレームが手術台側方に設置されている場合は，この体位で側面像に干渉しやすくなるので注意を要する。

　ドレーピングは現在，側面透視用の透明なビニール製のドレープが販売されているが，肩関節手術などでのドレーピングを参考に清潔野を確保する。

　側方経路腰椎椎体間固定（lateral lumbar interbody fusion；LLIF）後にPPS固定を行う場合は，透視下に側屈を調整して冠状面アライメントを確認後，PPS固定を行う。側臥位の手術時間が延長されるため，腓骨神経麻痺やテープなどによる皮膚障害，褥瘡に注意する。ナビゲーションを用いる場合は腸骨採骨部か後上腸骨棘にリファレンスフレームを立てるが，その際も確認のX線撮影と干渉しないように設置する。

● S1のPPS挿入は寸止めで

　仙骨翼の部分は最も骨質が脆弱であり，PPSの固定強度は期待できない。S1挿入手技については観血的なPS挿入と同様に，固定性を得るためには仙椎上縁中央の硬化部（岬角）を貫くことが望ましい。ただし，前方には大血管や腸管が存在する場合があり，PPSで椎体前方を貫くと容易にガイドピンが前方へ迷入する危険性が高くなる。そのため，目標のスクリュー長まで透視下に細めのタップでステップバイステップに深くしていき，ガイドピンの触診で前方の骨の抵抗がなくなればタップを終了する。寸止めテクニックがPPSでの匠の技である。挿入点と挿入角度およびスクリュー長・径をCTで決定する際，後方腸骨稜内側の骨切除を追加するか否かを事前に決定しておく必要がある。

● 胸椎PPS挿入にはgroove entry technique（GET）が有効！

　椎弓根の横径が小さい場合が多く，側弯症などではスリット状の椎弓根となり髄腔が存在しないこともあり，これまでPSの挿入を避けるか，外側からoutside-inでの挿入を行ってきた。Ishiiら[3]が開発したGETは固定性に優れ，脊柱管内への誤挿入をしにくく，PPS頭部が通常より深く挿入されローブロファイルとなるなどの利点があり透視下の胸椎PPS挿入に適した手技である。コツは指先で挿入点となる横突起基部頭側，肋骨頸部，椎弓根外側の交差する谷間を触診剥離し，プローブを滑り込ませる要領である（図8）。注意する点は椎体外側逸脱であり，椎体回旋の方向に注意し正確な透視を行いプローブやガイドピンなどの骨の抵抗，感触を参考に逸脱を回避し，PPS先端の肺臓器や大血管との緩衝を避ける。脊髄神経モニターを併用すべきであるが，神経根のモニターは難しくモニターによる神経損傷回避やPPS逸脱の感知は難しいのが現状である。

胸椎・腰椎PPSの基本手技

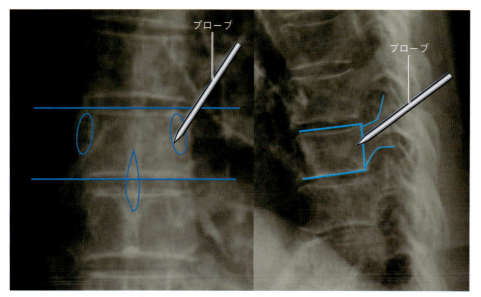

正面像　　　　　　　　　　　側面像

図8 Groove entry technique (GET) による胸椎PPS挿入法[3]

プローブの進入角度は斜め内側下方で椎弓根内縁に先端が達したときに側面像で椎体後方に位置していることを確認するのは腰椎部PPS手技と同様である。

文献

1) 中野正人, 野上重治, 田村　嵩, ほか. PPS をより安全に挿入するための工夫：術前計画と術中の神経モニタリングによりPPS逸脱を回避し得た実際の症例. J Spine Res 2019；10：1202-7.
2) 野上重治, 八野田　純, 小林賢司, ほか. 経皮的椎弓根スクリュー(PPS)刺入時における誘発筋電図(TrEMG)の有用性. J Spine Res 2018；9：1277-80.
3) Ishii K, Shiono Y, Funao H, et al. A Novel Groove-Entry Technique for Inserting Thoracic Percutaneous Pedicle Screws. Clin Spine Surg 2017；30：57-64.

Part 3 匠が伝えるMIStの奥義

腰椎変性疾患：MIS-TLIF

鈴木亨暢

Introduction

　近年，手術法・器械の発展とともに脊椎手術の低侵襲化が急速に進んでいる．低侵襲経椎間孔的腰椎椎体間固定術（minimally invasive surgery-transforaminal lumbar interbody fusion；MIS-TLIF）はその代表となる基本手術手技であるが，各施設でさまざまな創意工夫がなされ，皮切1つをとっても術者によって異なる．
　本項では，筆者が行っている方法を中心に概説する．

● 適応と禁忌

　原則的には，一般的な腰椎後方椎体間固定術の適応疾患と同様である．主には不安定性を伴う腰部脊柱管狭窄症および腰椎すべり症（図1），椎間孔狭窄症例，重度の腰痛を有する腰椎椎間板症症例，複数回の再発をきたして支持性が破綻している腰椎椎間板ヘルニア例などである．

手術の手順
L4/5 MIS-TLIF，左進入
❶ 皮切
❷ 椎弓の展開
❸ 除圧および進入側椎間関節の切除
❹ 椎間板切除と椎体間固定
❺ PPSの挿入とロッド固定
❻ 閉創
❼ 後療法

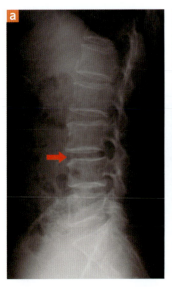 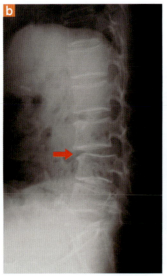 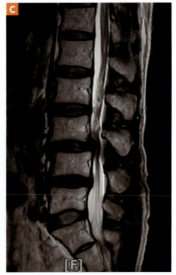

図1 不安定性を有するL3すべり症に伴う腰部脊柱管狭窄症の1例
前屈位にてL3すべりの増強とともに局所後弯が生じ，同部位での不安定性を示している（矢印）．
a：X線側面像中間位，b：X線側面像前屈位，c：MRI T2強調矢状断像

腰椎変性疾患：MIS-TLIF

　不安定性の定義は諸説あるが，筆者らの施設では前方・後方すべりの場合，動態撮影にて3mm以上のすべりの増強，5°以上の後方開大角，10°以上の椎間可動角を有するものを不安定性ありと定義している。また，側方すべりでは立位・臥位にて3°以上の楔状角の変化，もしくは3mm以上の側方すべりの増強がある場合に不安定性ありとしている。すべりがあっても，椎間板高の低下に伴い安定している症例は除圧術を検討する。また，多椎間にわたる高度の側弯がある症例などでは，その一部だけがmalalignmentで固定されると術後早期に新たな問題点が生じるため，安易に1～2椎間のshort fusionを行うべきではない。

　変形の矯正が主目的となる高度すべり症や変性後側弯症例では，両側の椎間関節切除や十分な前方解離が必要となるため適応外となる。

　活動性の局所感染を有する症例は禁忌である。

● 麻酔

　全身麻酔で行う。

● 手術体位

　4点支持フレームを用いて腹臥位で行う。腹圧が十分逃されていることを確認することが重要である。

● 術前準備

　術前にCTなどの画像にて椎弓根の横径・方向と椎体の形状を確認し，使用する椎弓根スクリューの径と長さを想定しておく。また椎間の高さや角度，ならびに終板損傷・椎体骨折の有無を確認し，設置するケージのサイズ・設置位置なども想定しておくとよい。

匠のポイント伝授！

①MIS-TLIFは小侵襲であるがやはり固定術であり，すべり症があるからといってむやみに行うべきではない。不安定性を有する前・後・側方すべり症や椎間孔狭窄症例が良い適応となるが，高度の後側弯を有する症例への適応は慎重に決定する。

②左右2本の皮切とし，一方の皮切では中央（除圧・椎体間固定用）と外側（スクリュー刺入用）の2カ所で筋膜切開を行う。椎間の楔状化が強い場合には必ず凹側より椎体間固定を行う。

③椎体間固定に2個のボックスケージを使用する場合には，ケージの送り込みにディスクスペーススプレッダー（2本）を使用するとよい。

④スクリュー刺入時には十分に正面と側面の透視画像を確認し，プローブ先端がどこにあるかを三次元的に把握することが重要である。

⑤一つひとつの作業を丁寧に，そして確実に行うことが，手術の完成度だけではなく手術時間の短縮にもつながる。

L4/5 MIS-TLIF，左進入

手術手技

1 皮切

L3-5レベル正中から1横指外側に皮切（約5cm）を置く（図2）。これは，同一皮切から筋膜を2箇所切開して椎間固定と経皮的椎弓根スクリュー（percutaneous pedicle screw；PPS）挿入を行うためである。

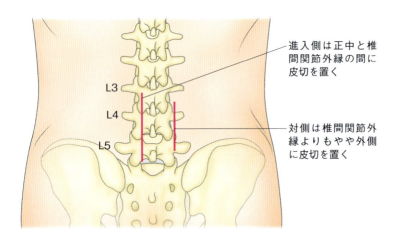

図2 左側から除圧および椎体間固定を行う際の皮切の位置

左（進入側）は棘突起列と椎間関節外側縁の中央で，L3の椎弓峡部からL4/5椎間関節の下縁までの皮切を置く。右側の皮切は経皮的椎弓根スクリュー（PPS）挿入のための皮切であり，椎間関節外側縁かそのやや外側でL4横突起上縁からL5横突起下縁までとし，左側よりも短い皮切となる。

進入側は正中と椎間関節外側縁の間に皮切を置く

対側は椎間関節外側縁よりもやや外側に皮切を置く

> **匠の奥義**　椎間の楔状化が強い場合には必ず凹側より進入する。凸側より進入してしまうとケージの送り込みが難しく苦労することとなる。

2 椎弓の展開

皮切設置後，筋膜は正中で切離し，多裂筋の付着部を切離して椎弓を展開する。片側進入で除圧を行う場合には左側のみを展開し，正中より除圧する場合には両側を展開する。両側を展開する場合でも，右側の展開は最小限でよい。進入側は椎間関節の外側縁が見えるように展開する。

3 除圧および進入側椎間関節の切除（図3）

除圧

　片側進入，両側進入どちらの場合も，除圧は必ず中央より行う．両側進入の場合はリウエルなどで棘突起の尾側半分を切除する．棘突起を切除しすぎると椎弓スプレッダーをかける際に棘突起が折れてしまうので注意が必要である．黄色靱帯の頭側縁まで中央の椎弓が切除できたら，尾側・背側の黄色靱帯を切除して尾側椎弓の部分椎弓切除を行って硬膜を確認する．次いで，対側の除圧を行う．両側進入の場合には通常のmedial facetectomyを行う．片側進入の場合にはベッドを対側が下となるように回旋させ，顕微鏡やヘッドライトを使用して深部を照らしながら，黄色靱帯が付着する部分の骨を掘削して対側を除圧する．この際，黄色靱帯が基本的に腹側にあり硬膜を保護していることを確認しながら行うのが重要である．

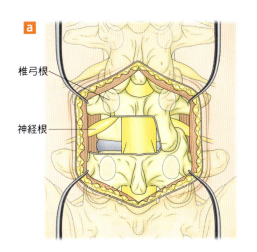
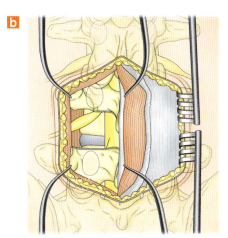

図3　両側進入および片側進入の場合の後方除圧と椎間関節切除
a：両側進入による除圧
b：片側進入による除圧

　片側進入の場合，神経ヘラを黄色靱帯と骨の間に挿入し，方向を確認しながら除圧すると方向の誤認を防ぐことができる．

進入側の椎間関節切除

　対側の黄色靱帯付着部が剥離できたら，進入側の椎間関節切除を行う．L4下関節突起はL4椎弓根の下縁で切離するのが理想ではあるが，L4椎弓根下縁の確認は難しく，通常は椎弓峡部にて切離することとなる．L4下関節突起を切除したら，L5上関節突起に付着する黄色靱帯を剥離し，黄色靱帯を一塊に切除する．次いでL5椎弓根の上縁を神経ヘラなどで確認し，同レベルで上関節突起を切除する．上関節突起の外縁には

多数の筋肉が付着しており血管も豊富であるので，丁寧に剝離・止血しながら骨片を摘出する．

この段階で椎間孔から椎間板が確認されることとなるが，静脈叢からの出血もしばしばみられる．コットンシーツや止血材などでいったん出血部をパッキングしておき追加除圧を行うと，時間のロスと出血を防ぐことができる．

　この一連の操作で得られた局所骨は移植骨として使用する．エアトームを多用すると得られる骨が少なくなるため注意が必要である．またスタッフの数が少ない場合には，軟部組織と骨組織をしっかり分離しながら摘出すると移植骨準備に時間をとられることが少ない．

4 椎間板切除と椎体間固定（図4）

椎間板切除

椎弓スプレッダーをかけて椎間を広げてから操作に入る．硬膜管とL5神経根に気をとられがちだが，見えている椎間板の頭側にはL4根が走行することを念頭に置かなければならない．

硬膜管とL5神経根を少し内側にretractし，中央から左側の後方線維輪を切除してTLIFのポータルを作製する．椎間板をコブエレベーター，リングキュレット，髄核鉗子を用いて切除する．特に硬膜管前方の椎間板をしっかり切除することが，ケージの送り込みには重要である．椎間板切除は十分行われる必要があるが，椎間板腔を逸脱するルートができてしまうとケージの前方や側方への逸脱を引き起こす元となる．椎体の前縁がどの辺りにあるかを意識しながら椎間板切除を行うことが重要である．また，骨粗鬆症を有する患者ではリングキュレットで力をかけすぎると骨性終板を損傷し，ケージ沈み込みの原因となるため注意が必要である．

　TLIFは硬膜管をあまりretractしなくても可能であるが，筆者はあえて硬膜管とL5神経根を少し内側にretractしてポータルを作製するようにしている．これは極端にケージが進入側に寄ることがないようにするためである．

腰椎変性疾患：MIS-TLIF

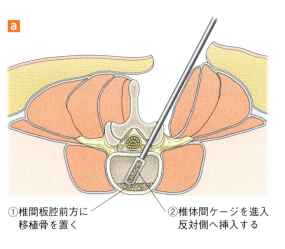
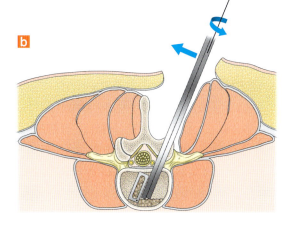

①椎間板腔前方に　　②椎体間ケージを進入
移植骨を置く　　　　反対側へ挿入する

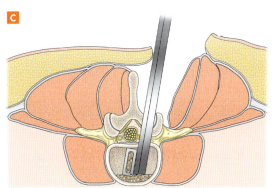
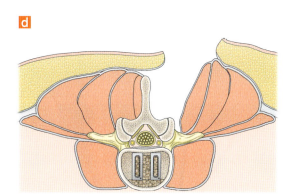

図4　椎体間固定

椎間板腔前方に移植骨を充填した後，1つ目のケージを斜めに挿入する（a）。ケージのドライバーをはずした後，ケージに沿わすように2本のディスクスペーススプレッダーを挿入し（b），外側のスプレッダーを回しながらケージ側のスプレッダーを立てていくと，ケージが矢状面方向に起きてくる（c）。再度骨移植をケージ間に行い，2個目のケージを設置する（d）。

ケージの挿入・設置

　ディスクスペーススプレッダーを用いて挿入するケージのサイズを決定したら，椎間板腔前方に骨移植を行う。次いで移植骨を充填したケージを進入側の対側に向かって斜めに挿入し，把持器からはずした後に対側へ送り込みながら矢状面方向にケージを立てる。この際，ケージポジショナーを使用してもよいが，ディスクスペーススプレッダーをケージの進入側に2本挿入し，手前のスプレッダーを横に倒しながらケージ側のスプレッダーを立てていくとケージのコントロールが容易である。1つ目のケージが設置できたら，2つ目のケージを挿入する前に再度骨移植を行い，さらにスプレッダーを挿入してしっかりとスペースを確保したうえで，2つ目のケージを設置する。

5　PPSの挿入とロッド固定

　左（進入）側は同一皮切から椎間関節の外側に別の筋膜切開を行い，Wiltseのアプローチに準じて，多裂筋と最長筋の筋間を展開する．右（非進入）側は椎間関節外側に皮切（1椎間の場合約3cm程度）を置き，同様に多裂筋と最長筋の筋間を展開する（図5a）．非進入側はスクリュー1本ごとに皮切を置いてもよいが，1椎間の固定であればかえって皮切を1本にして筋間から挿入したほうが組織ダメージが少なくロッド設置も容易である．

　イメージの正面像（図5b）を挿入しようとする椎体にしっかりと合わせ，椎弓根影の外側縁からJプローブ（田中医科器械製作所）あるいはJamshidi™骨髄生検針を刺入して椎弓根内側縁まで進める．内側縁に到達したら，イメージを側面方向（図5c）に切り替え，Jプローブ骨髄生検針の先端が椎体内に入っていることを確認する．椎体内に達していない場合には刺入方向が内側へ向きすぎているため，再度正面像を見て刺入し直す（図5b）．この操作を怠るとスクリューの逸脱や神経損傷につながるため，

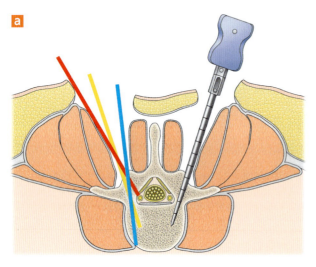

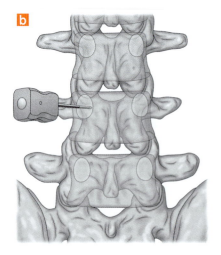

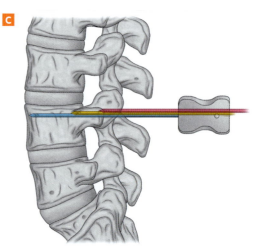

図5　PPSの挿入

a：アプローチ

b，c：Jamshidi™骨髄生検針刺入時の術中イメージ正・側面像．正面像（b）にて椎弓根内側縁に針先が当たるまで進めた際に，側面像（c）に切りかえ椎体後壁に達していなければ（赤線）内側へ振りすぎであり椎弓根内側を穿破する可能性が高く，刺入し直す必要がある．椎体後壁を越えていれば（黄線，青線）基本的に問題はないが，椎体前方に行きすぎている際には内側への振りが足りないおそれがある．

面倒でも正面像をきちんと見直すことが重要である。

　Jプローブの内針を抜いてガイドワイヤーを刺入する。ガイドワイヤーの先端をJプローブ先端よりも少し進めて海綿骨にかませてから，外筒を抜く。この際，ガイドワイヤーが一緒に抜けないようにしっかりと把持しておく。ガイドワイヤー越しにオウル・タップを行い，スクリューを挿入する。この一連の操作でガイドワイヤーが深部に進んでいくと，内臓や血管損傷につながる可能性があるため注意が必要である。

　ロッドを挿入して椎間に適度な圧迫力をかけてロッドを固定する。スクリューで過度な圧迫力をかけると，スクリューの弛みやカットアウトにつながるので注意する。

6 閉創（図6）

　創部を洗浄し，ケージが安定していることを再確認する。筆者は両側進入した際には余った移植骨を対側の椎間関節に移植し，facet fusionも同時に行っている。

　洗浄後，進入側から椎弓後面にドレナージチューブを留置してlayer to layerに縫合する。外側の筋膜縫合では，広背筋腱膜と腰背筋膜の2層の膜に気を付けて縫合することが重要である。

7 後療法

　原則的に術翌日から離床し，ドレーンは24時間で排液量が100mL以下となれば抜去している。外固定として3カ月程度硬性コルセットを使用する。硬性コルセットはfittingが不良だと患者が装着しなくなるため，繰り返し装具士にfitting調整を依頼している。骨癒合が得られるまでの期間はスクリューのbackoutやケージ沈下を防ぐため，股関節での屈曲は構わないが腰椎で前屈しないように注意を促している。

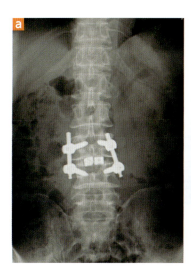
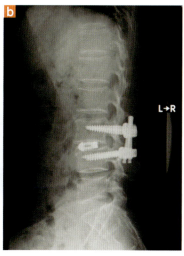

図6　術後X線像
a：正面像
b：側面像

Part 3　匠が伝えるMIStの奥義

腰椎変性疾患：CBT法

海渡貴司

Introduction

● 適応
固定術が必要となる腰椎変性疾患。

● 実施困難症例
椎間関節骨棘形成が著明である症例，広範囲椎弓切除後の再手術症例，椎体の回旋変形が強い変性側弯症例。

● 麻酔・手術体位
通常の腰椎手術に準ずる。

● 術前スクリュー挿入計画
3D DICOM data viewerを用いて，冠状断，矢状断，前額断でスクリューの挿入経路を確認し，スクリューが椎体・椎弓根外に逸脱しない経路を選択する。挿入点はpars interarticularisの外縁と関節窩の中央の隆起した部分となる（図1）ことが多い。ここから，矢状面では椎弓根尾側の皮質骨を貫通して椎体中央に至る経路を選択する。

手術の手順
1. 皮切と展開
2. スクリュー挿入点の同定とスタートホールの作製
3. ドリリング，タップ，スクリュー挿入
4. ロッドとの連結
5. 患者適合型スクリューガイドを使用する場合

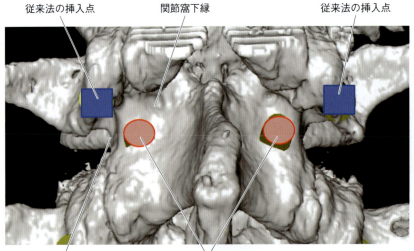

図1 Cortical bone trajectory (CBT) 法スクリュー挿入点

Pars interarticularisと上関節突起関節窩の中央にある峰のように隆起した部分が挿入点である。外頭側に位置する従来法椎弓根スクリュー挿入位置からは1cm程度離れている。

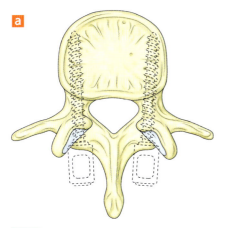
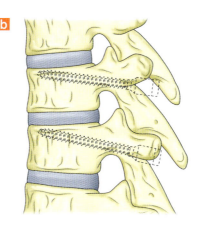

図2 術前計画
横断面では約5°の外側向き，矢状面では20°頭側向きに挿入し，スクリュー先端が椎体中央を越えるように計画する（スクリューの長さは平均40mm程度）。
a：横断面
b：矢状面

> **匠の奥義**
>
> Cortical bone trajectory (CBT) 法では，スクリュー計画が非常に重要となる。前述した挿入点から椎体中央より前にスクリュー先端が届くように，頭側への打ち上げ角は約20°にとどめる。また，冠状面で5°程度外側に向かう計画を立てる。この経路で計画を立てた場合，椎体内のスクリュー貫通距離は40mm程度となる[1,2]（図2）。

匠のポイント伝授！

① 従来法椎弓根スクリュー挿入に関連する問題である，スクリュー挿入のために椎間関節外側までの展開が必要であること，挿入経路が海綿骨で構成されるため骨粗鬆症症例で固定力が著しく低下することを回避できる方法として開発された。

② スクリュー挿入経路は従来法が海綿骨で構成されるのに対し，CBT法では皮質骨で構成されるため，従来法より短く細いスクリューを挿入しても高い固定性を得ることができる。

③ スクリューの挿入方向は約20°頭側に打ち上げ，5〜10°外側に向かう方向となる。

④ 挿入経路の自由度は非常に少ないため術中透視の併用は必須であり，スクリュー挿入ガイドを併用することで正確なスクリュー挿入と透視による被ばく低減が可能となる。

⑤ スクリュー先端で椎体外側，椎弓根レベルで椎体内側の骨外に穿破するリスクがあることを常に念頭に置く。

手術手技

1 皮切と展開

　頭側へ打ち上げる挿入経路をとることから，皮切は従来法椎弓根スクリューよりも尾側からの挿入となる．具体的には，固定頭側椎体の棘突起頭側から固定尾側椎体の棘突起尾側を指標とする．1椎間固定では5～6cmの皮切で手術が可能であるが，正確なスクリュー挿入による確実な固定が第1の目的であり，小さな皮切にこだわりすぎてはいけない（図3）．

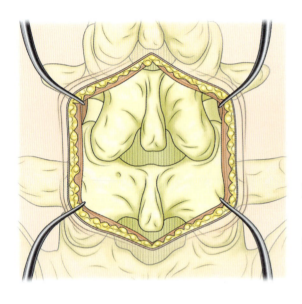

図3 CBT法でのposterior lumbar interbody fusion(PLIF)における皮切

頭側棘突起上端から尾側棘突起下端までを目安にする．従来法椎弓根スクリュー挿入と比べて頭側の皮切は短縮される．

2 スクリュー挿入点の同定とスタートホールの作製

　挿入点はpars interarticularisの外縁と関節窩の中央の隆起した部分となる（図1）．椎弓の外縁と上関節突起の関節窩を触れ，その中点を挿入点とする．

　挿入点は皮質骨で形成されており，従来法椎弓根スクリューと同様にオウルで挿入点椎弓を作製することはできない．また，pars interarticularis部分は峰のように隆起しており，骨孔を作製する部位は意図した部位から外側にずれやすいことを意識する．直径2mmのハイスピードドリルバーを用い，計画した部位に5mm程度の深さの骨孔を作製する．

242

3 ドリリング，タップ，スクリュー挿入

骨孔作製後は2.5mm径トラウマ用ドリルを使用し，挿入点から椎弓根部を貫通して抵抗が減弱するまでドリリングを行う。このとき，椎弓根尾側皮質骨に押されて経路が頭側に向かいやすいので注意が必要である。側面透視で方向を確認しながらドリリングを行う。皮質骨を貫通して海綿骨に到達した後は，最終スクリュー長までプロービングを行う。

皮質骨経路を貫通するためアンダータップでスクリューを挿入すると，挿入部に骨折を生じることがある。皮質骨厚が大きい症例では同一径までタップを行って挿入することが推奨される。また，タップを偏心性に回旋させることも骨折リスクを高めるため，同一軸でタップからスクリュー挿入までを行う。

4 ロッドとの連結

スクリュー打ち上げ角を大きくしなければ問題とならないが，打ち上げ角が大きい場合にはスクリューヘッドの首振り角を越えてロッドと連結される可能性がある。この場合には固定椎間での前弯獲得が困難になることや，ロッドとスクリューの締結部で弛みが発生するリスクが生じる。頭側のスクリューは骨内貫通距離に＋5mmした長さのスクリューを選択することで，スクリューがロッドに締結される角度を減じるようにする（図4）。

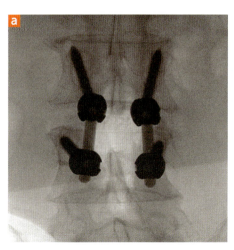 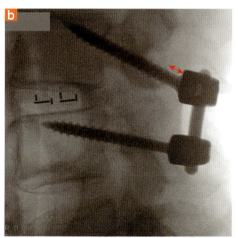

図4 CBT法でのPLIF術後透視像
頭側のスクリューは骨外に5mm程度突出するサイズを選択し（両矢印），ロッドとスクリューの固定角を減じる。
a：正面像
b：側面像

5　患者適合型スクリューガイドを使用する場合

　通常，三次元骨モデルとスクリューガイドをセットで作製する。三次元骨モデルの挿入点に骨孔を作製しておき，術野の挿入点が計画の挿入点と同一であることを術中に確認することで，大きな挿入点のずれを回避可能である。ガイドを椎弓後面に適切に設置できれば計画どおりにスクリュー孔の作製が可能であるが，いくつかのコツがある。

> **匠の奥義**
> 　スクリューガイドは，CTデータから作製された椎弓骨モデルに適合するように作製される。軟部組織の情報は含まれないため，ガイドが骨と接触する部分に介在する軟部組織や骨棘などは，徹底的に取り除く必要がある。筆者らが使用しているガイド [MySpine MC (Medacta社)] では，ガイドは骨棘形成などの変性の影響を受けにくい椎弓尾側下縁および棘突起基部椎弓にガイドが設置されるように，またガイドの尾側がフック構造となることでスクリューを頭側に向けて挿入する際にガイドが頭側に滑らないようにデザインされている[3]。

ガイド設置位置の確認

　正確な位置に設置されない限り，ガイドを使用しても予定どおりのスクリュー挿入はできない。椎弓上に設置したガイドを左右，頭側に揺らすことでガイドが椎弓に適切に設置されていることを確認する。正しく設置されている場合には椎弓にはまり込むため，ガイドにぐらつきは生じない。わずかでもぐらつきがあると判断された場合には，再度ガイド設置面のトリミングを行う。この作業を確実に行うことが最も重要である。骨表面の軟部組織掻爬が十分であっても，ガイドを椎弓表面に設置する際に

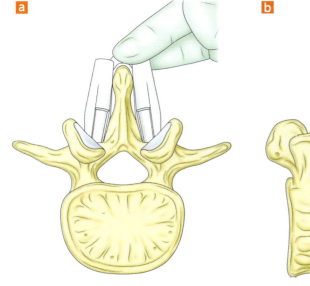
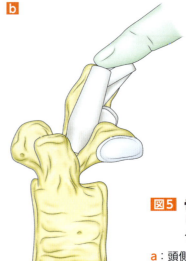

図5 骨モデル上に設置した患者適合型スクリューガイド
a：頭側から
b：側面から

腰椎変性疾患：CBT法

Part 3 匠が伝えるMIStの奥義

周囲の筋肉組織などが椎弓とガイドの間に介在する可能性もあり，ガイドを椎弓に設置する際に開創器や筋鉤などを適宜使用して間に軟部組織が介在しないように注意を払う必要がある 。

ガイドを用いたスクリュー孔作製，タップ，スクリュー挿入

　ガイドのドリルホールにドリルを挿入し，側面透視を用いてドリル先端が計画された挿入点にあることを確認する。ガイドの使用により透視装置の使用が大きく低減可能であるが，この挿入点位置確認は必須である。問題がなければ予定の長さまでドリリングを行う。ドリルホールにKirschner鋼線（K-wire）を留置して中空タップしたところで，中空スクリューの挿入を行う。タップおよびスクリュー挿入操作中は一貫して椎弓根尾側皮質骨が干渉することにより，頭側向きに軌道が変わりやすいことを念頭に置く。

最後に

　CBT法椎弓根スクリュー挿入は，長いスクリューを椎体前方まで挿入することで椎体把持力不足の問題を克服し，真に固定性と低侵襲性を兼ね備えた椎弓根スクリュー挿入法となりうる。理想とされる狭い軌道に正確にスクリューを挿入するため，ならびに被ばく量低減のためにCBTスクリュー挿入ガイドを使用することは有用である。

文献

1) Matsukawa K, Taguchi E, Yato Y, et al. Evaluation of the fixation strength of pedicle screws using cortical bone trajectory: what is the ideal trajectory for optimal fixation ? Spine（Phila Pa 1976）2015 ; 40 : E873-8.
2) Matsukawa K, Yato Y, Imabayashi H, et al. Biomechanical evaluation of fixation strength among different sizes of pedicle screws using the cortical bone trajectory: what is the ideal screw size for optimal fixation ? Acta Neurochir（Wien）2016 ; 158 : 465-71.
3) Kaito T, Matsukawa, K, Abe Y, et al. Cortical pedicle screw placement in lumbar spinal surgery with a patient-matched targeting guide: A cadaveric study. J Orthop Sci 2018 ; 23 ; 865-9.

Part 3 匠が伝えるMIStの奥義

MIS-long fixation 総論

篠原　光，曽雌　茂，丸毛啓史

Introduction

● 適応と禁忌

経皮的椎弓根スクリュー（percutaneous pedicle screw；PPS）system を使用した最小侵襲手術（minimally invasive surgery；MIS）- long fixation の利点は，最小限の展開で胸椎から骨盤に至る広範囲にインプラントを設置できることにある。そのため，原則としてインプラント設置による temporary fixation であり，転移性脊椎腫瘍に対する palliative surgery，感染性脊椎炎（化膿性脊椎炎／結核性脊椎炎）や高エネルギー外傷による椎体骨盤骨折に対する temporary fixation などが適応となる[1,2]。

Temporary fixation では，原則として骨癒合を認めた術後半年から1年で，同皮切を利用して経皮的にインプラントを抜去することで，椎間可動性の維持が可能となる。さらには，PPS system と後方進入椎体間固定術（transforaminal lumbar interbody fusion；TLIF）や側方進入椎体間固定術（lateral lumbar interbody fusion；LLIF），側方進入椎体置換術（lateral corpectomy and replacement；LCR）などの組み合わせにより，変性すべり症や変性後側弯症などの成人脊柱変形にも応用が可能となる。

原則としてX線透視下の手技であるため，描出される椎弓根が不明瞭となる高度骨粗鬆症例が禁忌となる。

● 麻酔

全身麻酔にて行う。

● 手術体位

4点支持台やロール枕を使用して腹臥位をとる。X線透視装置を使用するため，セッティングの段階で正確な椎体正面および側面像が得られることを確認し，ベッドの高さや傾きを調整する。ベッドの高さはX線透視装置側面像を見ることができる一番低い位置に設定する。

> **手術の手順**
> 1. 皮切
> 2. JプローブとPPSの挿入
> 3. ロッドベンディング
> 4. ロッド挿入とセットスクリュー設置
> 5. エクステンダー取りはずしと閉創

● 術前準備

　術前X線像やCTで，PPSのサイズや挿入点，およびロッドの形状，挿入ポイントや挿入方向を検討する。また，椎体や椎間関節，椎弓根の形状，椎体の回旋および骨硬化の有無を把握する。特に椎間関節変形が高度な症例では，一部を展開して骨切除を行いPPSを挿入する必要がある。また，MIS-long fixationの場合は単椎間とは異なり，経皮的にロッドを挿入するためにはスクリューヘッドの配列を術前に十分検討することが重要となる。正面像と側面像において，スクリューヘッドの位置がジグザグにならないように心がける。原則として，正面像では直線に，側面像ではなだらかなカーブを描くようにスクリューヘッドを配列させることが肝要となる[3]（図1）。

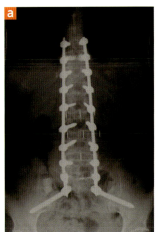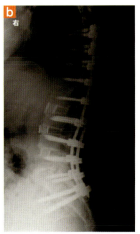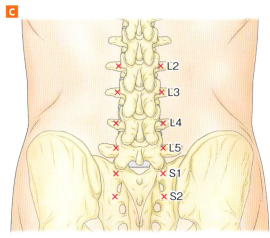

図1　スクリューヘッドの配列
a，b：MIS-long fixation術後X線正面（a）・側面（b）像。
b：PPSの挿入点。正面像で直線上に配列することで，経皮的にロッドを挿入しやすくなる。

匠のポイント伝授！

①インプラントや周辺機器の進歩により，最小限の展開で胸椎から骨盤に至る広範囲にMIS-long fixationを行うことが可能となった。

②MIS-long fixationにおけるPPSとロッドの経皮的な連結には，PPSの挿入位置とスクリューヘッドの配列がポイントになる。

③スクリューヘッドを正面像で一直線上に配列させることで，ロッドのベンディングは側面像のカーブに合わせるだけとなる。

手術手技

1 皮切

　原則として皮切は横切開を，筋膜には縦切開を用いている．利点として，横皮切のほうがスクリューを強斜位に振りやすくPPS挿入が容易であること，wrinkle lineに一致するため美容的に優れている点などが挙げられる．一方，MIS-long fixationの場合，長いロッドを挿入する際の操作性を考慮して，ロッド挿入部となるPPS挿入部は縦皮切を用いている（図2）．

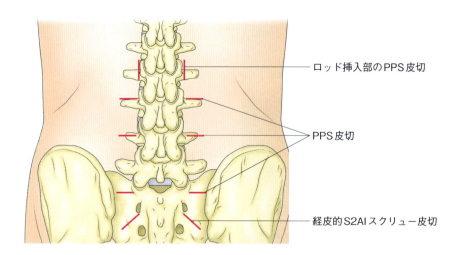

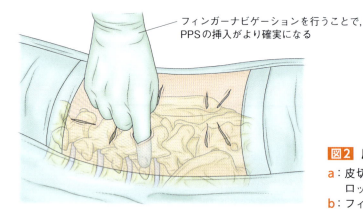

図2 皮切
a：皮切の内縁を直線上にすることで，ロッド挿入が容易となる．
b：フィンガーナビゲーション

匠の奥義

皮切の設置
　皮下脂肪が厚い症例では，皮膚とPPS挿入点の距離が大きくなるため，皮切をより外側設置とする．

フィンガーナビゲーション
　筋膜切開後に指を入れ，椎間関節と横突起基部を直接触知することでPPSの挿入がより確実になる．

248

2 JプローブとPPSの挿入

筆者らはreuse typeでMIS-long fixationにも対応可能な，PPS専用の中空プローブ［Jプローブ（田中医科器械製作所）］を考案し使用している（図3）。

X線透視装置を用いて，PPSを挿入する椎体ごとに正確な椎体正面像でJプローブの設置を行う。椎間関節の外側で，X線透視正面像における椎弓根の外縁をJプローブ挿入点とする（図4）。正面像にて椎弓根内縁の手前までJプローブを進めた後に，側

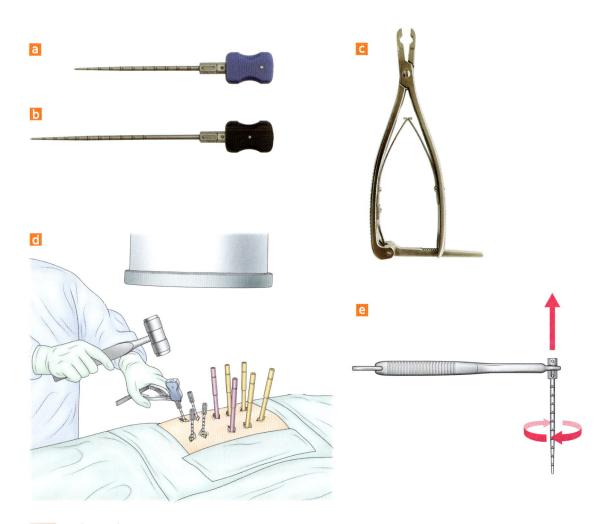

図3 Jプローブ

a, b：Jプローブ（a）とsacral alar-iliac（SAI）screw専用Jプローブ（b）。X線透過性であるヘッド部分は小さいため，複数本同時に挿入しても干渉しにくい。

c：Jプローブ把持器

d：X線透視正面像を見ながら複数本のJプローブ（4〜6本）を挿入し，椎弓根内縁手前まで進めてから側面像を確認する。これにより，透視装置を動かす回数を減らすことができる。

e：骨質がよい場合は外筒を抜くのが困難となるが，Jプローブは円錐形状のため，回旋させることで容易に抜去することができる。

面像にてJプローブが椎体に達していれば椎弓根内を通過していることになる（図5）。このように正面像でJプローブを1本挿入し，側面像で椎体に到達したことを確認することで，皮膚から椎体までのJプローブの深さがわかる。その後，正面像でJプローブ複数本を1本目と同じ深さを基準として椎弓根内縁の手前まで挿入した後，側面像にて椎体内へJプローブを進め，ガイド越しにタッピングを行ってPPSを挿入する。複数のJプローブを同時進行で挿入してX線透視を行うことで，被ばく量や透視装置を動かす回数を減らすことが可能となり，手術時間の低減化とPPSの配列を意識できる。

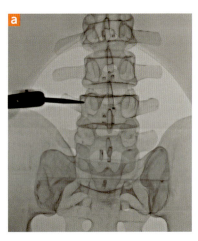
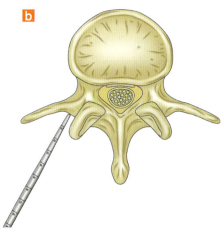

図4 PPS挿入①
a：X線透視正面像。椎弓根の外縁が挿入点となる
b：模式図

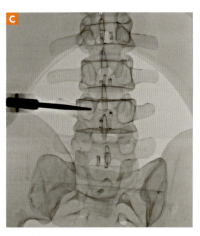
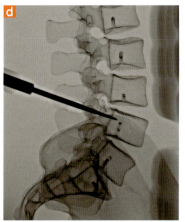
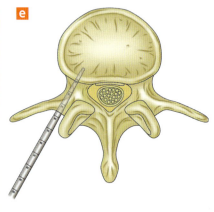

図5 PPS挿入②
a：X線透視正面像。椎弓根の内縁までJプローブを進める
b：X線透視側面像。Jプローブが椎体に達していることを確認する
c：模式図

中位胸椎など椎弓根横径が小さい場合には，椎弓根外縁のさらに外側を挿入点としてpedicle-rib unitを利用する。骨盤まで固定する場合はS1にPPSを挿入し，必要に応じて経皮的にS2AIスクリューを挿入する[4]（詳細な手技に関しては，p.346「経皮的S2AIS」を参照）。

> **匠の奥義**
>
> **放射線防護の3原則**
>
> 時間，距離，遮蔽に基づいてJプローブの挿入を行う。透視はワンショット撮影を心がけ，直接線と散乱線の術者被ばくを最小限とする。直接線は，照射野に術者の手を入れて撮影しないようにすることで回避する。散乱線は，管球と患者をできる限り離すことで低減できる。放射線防護のためには，防護エプロン，頸部プロテクター，防護メガネ，防護手袋を使用するべきである。肥満患者の場合は，散乱線による術者の被ばく量が増えるため注意を要する[5]。

 ## ロッドベンディング

すべてのエクステンションを平行にすることで，体外にてロッドの形状を再現できる。ロッドテンプレートなどでロッド長を計測し，おおよそのロッド形状を把握する。その後，透視正面像・側面像でスクリューヘッドの位置を確認しながらロッドベンディングを行う[3]。

 ## ロッド挿入とセットスクリュー設置

縦皮切にしたエクステンションからベンディングしたロッドを挿入する。ロッド先端はスクリューヘッド付近で筋膜の下を通過させる。筋膜をはさまないように注意しながら，各エクステンション越しにロッドが通過することを直視下に確認する。その際，固定範囲が直線や前弯であれば，ロッドを容易に挿入できる。

胸椎後弯部の場合は，後弯に合わせたロッドを固定端のエクステンションから，本来の向きを180°回転させた向きで経皮的に半分ほど挿入した後に，体内でロッドを180°回転させるrod rotation techniqueを用いることで，最終的に後弯に合わせてロッドを進めることができる（図6）。

一方，胸腰移行部を含むS字状カーブの場合，固定端からロッドを挿入することは困難なため，固定範囲の後弯の頂点からロッドをいったん尾側に向けて挿入した後，体内で頭側に向け移動させるswitchback techniqueを考案し連結している[3]（図7）。

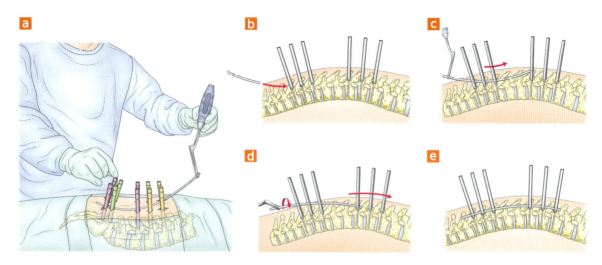

図6　Rod rotation technique
後弯に合わせて曲げたロッドを本来の向きと逆向きで半分ほど挿入し，体内でロッドを180°回転させてからロッドを進める．
a：ベンディングしたロッドの挿入．
b〜e：Rod rotation techniqueの実際．

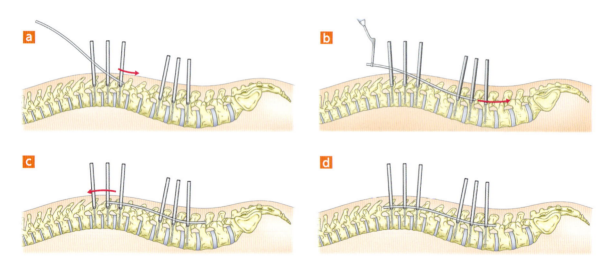

図7　Switchback technique
固定範囲の後弯の頂点からロッドをいったん尾側に向けて挿入した後（a, b），体内で頭側に向け移動させる（c, d）．

匠の奥義

皮下脂肪の厚い症例
　背筋群が萎縮した皮下脂肪の厚い症例では，経皮的なロッド挿入の際に，ロッドが脂肪層を通過する可能性があり，注意を要する．

ロッド設置の際の注意点
　除圧操作が必要な場合は，両側ロッド設置後では開創器の設置が困難となるため，不安定性に応じて片側ロッド設置もしくは，ロッド設置前に除圧操作を行う．

エクステンダー取りはずしと閉創

　X線透視装置にてインプラント設置の最終確認を行った後に，エクステンダー取りはずしを行い，筋膜を1〜2針縫合して皮下縫合を行う。その後に，DERMABOND PRINEO®（Johnson & Johnson社）を使用している。

 エクステンションをはずした後に，皮切から指を入れてロッドが筋膜下を通過しているかを確認する（図8）。

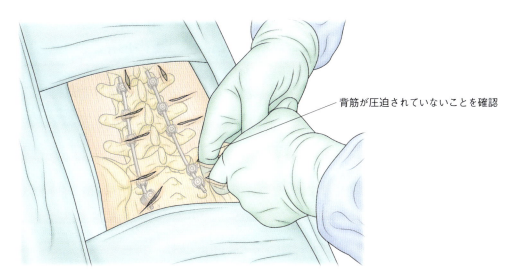

背筋が圧迫されていないことを確認

図8 ロッド位置の確認
背筋が圧迫されていないことを確認する。

文献

1) Shinohara A, Ueno Y, Marumo K. Weekly teriparatide therapy rapidly accelerates bone healing in pyogenic spondylitis with severe osteoporosis. Asian Spine J 2014；8：498-501.
2) 篠原　光, 曽雌　茂. 経皮的椎弓根スクリューシステムを使用した最小侵襲後方多椎間固定－MIS-long fixation technique－. 脊椎脊髄の手術第Ⅱ巻. 戸山芳昭, 花北順哉編. 東京：三輪書店；2015 p.351-9.
3) 篠原　光, 曽雌　茂. PPS：多椎間固定とロッドテクニックMIS-long fixation. OS NEXUS No.10. 西良浩一編. 東京：メジカルビュー社；2017. p.14-25.
4) O'Brien JR, Matteini L, Yu WD, et al. Feasibility of Minimally invasive Sacropelvic Fixation: percutaneous S2 Alar Iliac Fixation. Spine (Phila Pa 1976) 2010；35：460-4.
5) Shinohara A, Soshi S, Nakajima Y, et al. Radiation exposure dose of a surgeon performing lateral access spine surgeries such as lateral lumbar interbody fusion and lateral corpectomy and replacement. Clinics in Surgery 2019; 4: 2552.

破裂骨折：MISt

Part 3　匠が伝えるMIStの奥義

二階堂琢也

Introduction

● 適応と禁忌

　胸腰椎破裂骨折に対するMIStは，AO分類ではType A3，B1，B2，重症度ではTLICS（Thoracolumbar Injury Classification System）で5点以上が絶対的適応，4点以上が相対的適応の目安である。絶対的禁忌はないが，アンカーとしてフックやsublaminar tapingを必要とする場合，左右のロッド間にcross linkを設置する場合，骨移植を行う場合などは適応外となる。また，高度の骨粗鬆症のために椎弓根像が透視で確認できない症例では透視下でのMIStは困難である。

● 麻酔

　全身麻酔で行う。

● 手術体位

　Jacksonテーブルなど透視操作がしやすいテーブルを使用するとよい。4点支持フレームなど高さのあるフレームを使用すると，透視装置と患者の身体の距離が近くなり，ワーキングスペースが狭くなるため注意する。腰椎レベルで椎体圧潰がある場合には，腰椎前弯が形成されるよう股関節を屈曲させない腹臥位とし，posture reductionを図る。損傷椎体が床に対してできるだけ垂直になるよう手術台の傾きを調整すると術中の経皮的椎弓根スクリュー（percutaneous pedicle screw；PPS）の挿入角度がイメージしやすい。

● 術前準備

　患者の年齢，骨折椎体の形態，骨質などから固定範囲を検討する。低侵襲性の観点から，まずone above-one belowでの固定を検討する。術前のCTから，挿入する椎弓根スクリュー径と長さを計測しておく。固定範囲の椎体の回旋の有無や椎弓根の角度も確認する。また，大動脈や下大静脈の位置を確認し，手術レベルの椎体に近接している場合には，スクリュー挿入時の逸脱やガイドワイヤーの椎体前壁穿破に特に注意する。

　固定のアライメントや整復操作についても計画しておく。若年で骨質が良好な症

手術の手順

1. PPS挿入位置の決定
2. 皮切
3. PPS挿入
4. ロッド挿入
5. 骨折椎体の整復
6. 経皮的椎体形成
7. 閉創

例では，monoaxial PPS system を使用して，ligamentotaxis よる骨折椎体の整復が可能である．一方，骨粗鬆症やびまん性特発性骨増殖症（diffuse idiopathic skeletal hyperostosis；DISH）の症例では，*in situ* での固定や骨折部が開大しないような後弯位での固定にならざるをえないことがある．また，骨折椎体については，椎体形成の必要性について検討し，必要があれば，hydroxyapatite（HA）ブロックを用いて経皮的椎体形成術を行う準備をする．骨粗鬆症が高度の場合には，椎弓根にHA顆粒を充填してスクリューを挿入するとよい．さらに，一期的または二期的な前方支柱再建の必要性についても検討する．

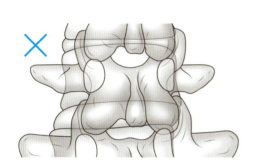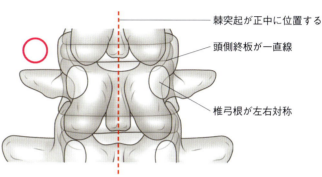

棘突起が正中に位置する
頭側終板が一直線
椎弓根が左右対称

図1 椎体の正確な正面像の確認

（文献1より）

匠のポイント伝授！

①骨折椎体へのPPS挿入
　骨折椎体であっても椎弓根の損傷がない場合には，椎弓根スクリューの挿入が許容される場合があり，アンカーとして有用である．その場合，固定範囲を短くできる利点がある．骨折椎体では片側だけでもよく，短い椎弓根スクリューを選択する．

②透視で椎体ごとの正確な正面像を得る
　判定するポイントは，椎体の頭側終板が直線に見える，棘突起が正中に位置する，椎弓根像が左右対称に見えることである（図1）[1]．

③ガイドワイヤー操作の注意点
　ガイドワイヤーを深く挿入しすぎないように注意する．骨質の悪い椎体では，ガイドワイヤーが椎体前壁を容易に穿破するため，椎体前後径の後方1/3〜1/2までの深さに留める．タッピング時にはガイドワイヤーが歪まないように正確に行うことが重要である．ガイドワイヤーとわずかでも異なる方向にタッピングすると，ガイドワイヤーが歪んでしまい，タップを進めたり，抜いたりするときにガイドワイヤーも同時に移動してしまうため，椎体前壁の穿破や誤抜去の原因となる．椎体前壁の穿破や誤抜去の予防には，ガイドワイヤーの先端がより線で加工されたS-wire（田中医科器械製作所）が有用である．

手術手技

1 皮切，筋膜切開，筋層の展開

　PPS挿入部は原則として横皮切としている。横皮切では，PPSを強斜位に挿入しやすく，皮膚の皺線にも一致するため整容面でも優れる。ただし，長いロッドを挿入する必要がある場合には，ロッド挿入側のPPS用皮切は縦皮切にしたほうがよい（図2）[2]。また，後に抜釘を要する症例にも縦皮切のほうが有利である。一方，筋膜は頭・尾方向に切開する。筋膜を鋭的に切開した後，筋層を指で頭・尾側に剥離し，横突起と椎間関節外側を触知する（フィンガーナビゲーション）（図3）[2]。

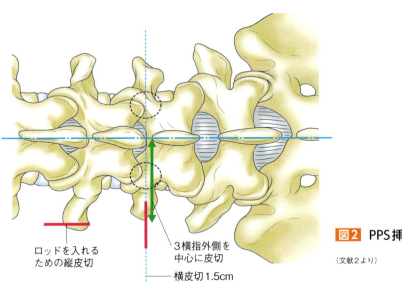

図2 PPS挿入の皮切

ロッドを入れるための縦皮切
3横指外側を中心に皮切
横皮切1.5cm

（文献2より）

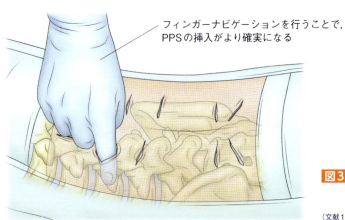

フィンガーナビゲーションを行うことで，PPSの挿入がより確実になる

図3 横突起と椎間関節外側の触知（フィンガーナビゲーション）

（文献1より）

256

2 PPS挿入

　PPSを挿入する椎体ごとに正確な正面像が得られるよう透視の傾きを調整する。椎間関節外側で横突起の基部を挿入点としてJamshidi™骨髄生検針ニードル（日本ベクトン・ディッキンソン社；以下ニードル）またはJプローブ（田中医科器械製作所）を挿入する。透視正面像では，挿入点は，椎弓根の外縁からやや外側に位置することが多い。正面像でニードルやプローブをハンマーで叩きながら先端を椎弓根内縁の手前まで進め，側面像を確認する。そして，ニードルやプローブが椎弓根内を通過し，椎体後縁よりも腹側に先端が到達していることを確認する（図4）[2]。内針を抜去し，ガイドワイヤーを挿入する。ガイドワイヤーが進みすぎたり抜けたりしないように把持しながら中空のタップでガイドワイヤーに沿ってタッピングする。骨が脆弱な場合には，1mmアンダーのタップを選択する。ガイドワイヤー越しにPPSを挿入する。透視側面像でPPSの先端が椎体後縁を越えたら，ガイドワイヤーを抜去する。PPS挿入の深さは，ヘッド部分が椎間関節の外側に当たって抵抗が増すことが目安となるが，その感触がわかりにくい場合には透視で確認する。

3 ロッドベンディング，ロッド挿入，セットスクリュー設置

　ロッドキャリパーまたはロッドテンプレートでロッド長を計測する。術前のCT矢状断像や挿入したPPSのタブまたはエクステンションの高さを確認しながら，ロッドを至適な矢状面アライメントにベンディングする。縦皮切のところからロッドを挿入する。タブの内外側の傾きを調整しながら挿入するとよい。ロッドはできるかぎり

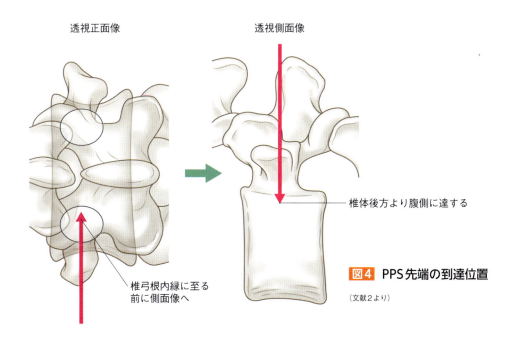

図4 PPS先端の到達位置
（文献2より）

PPSヘッドの深さ近くを通過させるよう心がける。浅い層を通過させた場合，筋膜を挟み込むことがあるため十分に注意する。ロッドが確実に通過していることをタブの間から直視下に確認する。最頭側と最尾側のPPSヘッドからロッド端が出ていることを確認した後，セットスクリューを締結する。

4 骨折椎体の整復

脊椎外傷用PPS systemを用いた場合，骨折椎体の整復とligamentotaxisを利用した椎体後壁骨片の整復が可能である。頭・尾側の健常椎体にmonoaxial PPSを挿入し，専用のエクステンションを使用することによって，PPS間の伸延と局所後弯の整復がある程度可能である（図5）[3]。ただし，monoaxialスクリューでは，ヘッド角度の自由度がないため，ロッドとの連結が容易でないことや，PPSの挿入方向が不適切な場合は目的とした矯正ができないなどの課題があり，手技に十分に習熟していなければならない。後方要素の損傷がない骨折椎体では，その棘突起を用手的に圧迫し，局所後弯を整復しながらロッドを連結することによって，補助的な後弯整復が可能である。

5 タブまたはエクステンダーの取りはずし

タブまたはエクステンダーを取りはずす。PPSヘッドの直上で確実にはずすよう留意する。

6 椎体形成

骨折椎体には可能なかぎり，HAブロックによる経皮的椎体形成を行う。PPS挿入前にロッドに干渉しないようPPS挿入点よりも外側から強斜位で経皮的椎体形成用の生検針を骨折椎体に挿入しておく。骨折椎体の整復および矯正によって生じたギャッ

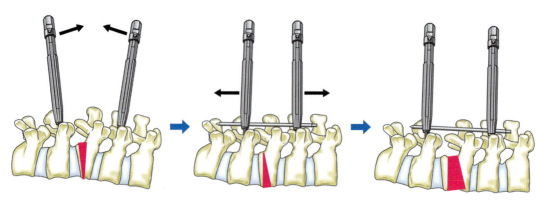

図5 Monoaxial PPSによる整復固定

（文献3より）

プに専用のインサーターを用いてHAブロックを充填する。インサーターを抜去し，椎弓根プラグを設置する。

7 閉創

創を洗浄後，筋膜を可及的に縫合し，皮下を縫合する。皮膚にはDERMABOND®（Johnson & Johnson社）を用いている。ドレーンは不要である。

8 初期の後療法

手術翌日から離床を許可する。症例によってコルセットを作製する。

9 抜釘

骨癒合後に抜釘を計画する。通常，術後半年から1年程度になる。ロッド抜去はロッドを挿入した縦皮切部から行う。長いロッドを抜去する場合は，頭・尾方向に少し長めに筋膜を切開する必要がある。

匠の奥義

ドレーピング

貼付タイプのサージカルドレープでは，小皮切でのPPSやロッド挿入時に気がつかないうちに創内に巻き込んでしまうことがあり，手術部位感染の原因になる。インテグシール®（ハリヤード・ヘルスケア・インク）は手術部位に塗布する微生物シーラントであり，手術部位表面皮膚の細菌叢をシールして固定することで創部への細菌の侵入を防ぐ。創内に異物を巻き込むおそれがないため有用である。

透視装置のカバー

PPS挿入時には正面像と側面像を適宜確認する必要があるため，X線発生装置部が手術台の下をくぐって上がってくる際に複数回の滅菌ドレープの交換が必要になったり，滅菌ドレープがずれて，X線発生装置が露出し，不潔操作になることがある。C-ARMOR®（TIDI社）は側面透視時にも清潔野を保つことができ，さらに透視を使用していない時には術者の妨げにならないようにたたんでおくことができるため有用である（図6）。

被ばく低減のコツ

プロテクターはエプロン，甲状腺プロテクター，ゴーグル，放射線防護手袋などできるかぎり使用する。正面透視はアンダーテーブルとし，側面透視では，線源側では散乱線による被ばくが増えるため特に注意する。術者自身がフットスイッチを用いて必要最低限のワンショット透視を行うことによって被ばく低減が可能である。さらに，オートマチックモード（管電圧と管電流）解除やパルス照射で行うことも有用である。ニードルやJプローブを挿入する際には，把持器を使用し，術者の手が直接被ばくしないように注意する（図7）[2]。慣れた術者が2名いる場合には，PPS挿入の一連の手技を両側から同時に行うことによって手術時間短縮や被ばく低減が可能である。

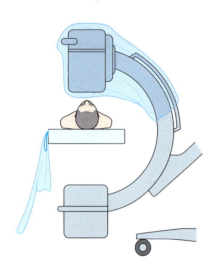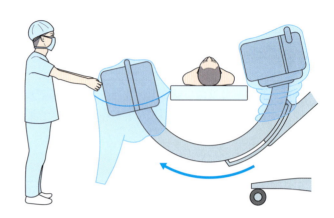

図6 透視装置の滅菌カバーの工夫

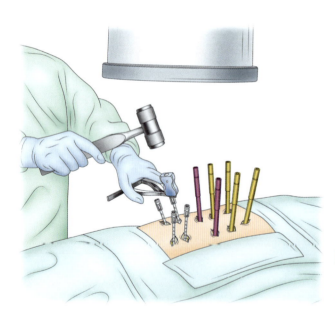

図7 把持器使用による手の直接被ばくの低減

(文献1より)

文献

1) 篠原　光, 曽雌　茂. PPS：多椎間固定とロッドテクニックMIS-long fixation. 西良浩一編. OS NEXUS 10. 東京：メジカルビュー社；2017. p14-25.
2) 佐藤公治. PPS(percutaneous pedicle screw, 経皮的椎弓根スクリュー)の基礎. 西良浩一編. OS NEXUS 6. 東京：メジカルビュー社；2016. p152-63.
3) 小林俊介, 篠原　光, 曽雌　茂. 破裂骨折に対するモノアキシャルPPSシステムを使用したMISt. 日本MISt研究会監修. MISt手技における経皮的椎弓根スクリュー法－基礎と臨床応用. 東京：三輪書店；2015. p95-9.

260

Part 3　匠が伝えるMIStの奥義

不安定型骨盤輪骨折：MISt

伊藤康夫

Introduction

● 適応と禁忌

骨盤輪骨折（AO分類Type C）が適応となる（図1）。

● 麻酔

全身麻酔で行う。

● 手術体位

　腹臥位で4点フレームを使用する。経皮的椎弓根スクリュー（percutaneous pedicle screw；PPS），腸骨スクリューをナビゲーション下に挿入する場合は，カーボン製4点支持器ならびにカーボン製手術台を使用する。

手術の手順
❶ 皮切とPPSの挿入
❷ 腸骨スクリューの挿入
❸ ロッドの挿入
❹ 整復操作
❺ ロッド間の連結，インストゥルメンテーションの完成
❻ 後療法

● 術前準備

　骨盤輪骨折は脊柱・骨盤の支持性の喪失のみならず，腹腔内・骨盤腔内臓器損傷を伴うことが多く，全身状態の安定化を図ることが重要である。出血性ショックを呈する症例においては，塞栓術，創外固定，ガーゼパッキングなどの救命止血処置が優先され，まず全身状態の安定化を図る。

　術前の手術計画では，骨折型や転位の程度などを評価しておく。CT上で整復操作の方向ならびに距離を計測しておく（図2）。

　骨盤輪骨折に対して筆者らが行っている最小侵襲脊椎安定術（minimally invasive spine stabilization；MISt）手技は2術式あり，頭・尾側方向への転位の程度で決定している。10mm以下の頭・尾側への転位例に対しては，transiliac rod and screw fixation（TIRF）を適応としている[1]。使用するインプラントは，TIRFには脊椎用の椎弓根スクリュー（multiaxial）とロッドを使用する。

　本項で述べる10mm以上の高度転位例に対してはminimally invasive spinopelvic fixation（MIS-SP）を行っている[2,3]。

　脊椎（腰椎）へは，PPSとしてX-Tab ScrewあるいはVIPER PRIME™を，腸骨スクリューにはUSS Ⅱ POLYAXIAL（いずれもDePuy Synthes社）を用いている。

261

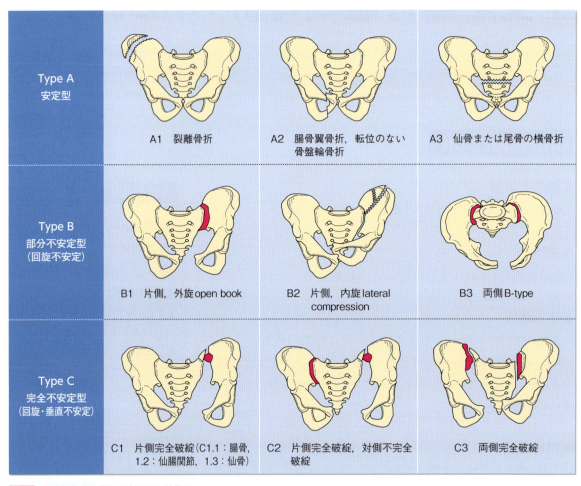

図1 骨盤輪（仙椎）骨折 AO 分類

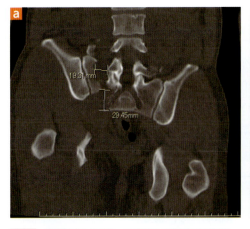
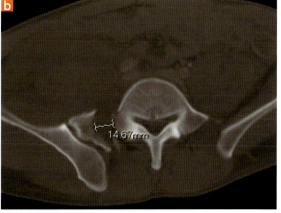

図2 術前 CT を用いて転位の程度を計測
a：冠状断像
b：水平断像

不安定型骨盤輪骨折：MISt

> **匠の奥義**
>
> 　使用するインプラントの選択は重要である。正確な整復と強固な初期固定を獲得するには，腸骨スクリュー2本の使用と，オフセットを介したロッドとの連結が必須である。これにより，頭・尾側ならびに内・外側の整復が可能となる。連結操作の容易さの点も含めてUSS Ⅱ POLYAXIALシステムの腸骨スクリュー使用とtab付きPPSであるX-Tab ScrewあるいはVIPER PRIME™の併用が，現時点では最善の組み合わせと考える。さらにクロスリンクでロッド間を連結固定することで固定性が向上できる。

Part 3 匠が伝えるMIStの奥義

匠のポイント伝授！

①本術式は骨盤輪損傷のうち，高度に転位をきたしたAO分類Type Cに適応される。低侵襲に正確な整復と強固な固定を達成できる術式である。

②使用するインプラントは，Tab付きPPSとUSS Ⅱ POLYAXIALを腸骨スクリューに用いる。

③整復は頭・尾側，ならびに内・外側方向が可能となる。術前CTを用いて転位の程度を計測しておく。

手術手技（MIS-SP）

　本術式は骨盤輪が最も不安定な骨盤輪骨折（AO分類Type C）に対して，正確な整復と強固な固定を低侵襲に行うことを目的としている。

① 皮切とPPSの挿入

　骨盤輪の安定性は後方の強固な靱帯組織が担っている（図3）。骨盤輪骨折の場合，この強固な靱帯成分が破綻している。軟部組織は高度に損傷され，塞栓術により殿筋壊死を呈していることもある。仙椎後面を展開することは，軟部組織保護と感染の防止の観点から避けるべきである。筆者らは，図4のような皮切を加えている。仙椎後面は展開を行わない。

　腰椎部分のアンカーとしてL3，L4（頭・尾側の転位が大きくなければL4，L5でも可）にPPSの挿入を行う。筆者らは，ARCADIS（SIEMENS社）とStealthStation™ S7（Medtronic社）（図5）を用いたナビゲーション手術を行っているが，PPS挿入を日常的に施行している施設であれば，ナビ機器は不要である。PPSは，腸骨スクリューと経皮的にロッドを連結するためtab式のmultiaxial screwが望ましい。筆者らは，インストゥルメンテーション手技の容易さ（連結ならびに整復固定）から，PPSはX-Tab ScrewあるいはVIPER PRIME™を使用している（図6）。

263

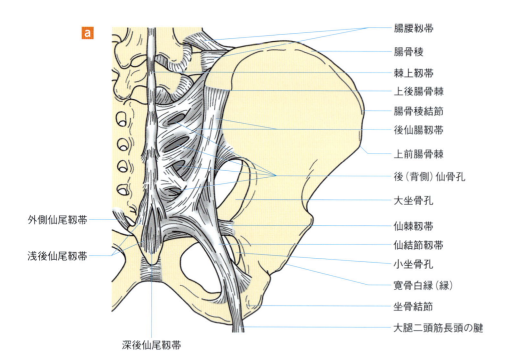

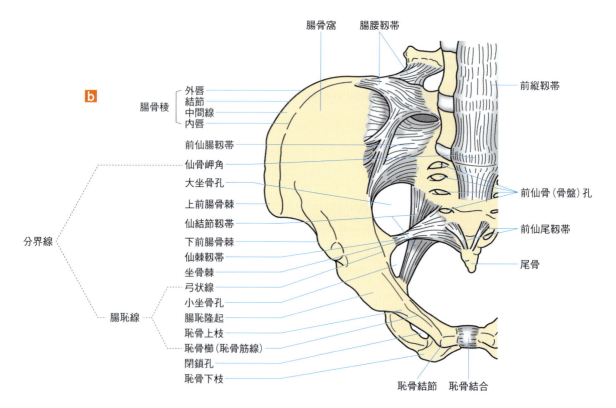

図3 骨盤輪の強固な靱帯組織
a：後面図
b：前面図

不安定型骨盤輪骨折：MISt

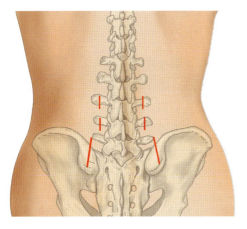

図4 皮切部位

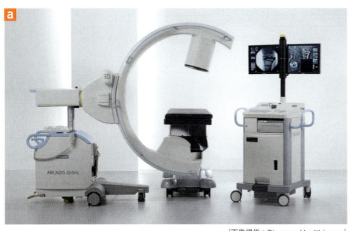

（画像提供：Siemens Healthineers）

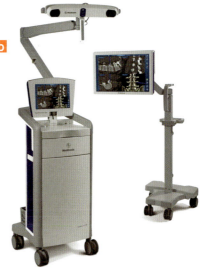

（画像提供：日本メドトロニック）

図5 使用機器
a：術中3D機器（ARCADIS）
b：ナビゲーション機器（StealthStation™ S7）

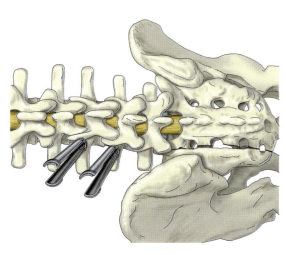

図6 経皮的椎弓根スクリュー（PPS）挿入

265

❷ 腸骨スクリューの挿入

　腸骨翼直上からやや内側に5〜6cmの皮切を加える。整復ならびに強固な初期固定を必要とする場合，腸骨スクリューを2本挿入することが必要である[4]。腸骨翼を骨膜下に展開し，仙骨面の深さまで切除を行う（図7）。整復を必要としない側は腸骨翼切除を必ずしも必要とはしない。他の挿入方法（腸骨内板を挿入点とする腸骨スクリューや，sacral alar-iliac screw（SAIスクリュー）でも可能である。しかし整復操作を行うためには，2本の腸骨スクリュー挿入が必須である。使用スクリューはUSS II POLYAXIALのスクリューを使用する。整復操作手技は後述する。

　腸骨スクリュー挿入方向は，長く太いスクリューを2本挿入することが望ましいので，腸骨tear drop方向へ2本挿入する。ナビゲーション手術で施行する場合には，L5棘突起直上に小皮切を加えてレファレンスを棘突起に設置してナビゲーション下に挿入することで，長く太いスクリューを挿入することが容易になる。ナビを使用しない場合は，腸骨スクリューは腸骨外板を触れて大転子方向に向けて挿入する（図8）。

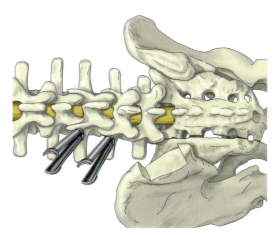

図7 腸骨翼切除

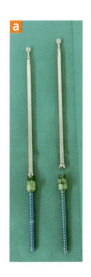
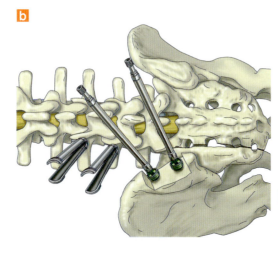

図8 腸骨スクリュー挿入
a：USS II POLYAXIAL
b：腸骨スクリュー挿入後

3 ロッドの挿入

ロッドは術前のCT矢状面を参考にし，腰仙椎のカーブに合わせてベンディングを行う（図9）。頭・尾側方向への整復距離を考慮したうえで，適切な長さにカットする。腸骨部の展開部位より，頭側へ向けてPPS挿入部位へロッドを経皮的に挿入していく（図10）。Tab式のPPSを用いることで，PPSへの通過手技が容易になる。PPSは，ロッド装着後にセットスクリューを用いて仮止めをしておく。

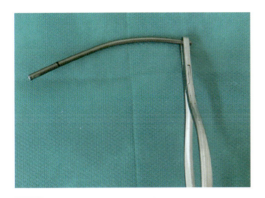

図9 ロッドベンディング

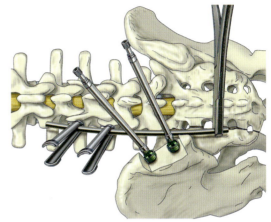

図10 ロッドの挿入

4 整復操作

整復が必要な場合は，ロッドと腸骨スクリュー間を必ずオフセットを用いて連結する（図11）。腸骨スクリューをオフセットを用いてロッドと連結し，仮固定を行う。まずはdistractionをかけて，頭・尾側方向への転位を整復する（図12）。術前のCTで転位の計測を行っておく。続いて，内・外側方向への転位をcompressionをかけて整復する（図13）。内・外側の整復は仙椎骨折がZone 2の骨折型である場合，過度の整復で神経障害を呈する場合があり，注意を要する。これらの操作は腸骨スクリューを挿入した小皮切内で行う。ロッドの経路は冠状面で体軸に可及的に平行に設置して，オフセットで腸骨スクリューと連結する（図14）。オフセットを用いずに腸骨スクリューと連結すると，頭・尾側ならびに内・外側の整復が困難になるばかりでなく，自由度がなくなり，連結により腸骨が回旋して転位が増悪した状態に固定されてしまうことがある。

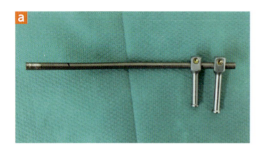
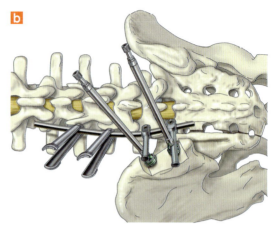

図11 オフセットを介してロッドと腸骨スクリューを連結

a：ロッドとオフセットコネクター
b：腸骨スクリューとの連結

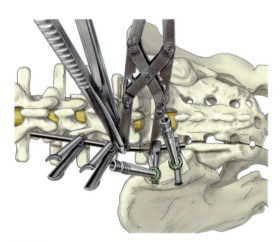

図12 頭・尾側方向の整復

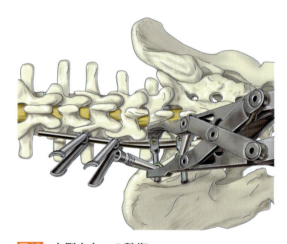

図13 内側方向への整復

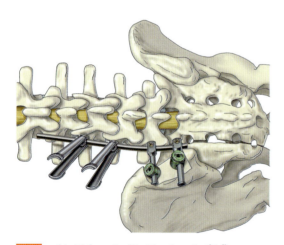

図14 インストゥルメンテーション完成

5 ロッド間の連結，インストゥルメンテーションの完成

両側のロッド間をクロスリンクで連結し，インストゥルメンテーション剛性を高める．両腸骨部位の皮切から経皮的に挿入して両側のロッドを連結する．困難な場合は，L5棘突起直上を小皮切で展開したうえで，棘突起を切除して同部位から挿入すれば容易に設置可能である．

インストゥルメンテーションが完成した後に創閉鎖を行い手術を終了する（図15）．

6 後療法

硬性コルセットを装着し，疼痛に応じて座位訓練からリハビリテーションを開始する．合併損傷がなければ荷重は疼痛に応じて行う．骨癒合を確認して抜釘を行う．通常半年〜1年で抜釘を行っている．

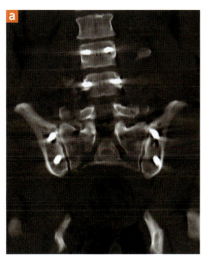 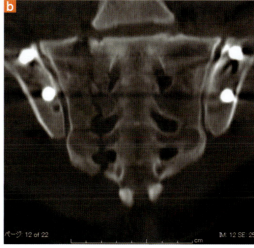

図15 術後CT
43歳，男性．
a：冠状断像
b：仙骨冠状断像

> **匠の奥義**
> 骨盤は腹腔内・骨盤内臓器を保護し，脊柱の礎となって体幹支持性を獲得する重要な臓器である．よって，正確な整復と強固な固定を即時的に獲得できる術式が理想的である．AO分類Type Cは後方靱帯群の完全破綻例であり，正確な整復と強固な固定のみが，理想的で唯一の解決法である．
> 骨盤輪骨折は，大量出血，臓器損傷，体幹支持性の欠落を引き起こす．早急な救命治療に引き続いて低侵襲な骨盤輪再建を行うことが重要である．

文献
1) 矢形幸久, 戸田一潔, 伊藤康夫, ほか. 骨盤輪骨折に対する低侵襲固定術. 整外最小侵襲術誌 2014；72：67-72.
2) Koshimune K, Ito Y, Sugimoto Y, et al. Minimally invasive spinopelvic fixation for unstable bilateral sacral fractures. Clin Spine Surg 2016；29：124-7.
3) 伊藤康夫. 最小侵襲脊椎安定術（MISt）の骨盤骨折への応用. OS NEXSUS No. 18. 西良浩一編. 東京：メジカルビュー社；2019. p.194-203.
4) Yu BS, Zhuang XM, Zheng ZM, et al. Biomechanical advantages of dual over single iliac screws in lumbo-iliac fixation construct. Eur Spine J 2010；19：1121-8.

Part 3 匠が伝えるMIStの奥義

転移性脊椎腫瘍と感染性疾患：
MIS-long

磯貝宜広，石井　賢

Introduction

　転移性脊椎腫瘍に対する姑息的手術はその高い有効性が報告されている一方で，20〜70％以上の高い合併症率が報告されている侵襲の高い治療法であった。しかし近年のMISt（minimally invasive spine stabilization；最小侵襲脊椎安定術）に代表される脊椎手術の低侵襲化が，がん治療そのものの発展も相まって，治療成績向上に多大な恩恵を与えている。

　また以前は感染性疾患に対するインプラント手術は相対的に禁忌とされてきたが，MIStによる脊椎の安定化が難治性の感染制御に非常に有効であることが多く報告されるようになり，大きな注目を集めている。

　本稿では両疾患に対するX線透視を用いたMISt-long手術の実際について概説する。

手術の手順

1 皮切
2 Jamshidi®ニードルの挿入（高位別）
3 ガイドワイヤー・スクリューの挿入
4 ロッドの連結
5 閉創
6 後療法

● 転移性脊椎腫瘍の手術適応

　転移性脊椎腫瘍の手術適応はいまだに議論の余地のあるところである。生命予後については徳橋スコア[1]などにより簡易的に予測し，それに基づいて手術適応を判断してきた。また脊椎の不安定性を評価する指標としてspinal instability neoplastic score（SINS）も広く用いられている[2]。転移性脊椎腫瘍は急速な麻痺の進行を呈することも多く，画像上の不安定性の評価は症状の予後予測において非常に重要である。

　しかし実際はスコアリングのみでの手術適応の決定は困難であり，原発巣の専門医との十分な協議は不可欠である。特にがん治療の進歩により生命予後が近年著しく改善したがんの場合は，これらのスコアリング指標では予後予測が困難となることが少なくない。

　またこれらのスコアリングには年齢や併存疾患の項目がないことは考慮するべき課題である。実際高齢者に対する手術療法については有用性がある一方で，呼吸器合併症や術後せん妄を中心に増加するという報告もある。また併存疾患，特に糖尿病の合併は周術期合併症のリスクとして非常に重要である。無計画な手術は終末期患者を苦しめ，結果的に余命を短くすることも十分にありえるため，これらの条件を個別に考慮したうえで手術適応は慎重に判断されるべきである。

● 難治性化膿性脊椎炎の手術適応

化膿性脊椎炎は元来保存的治療により十分改善が見込める疾患である。しかし他部位の感染疾患に比べて非常に治療期間が長引く難治性の疾患であり，6週間以上の抗生剤投与が必要と推奨されている。

化膿性脊椎炎に対して安易に早期に手術を行うことは推奨されない。というのも化膿性脊椎炎の治療の主役はあくまで抗生剤であり，手術による安定化はその補助にすぎないからである。起炎菌や病勢がわからない状態で手術を行い，感受性のある抗生剤が同定できないまま治療が遅れてしまうと，使用したインプラントにバイオフィルムが形成され，より難治性の高い状態になってしまう可能性がある。

また必然的に多椎間の固定術となる術式であるが，MIStには骨移植が十分にはできないという弱点がある。そのため長期成績としてロッド折損やスクリューのゆるみなどの問題は当然危惧される。感染沈静後の抜釘も当初から計画して行うべき術式であり，2回の手術による侵襲と患者負担を十分に検討すべきである。

● 麻酔

全身麻酔で行う。

● 手術体位

手術高位が中位胸椎から腰椎であれば腹臥位4点支持フレームを使用する。その際透視を使用するのであればフレームはカーボン性の透化型のものを使用する。固定範囲に頚椎が含まれる場合はメイフィールド固定器を併用する。上中位胸椎の透視側面像は患者の上肢が重なりうまく描出されないことが多い。この際は上肢をやや下げて固定するなど，手術前に透視を用いて十分に確認を行う必要がある（図1）。またS2

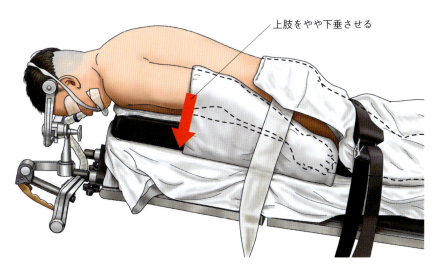

図1 手術体位
上肢をやや下垂させて側面透視像が確認できる位置で固定する。上肢の褥瘡に注意する。

alar-iliac screwを使用する場合はその透視像も術前に十分に確認しておく。両側の腸骨軸写像（tear drop view）の描出には一般にジャクソンテーブルが必要になるが，通常のカーボンフレームでも透視を左右で入れ替えるなどで対応は可能である。

● 術前準備

　転移性脊椎腫瘍では多発転移を呈していることも少なくない。術前CTにて椎体や椎弓根の融解像の有無を入念にチェックする。また脊髄の圧迫が高度な場合には，同部位の除圧の追加を検討する。特に腎がんや甲状腺がんなどでは易出血性が予想されるので，時間的余裕があれば術前に腫瘍の血管塞栓術も考慮すべきである。

　化膿性脊椎炎でも同様に多椎体罹患の可能性を考慮する。通常は罹患椎体の上下2椎体程度の固定で十分であるが，びまん性特発性骨増殖症（diffuse idiopathic skeletal hyperostosis；DISH）を合併している場合などは固定性の低下や応力集中の観点から3椎体以上の固定も考慮すべきである。

匠のポイント伝授！

①転移性脊椎腫瘍・化膿性脊椎炎に対するMIStは有効であるが，適応を慎重に選ぶことが，この手術成功のために最も重要なことである。

②透視の見え方が唯一の頼りになる手技であるので，清潔操作の前に十分に透視画像を確認する。

③ニードル設置が手技のポイントである。高位別に手技のポイントが異なることに注意する。

④ガイドワイヤー関連合併症は重要臓器損傷などの重篤なものも含まれる。スクリュー設置においては長軸方向を意識してワイヤーを曲げないように注意する。

手術手技

皮切

　胸椎と腰椎では後述のとおり刺入点が異なるため，皮切の位置も工夫が必要である。いずれもX線透視正面像にて椎弓根が左右対称に，かつ当該椎体の頭側終板をX線透視方向と平行になる位置に合わせることが第一である。腰椎では椎間関節外側部の横突起基部で，頭尾側は横突起中央がスクリューの刺入位置になる。そのため皮切は椎弓根からみて時計の3時，もしくは9時の方向に2cmほど横皮切で設置する（図2）。個々の椎弓根の刺入角度にもよるが，一般的に椎弓根外縁から2cmほど外側に皮切の内縁をとると刺入は容易である。肥満患者ではより外側に皮切をとることを意識する。胸椎は椎弓根の頭側から挿入するgroove entry technique[3]が有効なため，椎弓根の2時か10時の方向に皮切をとる。腰椎に比べてスクリュー刺入角度は垂直に近くなるので，椎弓根からあまり外側に設置しないほうがよい。またMIS-longの際にはロッドの通りやすさのために，最頭側の皮切は縦皮切にするほうが望ましい。

　S2 alar-iliac（S2AI）screwの挿入は，スクリュー刺入軸に一致する正中に3～4cmほどの縦皮切をとる（図3）。これはスクリュー刺入を容易にするためでもあるが，インプラント直上に皮切があたらないため，創部感染などに対して有利である側面もある。

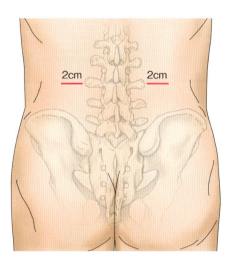

図2 腰椎高位の皮切
椎弓根外縁より外側で2cm程度の横皮切とする。

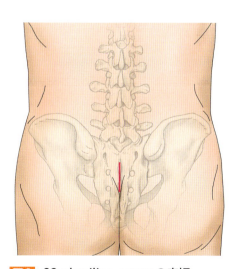

図3 S2 alar-iliac screwの皮切
刺入軸方向に一致する正中縦皮切が経皮的手技には有用である。

2 Jamshidi®ニードルの挿入（高位別）

　皮下の筋膜はリスター鉗子などで鈍的に筋線維方向に展開する。この際勢い余って鉗子が腹側に突き抜けすぎないように注意する。同部から示指を入れ，finger navigationで椎間関節を触知する。さらに可能であればその外側にある横突起も触知するが，骨粗鬆症症例などでは愛護的でないと横突起骨折をきたし，刺入の目安がなくなってしまうので注意が必要である。

　腰椎では内外側は横突起基部で，頭尾側は横突起中央を刺入点とする。X線透視正面像にて同部よりニードルを挿入する。この際ニードルは決して椎弓根内縁を貫いてはならない（図4）。次にX線透視側面像にてニードル先端が椎体に達していることを確認し，さらに椎体前後長の椎体後縁から1/3か1/2に達するまで打ち込む。ワイヤーの前方穿破の原因にもなるので，ニードルは1/2以上は挿入してはいけない。ある程度手技に慣れてくれば，最初のX線透視正面像の段階ですべてのニードルを挿入し，その後に側面像で追加の打ち込みを行う。これによりX線透視の操作回数，被ばく量を低減することが可能である。

　胸椎は解剖学的に横突起が大きく背側に翼のように張り出しているため，横突起上からの刺入ではスクリューヘッドが横突起に乗る形となりhigh profileとなる。また横突起はその傾斜により刺入の際に多くはニードルが正中方向に滑り落ちてしまう。したがって刺入点は横突起基部の頭側で腹側に落ち込み肋骨頚にあたる部位が最適である（groove entry technique）[3]（図5）。刺入点はおおよそ椎弓根の2時か10時に位置する。これより先のステップは腰椎と同様である。同部位に適切に設置できればスクリューヘッドはlow profileとなる。

　仙椎は腰椎と同様の刺入を試みた場合に透視正面像の視認が困難なことがある。また腸骨の張り出しがあり，刺入点を内側に見誤りやすい。一方で椎弓根の幅が狭いということはない。そのためfinger navigationで十分に椎間関節を触知したら，その外

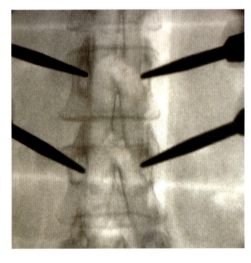

図4 X線透視正面像
ニードルは決して椎弓根内縁を貫いてはならない。

側にニードルを確実にあて，刺入点の内外側をここで決めてしまう。そこから先は側面のみで刺入するのがよい。スクリューの利きをよくするために方向はpromontriumを狙う。これも当初から透視側面像のほうが狙いがつけやすい。

　罹患椎体が下位腰椎から仙骨にまたがる場合はS2AI screwが強固な固定力とlow profileな設置を両立した有用な方法である。スクリューの理想的な刺入角度に当てはまるように正中に約2cmの縦皮切を設置する。finger navigationでS1およびS2後仙骨孔を確認し，その中央やや外側を目安にニードル先端を設置する。刺入角度は水平面で腹側40°，尾側に20～40°が目安となる。透視正面像と大腿骨大転子の触知を参考に，坐骨切痕に絶対にニードルが抜けないように注意しながら仙骨内へニードルを進める。約35～40mmほど進めたところで仙腸関節の固い感触を触知する。この時点で正面透視像での坐骨切痕との位置関係を確認する。透視を内外側約30°，頭尾側約30°傾けることで骨盤内板・外板・坐骨切痕にて描出されるtear drop viewでニードル先端の位置と方向がtear drop内にあることを確認する（図6）。そこからさらに

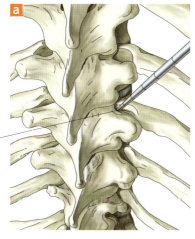

横突起基部頭側で，腹側に落ち込み肋骨頚にあたる部位を目安に刺入する

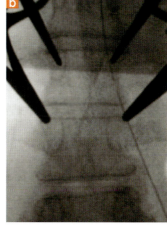

図5 groove entry technique
a：胸椎経皮的椎弓根スクリュー（percutaneous pedicle screw；PPS）の刺入点。
b：X線透視正面像での刺入位置

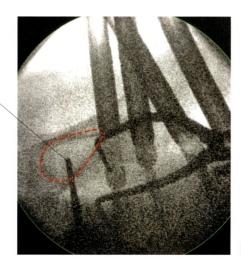

プローブ先端がtear drop（破線）中央を捉えている

図6 tear drop view

ニードルを進めていき，最終的には80mm以上のスクリューが入るようにするのが望ましい．スクリュー長の計測はガイドワイヤーを2本使用することで容易に可能である（図7）．

またS2AI screw以外のスクリューは術者と助手による両側同時での挿入が可能である．一度の透視で左右両方の進み具合を確認できるので，被ばく量低減・手術時間短縮に有効である．

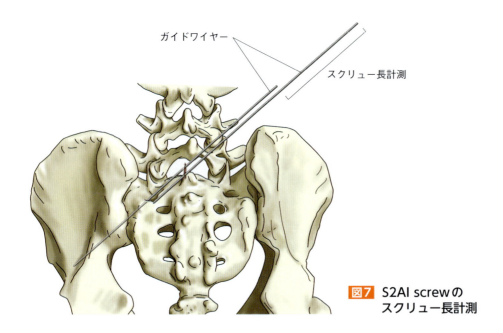

図7 S2AI screwのスクリュー長計測

匠の奥義
ニードル設置の誤りが最も起こりやすいのはS1である．腸骨の張り出しが邪魔になる場合は刺入点を内側に設置してしまうことも多い．そのため皮切を腸骨とかぶらない程度のなるべく外側にとり，十分なfinger navigationでS1上関節突起を触知することが必要である．逆にこれを十分に行えば，透視正面像はほぼ必要なく設置することができるため，側面像で刺入点からpromontriumに向けての正確な軌道での挿入が可能となる．

3 ガイドワイヤー・スクリューの挿入

　ニードル内筒を抜去しガイドワイヤーを骨内に設置する。続いてニードル外筒を抜去してガイドワイヤーを介してダイレーションとタッピングを行う。このステップからはガイドワイヤーの長軸方向を意識し，ワイヤーを曲げないように手技を行うことが，ワイヤーの破損や前壁穿破などの合併症を防止するうえで非常に重要である。タッピングは椎弓根部のみで通常は十分である。スクリューの設置においてはスクリューが椎弓根を超えて椎体内に達した段階でガイドワイヤーを抜去する。スクリューヘッドは，ロッド設置を容易にするために，側面像で高さを揃える意識をする。

> **匠の奥義**
> 　スクリューの方向を微調節したいときは，スクリュー先端が椎体後面に接した段階で早めにガイドワイヤーを抜去する（図8）。この段階でスクリューの方向の微調節は可能である。しかし同時に外側逸脱のリスクも生じるため，頭尾側・内外側の角度にずれが生じないように細心の注意を払う必要がある。

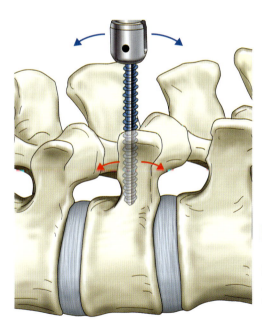

図8 スクリューが椎体後面に達したところでガイドワイヤーを抜去する

刺入方向の自由度が得られ微調整ができる反面，逸脱のリスクも伴うため刺入には細心の注意を払う。

4 ロッドの連結

ロッド長計測のうえで，アライメントに応じたbendingを行う。皮下を通す際には筋膜の下に確実に入るようにする。コンパートメント症候群を予防するためである。転移性脊椎腫瘍や化膿性脊椎炎では多くの場合矯正などの操作は必要ない。椎弓根スクリューに余計な負荷が加わらないように，セットスクリューは全体を少しずつ締めて締結していく。

> **匠の奥義** 肥満患者ではロッドをスクリューのタブの間を通すのに難渋する場合がある。この際はスクリューのタブ方向からまっすぐに見るように視点の位置を持ってくると，イメージがつきやすい。

5 閉創

カテーテルチップシリンジで創内を1カ所ずつ洗浄した後に吸収糸で縫合する。放射線療法後・化学療法後などで創癒合遅延が懸念される場合は，3-0ナイロンを追加で表皮にかけて，術後3週程度を目処に抜糸するのもよい。

6 後療法

硬性コルセット装着のうえで術翌日離床を開始する。創部は1～2週間で癒合が良好であれば，追加の放射線療法や化学療法の開始は可能である。

文献

1) Tokuhashi Y, Matsuzaki H, Oda H, et al. A revised scoring system for preoperative evaluation of metastatic spine tumor prognosis. Spine (Phila Pa 1976) 2005；30：2186-91.
2) Fourney DR, Frangou EM, Ryken TC, et al. Spinal instability neoplastic score: an analysis of reliability and validity from the spine oncology study group. J Clin Oncol 2011；29：3072-7.
3) Ishii K, Shiono Y, Funao H, et al. A Novel Groove-Entry Technique for Inserting Thoracic Percutaneous Pedicle Screws. Clin Spine Surg 2017；30：57-64.

Part 3　匠が伝えるMIStの奥義

びまん性特発性骨増殖症を伴った脊椎損傷：MIS-long fixation

岡田英次朗，渡辺航太，松本守雄

Introduction

● 適応と禁忌

　びまん性特発性骨増殖症（diffuse idiopathic skeletal hyperostosis；DISH）は，高齢者に多くみられる脊柱が強直する非炎症性疾患である。病態は緩徐に進行するために多くの症例では激しい疼痛は伴わず，体幹の運動制限がみられるのが特徴であるが，いったん転倒など軽微な外傷をきたすと容易に脊椎損傷を生じることが報告されている。受傷する患者は術前合併症を多くもつ高齢者であることが多いので，より低侵襲な方法が望まれる。

　わが国で多くみられる胸腰椎移行部（T10 ～ L2）での損傷[1,2]はMIS（minimally invasive surgery；最小侵襲脊椎安定術）-long fixation のよい適応であり，合併症の発生が低いことが報告されている[3]。頚椎損傷や，イメージで正確な正面・側面像を得ることが困難なT5以上の胸椎を固定範囲に含む場合にはMIS-long fixationは適応とならないが，部分的に従来法を用いることで尾側の椎弓根スクリューの設置にMISを用いることは可能である。

手術の手順
① X線透視によるマーキング
② 除圧
③ 経皮的椎弓根スクリュー（PPS）設置
④ ロッドの連結
⑤ 閉創

● 麻酔

　全身麻酔で行う。

● 手術体位

　腹臥位で4点支持台を用いる。放射線透過性のあるイメージ対応のものが好ましい。基本的に腹圧を除去して手術を行うのが出血予防の観点からは望ましいが，AO分類の過伸展損傷B3（図1）で前開きの転位の整復位を得ることが難しい場合には，骨折部を前方より圧迫して腹臥位をとることで整復を図ることが可能である。

● 術前準備

　術前単純X線像で骨折によりどのような転位があるかを判断する。また，CTでは矢状断像，冠状断像，横断像を用いて強直形態と骨折部位を評価する。強直連続部での骨折の場合にはAO分類B2，B3もしくはCとなるが，強直最下端ではA1の圧迫骨

折の形態となることがある．強直連続部位での骨折は不安定性が強いため，手術の際には慎重な操作が必要となる．また，DISH脊椎損傷では硬膜外血腫による麻痺の悪化が報告されている．多くの症例では除圧は不要だが，整復固定を行っても硬膜外血腫による脊髄圧迫がある場合には神経症状の改善は困難であるため，MRIによる損傷椎間の評価が必要となる（図2）．

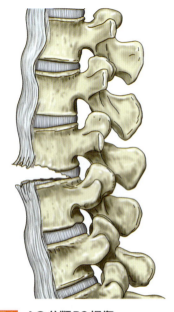

図1　AO分類B3損傷
前開きとなるため，4点支持台では整復が困難な場合がある．

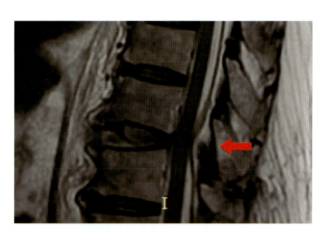

図2　硬膜外血腫により脊髄圧迫をきたしている場合のMRI矢状断像
後方からの硬膜外血腫により脊髄圧迫をきたしている（矢印）．

匠のポイント伝授！

①本術式の固定範囲は一般的に上3椎体，下3椎体を推奨する報告が多い．しかし，胸腰椎移行部での損傷では，頭側はすべて骨強直がみられても，尾側では3椎体まで強直が及んでいない場合がある．そのような場合には，術後のインストゥルメンテーションの弛みや，可動椎間を温存するために抜釘が必要となる場合がある．術中に固定力が十分と判断した場合には，尾側は2椎体のみの固定のほうがよい場合がある．

②特に80歳以上のDISH患者では，椎体内が脆く椎弓根スクリューの固定性が得られない可能性がある．スクリュー径は可能な限り大きいものを選択し，準備ができればハイドロキシアパタイト顆粒を使用する．

③強直のために正面像で椎弓根の陰影が見えづらい場合がある．術前の単純X線像でそのような椎体がないかどうかを評価しておく．

手術手技

 X線透視によるマーキング

　腹臥位としたら，術者の対側から患者に対して垂直にX線透視装置を設置する。イメージ正面像で椎弓根スクリューの設置が予定されている椎弓根を確認する。胸椎では椎弓根外縁，腰椎では椎弓根中央の高さで横突起中央を目安に皮切の位置を決定する。高齢者のDISHでは後弯変形を伴うことが多いので，イメージが正確な正面像となるように頭・尾側への傾きを調整し，椎体ごとの角度をメモしておく。側面では予定されている皮切からの椎体への挿入角度を確認する。この際にロッドの弯曲がどれくらいになるかをイメージしておくことが重要である。

 除圧

　麻痺を伴っていない場合には骨折部の除圧は不要であるが，後方からの椎弓の骨折により脊髄圧迫をきたしている場合（図3）や，硬膜外血腫による脊髄圧迫を認める場合には除圧が必要となる。スクリューの設置後では正中部の展開が困難となるため，除圧を先に行う。イメージでマーキングした骨折部に正中縦切開を加えて骨折部を展開する。除圧はなるべく脊髄に刺激とならないように，ノミは使用せず，エアトームとケリソンパンチを用いて行う。硬膜外血腫がある場合には多くは硬膜外上の静脈からの持続的な出血を認めることが多いので，バイポーラコアギュレーターで出血点の

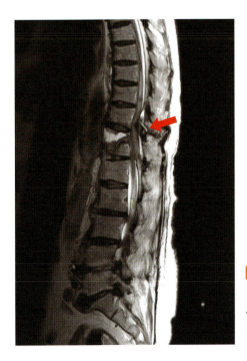

図3　椎弓骨折により脊髄圧迫をきたしている場合のMRI矢状断像

AO分類B2損傷であり，椎体部分の骨折に加えて後方椎弓の骨折により脊髄圧迫をきたしている。脊髄除圧が必要である。

凝固止血を行う。十分な除圧が得られたことを確認できたら，いったん皮下と皮膚で仮縫合する。仮縫合をしないと，正中部が開いているために術前のマーキングと実際のスクリュー設置部位がずれることがあるので注意が必要である。

③ 経皮的椎弓根スクリュー（PPS）設置

スクリューの設置は，時間の短縮化とイメージの照射量の低減化のために骨折椎体の上位3椎体，もしくは下位3椎体をまとめて行い，その後，もう一方を挿入する。イメージ正面像でそれぞれの椎体に椎弓根スクリューを設置する。Jプローブ（田中医科器械製作所）もしくはJamshidi™骨髄生検針（富士システム社）を用いてイメージ正面像で椎弓根外縁より胸椎の場合は5〜15°，腰椎の場合は25〜40°の角度で内側へ向け，プローブの先端をハンマーで慎重に叩きながら進めていく。6つのプローブの先端がイメージ正面像で椎弓根中央まで進んだところで，イメージ側面像で深さを確認する。このときにプローブの先端が椎弓根の中央にある場合には正確に椎弓根内を通っていることが確認できるが，椎体にすでに入っている場合には外側設置であり，椎弓根に入ってまだ浅い場合には内側よりに設置されている。理想的な挿入方向でない場合には挿入角度を調整するか，新しい挿入部位に変更することで正確な経皮的椎弓根スクリュー（percutaneous pedicle screw；PPS）の設置を行う。この際に注意すべきは，上下の椎弓根スクリューのスクリューヘッドの高さが揃っていることである。1つだけスクリューの設置位置が低い場合や，内側に設置されているとロッド連結の際にスクリューの弛みを生じる可能性がある。

スクリュー設置の前にハイドロキシアパタイト（HA）顆粒を用いることで，スクリューの固定性を上げることが可能である。タップを行った後にガイドワイヤー越しにインサーターを設置し，通常1〜2本（0.25〜0.5g）のHA顆粒を椎弓根内に移植する。深く入れてしまうと椎体内に設置してしまうことがあるので，イメージ側面像でインサーターの深さを確認しながら移植を行う。特に高齢者のDISH患者では挿入トルクを上げることにより椎弓根スクリューの弛みの予防が可能となる。

Groove entry technique

患者のるい痩が著しい場合には，胸椎レベルでは椎弓根スクリューの設置が皮下に突出する場合がある。また，中位胸椎（T5〜8）で椎弓根径が狭い場合には椎弓根スクリューの設置が困難となる。このような症例では，Ishiiら[4]や塩野ら[5]が報告しているgroove entry techniqueが有用である。通常の胸椎椎弓根スクリューの挿入位置とは異なり，横突起基部上縁とその頭側に位置する肋骨頚部で形成されるgrooveから尾側へ向けて挿入する（**図4**）。

イメージ正面像で横突起より頭側にコッヘルを進めると深く入る箇所がある。腹側には肋骨があるために胸腔内へは到達しない。内側かつ尾側へ向けると溝と横突起間靱帯があるためにコッヘルが安定する。イメージ正面像では左だと椎弓根の10時，右

だと2時が挿入開始部位となる。しっかり確認ができたらプローブに変更し，同部位より尾側に30°倒して挿入を行う。1椎体のみgroove entry techniqueを用いることはロッドの連結上困難なので，頭側3椎体はすべて本法でスクリュー設置を行う。

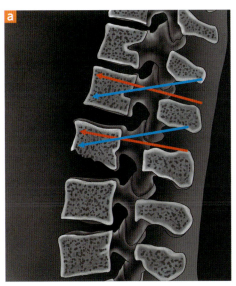
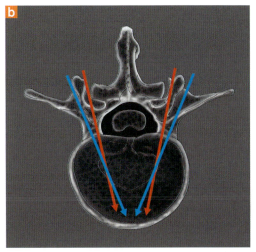

青矢印：groove entry technique
赤矢印：通常の胸椎椎弓根スクリュー

図4 Groove entry techniqueによる挿入方向
a：矢状断像
b：横断像

4 ロッドの連結

　ロッドの挿入時にはエクステンダー内の出血を吸引し，無影灯を合わせることでスクリューヘッドを確認する。ほとんどの手技でイメージを見ているため，無影灯は使用しなくても手術を進めることができるが，ロッドの挿入時には皮下かつ筋層下にロッドが挿入されていることを確実に直視下で確認する必要がある。頭側または尾側からロッドを筋層内に設置する。ロッドはスクリューの設置位置をイメージ側面像で確認し，in-situとなるように気を付けて弯曲を作製する。スクリューの設置位置とロッドの間に多少距離ができると，通常の脊椎では1椎間ごとに動きが出て自然にロッドに締結されるが，DISHでは骨折部以外に動く部分がないために，この操作の際に術中の椎弓根スクリューの弛みを生じる可能性がある（図5）。そのため，1つのセットスクリューだけ合わせるのではなく，複数のスクリューを交互に進めていくことが必要である。多くの場合，緊急もしくは準緊急手術となるが，事前の準備が可能であればBendini®（NuVasive社）を用いてロッドの弯曲を作製すると，スクリューに負担にならないロッドが作製でき，有用である（図6）。

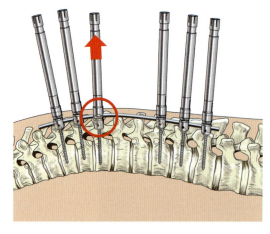

図5 経皮的椎弓根スクリュー（PPS）設置時の注意点

骨折部位のみしか動きがない本損傷では，スクリューヘッドの高さが合わないと（丸印）ロッドを締結する際に引き抜きの力が生じ（矢印）弛みをきたす可能性がある。スクリューに負担のかからないロッド弯曲の作製が重要である。

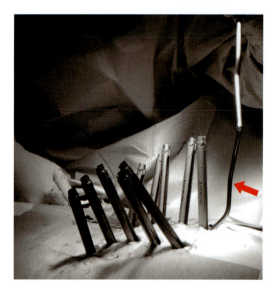

図6 Bendini®

Bendini®を用いたロッド（矢印）を作製することにより，スクリューヘッドに合わせたロッド弯曲の作製が可能である。

匠の奥義

　MIS-long fixationはすでに強直をきたしているDISHを合併した脊椎損傷では，①高齢者に多いために低侵襲であること，②損傷部位として胸腰椎移行部が多いこと，③すでに強直しているために将来抜釘の必要がないこと，から最もよい適応の1つと考える。

　早期に正確な診断を得ることが重要である。単純X線像のみでは正確な診断ができないことがあるので，外傷後のDISH患者では常に脊椎損傷を有する可能性があることを考慮し，必要に応じてCTで評価を行う。

5 閉創

すべてのインストゥルメンテーションの最終連結の後に除圧部の神経除圧と周囲からの出血を確認のうえ，閉創を開始する。

除圧部には閉鎖式ドレーンを挿入する。各創部をシリンジに入れた生理食塩水で洗浄する。このとき，筋膜がロッドによって腹側に圧排されていないことを最終確認する。ロッドが筋膜上にあると筋肉を圧排し，強い疼痛を来たすことがある。吸収糸の0号で筋膜を，3-0で皮下を縫合し，皮膚上にはサージカルテープを用いて固定する。

文献

1) Okada E, Yoshii T, Yamada T, et al. Spinal fractures in patients with Diffuse idiopathic skeletal hyperostosis：A nationwide multi-institution survey. J Orthop Sci 2019；24：601-6.
2) Okada E, Shimizu K, Kato M, et al. Spinal fractures in patients with diffuse idiopathic skeletal hyperostosis：Clinical characteristics by fracture level. J Orthop Sci 2019；24：393-9.
3) Okada E, Shiono Y, Nishida M, et al. Spinal fractures in diffuse idiopathic skeletal hyperostosis：Advantages of percutaneous pedicle screw fixation. J Orthop Surg (Hong Kong) 2019；27：2309499019843407.
4) Ishii K, Shiono Y, Funao H, et al. A Novel Groove-Entry Technique for Inserting Thoracic Percutaneous Pedicle Screws. Clin Spine Surg 2017；30：57-64.
5) 塩野雄太, 日方智宏, 船尾陽生, ほか. MISt手技における新たな胸椎経皮的椎弓根スクリュー刺入法（Groove Entry Technique） その精度と安全性についての検証. Journal of Spine Research 2015；6：1295-9.

Part 3 匠が伝えるMIStの奥義

成人脊柱変形：MIS-long

石原昌幸

Introduction

術前情報

近年側方侵入椎体間固定術（lateral interbody fusion；LIF）および経皮的椎弓根スクリュー（percutaneous pedicle screw；PPS）の普及により成人脊柱変形に対する低侵襲矯正固定術（circumferential minimally invasive surgery；cMIS）が普及しつつある[1,2]。本稿ではその後方PPS手技の詳細，ピットフォールと対策を紹介する。

適応と禁忌

基本的には2 staged surgeryで行う。これは手術時間の延長とそれに伴う出血量の増加を予防し手術侵襲を低減することと，LIFを行った段階での柔軟性，神経症状の改善，アライメントを評価し手術計画を再考することが目的である。LIFを行った段階でPI（pelvic incidence）-LL（lumber lordosis）＜25°まで改善している比較的柔軟な症例，つまりde novo後側弯症が最もよい適応である。思春期特発性側弯症（adolescent idiopathic scoliosis；AIS）遺残症例であってもrigidな椎体間骨癒合のない症例であれば対応可能なことが多い（前方椎体のみの骨性架橋は解離可能）。骨粗鬆症性椎体骨折を伴う脊柱変形に関してもlateral access corpectomyを用いることにより後方PPSで矯正可能である。

麻酔

全身麻酔，神経モニタリングを用いるため吸入麻酔を使用する。

体位

腹臥位，S2 alar-iliac（S2AI）screwを挿入するためジャクソンベッドを使用する。

手術の手順

1. イメージにて各椎弓根レベルを確認
2. 皮切
3. L5/S1 TLIF
4. S2AI挿入
5. PPS挿入（T10/11）
6. PPS挿入（T12-S1 LICAPテクニックを用いて）
7. スクリューエクステンダーの高さをそろえる
8. rodベンディング
9. rod挿入とセットスクリュー設置
10. X線画像にて前弯および冠状面バランス確認
11. エクステンダーの取り外しと閉創

成人脊柱変形：MIS-long

● 術前準備

　術前CTにてスクリュー挿入椎体の椎体回旋を確認し，スクリュー刺入角度を評価しておく。

　また腹臥位の状態で術前側面像を撮影し椎体の頭・尾側方向への傾きも確認しておく（図1）。これは術中透視を用いないLICAP（less imaging cannulated awl and probe method）テクニック[3]によるPPS挿入の際非常に重要となってくる。またLIF施行後の全脊椎X線像よりoblique take offを予測しL5/S1レベルは楔状変形および椎間板高の低下が著明な側より侵入し経椎間孔進入椎体間固定術（transforaminal lumbar interbody fusion；TLIF）を行う必要があるため確認しておく。

匠のポイント伝授！

①成人脊柱変形患者において大半をしめるde novo scoliosisが最も良い適応であるが，そのほか椎体骨折を伴う脊柱変形やAIS遺残変形においても適応の症例は少なくない。

②医原性後弯や後方要素が骨癒合している症例は難しいため，CTによる術前の骨癒合状態の詳細な評価が重要である。また，LIF施行後のLLにより，後方PPSで矯正可能か否か判断する必要がある。

③LIFおよびTLIFにより，腰仙椎全椎間においてある程度の椎体間解離が行われているため，矯正角度はrodベンディングに依存してくる。よって，正確なrodベンディングが求められる。さらに，PJK予防に関しても胸椎部のrod contourが大切であり，術後のreciprocal change，すなわち胸椎後弯化にマッチしたrod contourを心がける必要がある。

④もう一つのポイントが，rod挿入および術後のoblique take off予防である。rod挿入のコツ，L5/S1 TLIFの際のL5tiltの是正，coronal off balance是正目的のrod derotation等のピットフォールに関しては本文を参照していただきたい。

手術手技

1 イメージにて各椎弓根レベルを確認

　あらかじめ腰椎部は正中より3.5cm（肥満が強い場合は4cm），胸椎部は1.5cmで縦線をマーキングしておき，側面透視を用いて椎弓根の頭尾側位置を確認しマーキングしておく．こうすることにより，より迅速にマーキングが可能である（図1, 2）．

2 皮切

　基本的には縦切開としている．脊柱変形の場合凹側は隣接のスクリュー刺入位置が近く皮膚切開がつながることがあるためである．最頭側はrodホルダーをつけるため長めの切開とする．またS1PSとS2AIは同一切開としたほうが尾側からのrod挿入が容易である（図2）．最初からすべての皮切を加えると時間の経過とともに出血量が多くなるため，随時その手術操作の際皮膚切開は加えていき，常時ガーゼをパッキングしておくことが出血量の低減のために重要である．

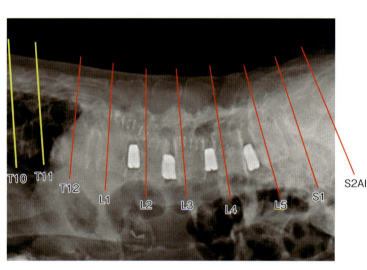

図1 腹臥位術前側面像
術前にスクリュー刺入方向を確認しておく．側弯がなければ基本的に等間隔となる．T10, 11はPJK予防に尾側方向へ．

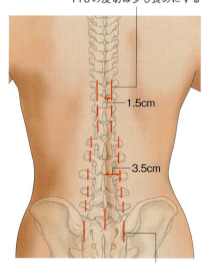

図2 皮膚切開
S1PSとS2AIは同一皮切とする

3 L5/S1 TLIF

L5/S1レベルで約5cmの正中切開を加え，テーラー鈎により術野を確保する．

下関節突起をノミで切除し，次いで上関節突起を切除する（図3）．黄色靱帯を切除後硬膜外静脈叢を焼灼し椎間板の処理を行う．椎間板腔の消失した症例が多く良好なアライメント獲得には十分な椎体間解離が重要である．そのためスプレッターで開大したのちに終板を傷つけないよう愛護的かつ十分な椎間板郭清を行う（図4）．

術野が狭いため自家骨を1ccシリンジに3～4本詰め，椎間板腔に充填し，ついでcageを挿入する．椎体間の安定性および骨癒合を上げるためcageは極力2個挿入する．Oblique take off解消のために，椎間板腔の楔状変形が強く，持ち上げる必要のある側から侵入する（図5）．

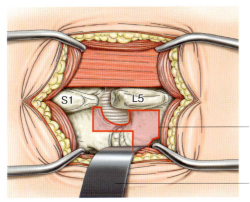

図3 L5/S1 TLIF①
ノミで椎間関節を切除する．

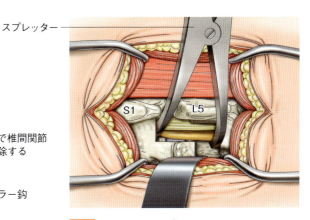

図4 L5/S1 TLIF②
スプレッターを用いて椎体間を開大させ椎間板腔を十分郭清する．大半の症例は椎間板が変性し椎間板腔が狭小化しているため，スプレッターを用いて開大しなければ十分な郭清ができない．

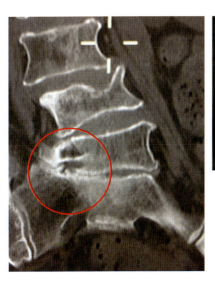

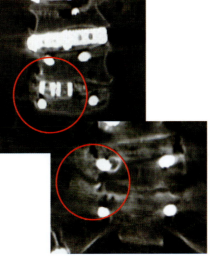

図5 TLIFの侵入側
十分な椎体間解離とTLIF cageによる持ち上げによりL5 tiltを是正する．

4 S2AI挿入

　上後腸骨棘内縁に約5cmの縦切開を加え（図2），第一後仙骨孔約1cm尾側より大転子2横指頭側を目指しS2AI screw用中腔プローブ（図6）を挿入し，仙腸関節を超えた段階で透視を用いて軸射位でtear dropを確認する。その後ガイドワイヤーを先行させsame sizeまでtappingしS2AI screwを挿入する（図7）。

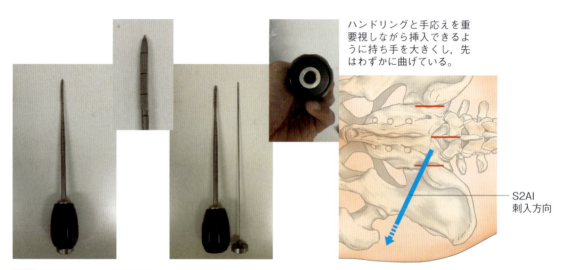

ハンドリングと手応えを重要視しながら挿入できるように持ち手を大きくし，先はわずかに曲げている。

S2AI刺入方向

図6 S2AI screw用中腔プローブ

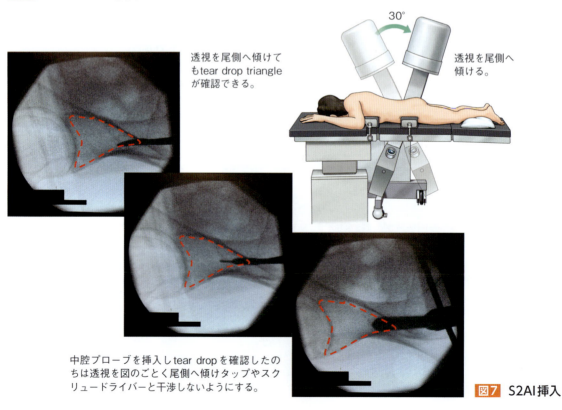

透視を尾側へ傾けてもtear drop triangleが確認できる。

透視を尾側へ傾ける。

中腔プローブを挿入しtear dropを確認したのちは透視を図のごとく尾側へ傾けタップやスクリュードライバーと干渉しないようにする。

図7 S2AI挿入

成人脊柱変形：MIS-long

5 PPS挿入（T10, 11）

胸椎T10，T11にJ probeを用いてPPSを挿入する。T12はLICAPテクニックを用いて挿入する。

T10，T11に関しては引き抜き強度の増加および近位隣接椎間後弯障害（proximal junctional kyphosis；PJK）の際の頭側椎間板へのスクリュー逸脱を防ぐため尾側方向に長いものを挿入する（図8）。また胸椎部をPPSとすることにより背筋群，靱帯等の軟部組織を温存しPJK予防に努めている[4,5]。

6 PPS挿入（T12～S1 LICAPテクニックを用いて）

T12～S1まではLICAPテクニックを用いてPPSを挿入する。この際NuVasive社NVM5®神経モニタリングシステムのdynamic modeとfree run EMGを用いスクリュー逸脱の有無を確認しながら挿入することにより逸脱を予防する。筆者らの研究より24mA以上であれば神経障害をきたすような逸脱はないと考えられる（図9）[6,7]。

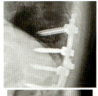 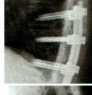 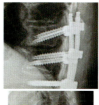
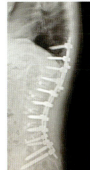 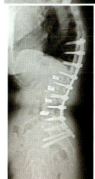 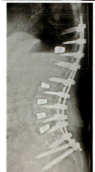 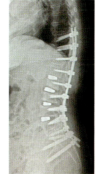

図8 UIVのPPS trajectory

anatomical trajectory。UIVにおいてより長いスクリューを尾側方向へ挿入。引き抜き強度増加，PJKの際椎間板／上位椎体への逸脱予防。

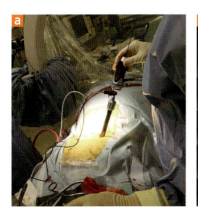 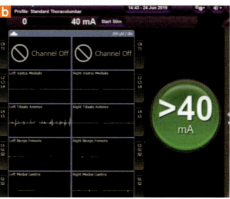

図9 モニタリング下でのPPS挿入

a：NVM5®神経モニタリングシステムを用いながらスクリュー挿入。
b：モニタリングを行いながらスクリュー挿入。概ね24mA以上であれば神経障害をきたすような逸脱はない。

7 スクリューエクステンダーの高さをそろえる

　必要な前弯に合わせてrodをベンディングする。PJK予防にrod頭側はなだらかな後弯位としておくことが非常に重要である[8,9]（図10）。rod折損予防のためにrodは6mmチタン合金を用い，またベンディングにはフレンチベンダーは用いずプレートベンダーを用いてrodのnotchを極力少なくするようにする（図11）。

8 rodベンディング

　PPSエクステンダーが全体になだらかなカーブを描くようにPPSの深さを調整しておく。こうすることによりrod設置の際のスクリューの引き抜けを予防する（図12）。

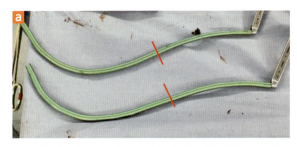
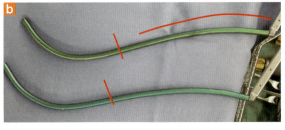

図10　PIに応じたrod contour
a：PI：50前後
b：PI＜40

inflection point（IP）
low PI：IPが尾側，後弯大きめ
high PI：IP頭側，後弯少なめ

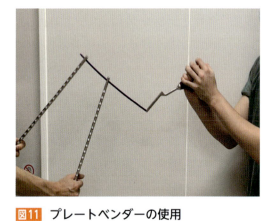

図11　プレートベンダーの使用
プレートベンダーを用いることによりrodのnotchを減らしrod折損を予防する。

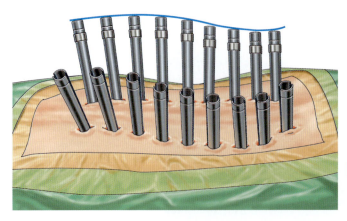

図12　PPS挿入後
なだらかなカーブを描くようにPPSエクステンダーの高さを微調整する。

9 rod挿入とセットスクリュー設置

　rodを180°反転させ，rodの頭側胸椎部の後弯カーブを腰椎の前弯に合わせて尾側より挿入していく（図13①）。この際S2はskipしS1より挿入していき最後にスイッチバックでS2エクステンダーにrodを挿入する。これはS2のみスクリューの向きが大きく異なるため先に通してしまうとrodの自由度が減り，rod挿入が難しくなるためである。上位腰椎辺りまで入ると，rod尾側端が皮膚に当たり，またrod先端がスクリューに当たりエクステンダーを通しにくくなるためrodを180°反転し，単鋭鈎を用いて先端を持ち上げながらエクステンダーに誘導していく（図13②）。最頭側までrodが通ると2本のrodをrodホルダーにて把持する（図14）。パイルドライバーを用いてセットスクリューを順次落とし込んでいく。ある程度全体的に落とし込んだのちに，S2AIにセットスクリューを落とし込むことにより逆cantilever forceをかけ，骨盤を持ち上げ

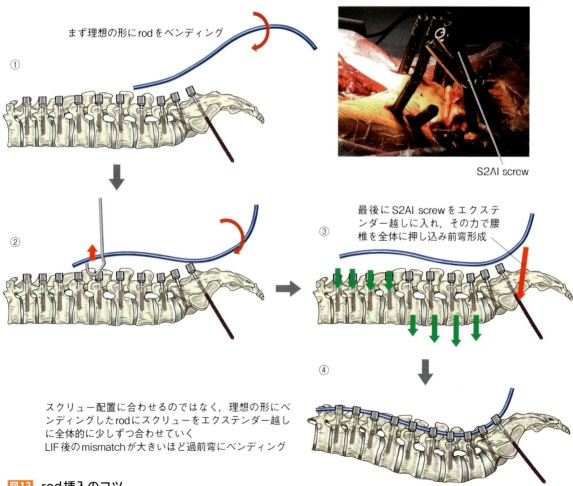

図13　rod挿入のコツ

前弯を形成する（図13③）。胸椎部はUIV（upper instrumented vertebra）が最初に落とし込まれわずかにUIV-1，UIV-2のrodが浮くような状態とし，徐々に落とし込んでいき，術後reciprocal changeを想定した胸椎後弯を形成する（図15）。

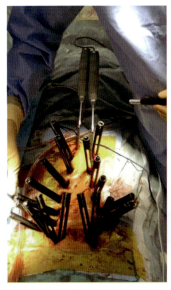
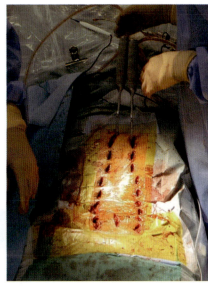

図14 rod 挿入後頭側でrod把持

正面像を確認するまでrodホルダーを残しておく。

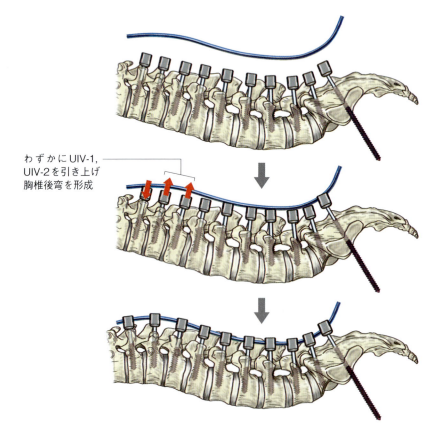

わずかにUIV-1，UIV-2を引き上げ胸椎後弯を形成

図15 rod落とし込み

成人脊柱変形：MIS-long

10 X線画像にて前弯および冠状面バランス確認

この段階でX線撮影を行いPIとLLのミスマッチを確認し in situ benderを用いて微調整を行う。過矯正となるとPJKのリスクが上がるためPI-10＜LL＜PIを目指すように調整する[8]。また正面像にてoblique take offの有無を確認し，oblique take offを認めた場合はrodホルダーを用いてrod derotationし，main curveをわずかに残すことによりオフバランスを是正する（図16）。後方矯正後に前縦靱帯（anterolateral ligament；ALL）断裂等によりLIF cageと椎体終板の間にギャップが生じた場合はrod折損を予防するため必ずdual rodとする。dual rodとした際は隣接single rodの部分に負担がかかり折損をきたしやすくなるため可撓性の大きい腰仙椎レベル全体をカバーすることが望ましい。筆者らは原則としてT12/L1からS1/S2間で設置するようにしている（図17）。dual rodとする場合，PPSの皮膚切開よりlateral connectorを2

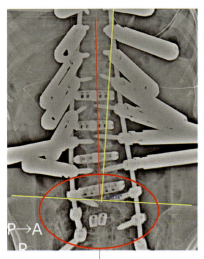
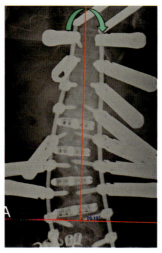

図16 rodホルダーを外す前に必ず正面像確認

coronal imbalance＋→rod derotationにより是正。

正確に腸骨稜を確認し，評価するためL4-S2 PPSエクステンダーは抜去しておく

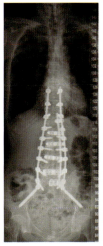
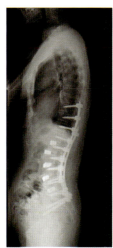
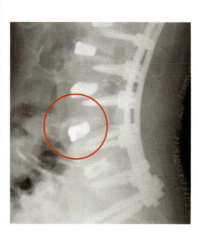

図17 rod挿入のコツ

L4/5 gap＋→6mm 3本rod

295

個接続し，PPSのrod挿入と同様の手順で頭側より挿入し，セットスクリュー固定する（図18）。基本的に追加皮膚切開は不要である。追加rodの設置は，本rodの内側，外側いずれでも可能である（図19）。

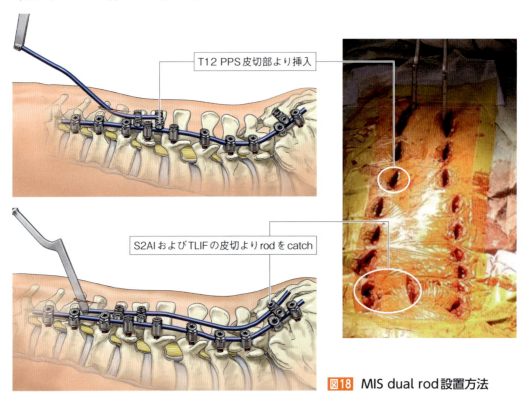

図18 MIS dual rod設置方法

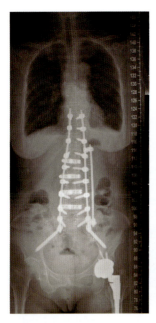
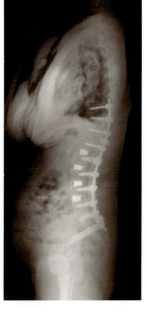

図19 追加rod（5mm 3本rod）
新たな切開は不要。内側設置が容易。
痩せ型→外側設置（腸骨部分切除）。

⑪ エクステンダーの取り外しと閉創

エクステンダーを外し，十分洗浄後閉創を行う。創部が多く，閉創を手早く行うことが出血量の減少につながるため，筆者らはSTRATAFIX®（返し付きのPDS®）を用いてPPSの創部を連続で縫合していくことで閉創時間の短縮に努めている。

文献

1) Park P, Wang MY, Lafage V, et al. Comparison of two minimally invasive surgery strategies to treat adult spinal deformity. J Neurosurg Spine 2015；22：374–80.

2) Anand N, Kong C, Fessler RG. A Staged Protocol for Circumferential Minimally Invasive Surgical Correction of Adult Spinal Deformity. Neurosurgery 2017；81：733–9.

3) 齋藤貴徳：MIS-TLIFにおける新しいペディクルスクリュー刺入法－X線被曝の減少をめざして－. OS Now Intruction 2011；No.18：85-93.

4) Mummaneni PV, Park P, Fu KM, et al. Does minimally invasive percutaneous posterior instrumentation reduce risk of proximal junctional kyphosis in adult spinal deformity surgery? A propensitymatched cohort analysis. Neurosurgery 2016；78：101-8.

5) Eastlack RK, Srinivas R, Mundis GM, et al. Early and Late Reoperation Rates With Various MIS Techniques for Adult Spinal Deformity Correction. Global Spine J 2019；9：41-7.

6) 谷 陽一，齋藤貴徳，谷口慎一郎，ほか. 経皮的椎弓根スクリューの挿入精度に関する後ろ向き研究－LICAP法open法との比較－. 日本整形外科学会雑誌 2016；90：S878.

7) 谷 陽一，齋藤貴徳，谷口慎一郎，ほか. 腰仙椎部への経皮的椎弓根スクリュー挿入時における，神経根モニタリングの検討. Journal of Spine Research 2016；7：590.

8) 石原昌幸，谷口慎一郎，朴 正旭，ほか. 成人脊柱変形術後proximal junctional kyphosisの発生リスク因子はrod contour及び過矯正にある. 中部日本整形外科災害外科学会雑誌 20219；62(春季学会)：80.

9) Yan P, Bao H, Qiu Y, et al. Mismatch Between Proximal Rod Contouring and Proximal Junctional Angle：A Predisposed Risk Factor for Proximal Junctional Kyphosis in Degenerative Scoliosis. Spine (Phila Pa 1976) 2016；42：E280–E287.

Part 3 匠が伝えるMIStの奥義

成人脊柱変形：All PPS

原田智久，石橋秀信

Introduction

● 適応と禁忌

腰椎部での変形が主体の側弯および後弯が適応となる。SRS（Scoliosis Research Society）-Schwab classificationでは，Coronal curve typesのT（thoracic only）とD（double curve）を除く変形が適応となる[1]。

禁忌は，椎体間に著明な変形癒合を有する症例や棘突起・椎間関節などの後方要素に多椎間の癒合を認める症例である。骨癒合を有する症例においては，椎間での矯正を主体とする All PPS（percutaneous pedicle screw；経皮的椎根弓スクリュー）での矯正は不可能である。変形が非常にrigidな症例や椎体自体に著明な変形を有する症例では，慎重に適応を決定する。

手術の手順
❶ LIF
❷ 体位変換，術前のマーキング
❸ 皮切，胸椎部への骨移植
❹ 皮切，L5/S PLIF または TLIF
❺ 皮切，All PPSと腸骨スクリューの挿入
❻ ロッドの挿入
❼ 矯正操作 (rod rotation technique と reverse cantilever technique)
❽ 閉創
❾ 初期の後療法

● 麻酔

全身麻酔で行う。

● 手術体位

まず側臥位で側方経路腰椎椎体間固定術（lateral interbody fusion：LIF）を行う[2]。筆者は基本的に左アプローチを選択しているため，通常右側臥位でLIFを行う。その後，4点支持フレーム上に腹臥位とし，All PPSでの後方矯正術を行う。

● 術前準備

本術式にはLIFが必須であるため，LIFに際して注意すべき各臓器の位置を術前画像で確認する。特に成人脊柱変形では解剖学的変位が存在しやすいため，進入側の対側も含めて血管の走行や各臓器の位置，rising psoasやhigh crestの有無，および肋骨や腸骨の形状をチェックする。LIFのアプローチをイメージするには，3D-CTが有用である（**図1**）[2]。また，動態X線像やCTで，椎間や棘突起・椎間関節などの後方要素に骨癒合がないことを確認する。上位腰椎では椎弓根径が小さい場合があり，PPSの径や方向などを術前に十分に検討する。

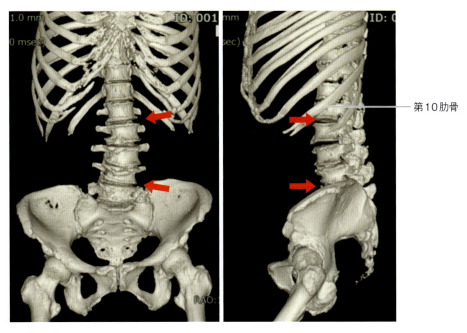

図1 3D-CT
LIFのアプローチをイメージするには，3D-CTが有用である。特にL1/2, 4/5へのアプローチでは，進入する椎間の方向と肋骨，腸骨との位置関係を十分に把握する（矢印）。

匠のポイント伝授！

① PPSのみでの矯正は不可能である。LIFによる前方支柱の再建，椎間板高の回復，脊柱管の間接的除圧，後方支持組織の間接的離開の効果が存在してこそ，All PPSでの矯正が可能となる[3]。よって，可能な限り全腰椎にLIFを施行するのが望ましい。

② 術前評価で椎体間や椎間関節の骨癒合の有無をチェックするのが重要である。本術式は椎間での矯正を主体とするため，椎間に完全な骨癒合を認める症例は適応外となる。

③ PPSの並びをできるだけ一定にすることでロッドの挿入を容易にし，またすべてのスクリューに均等に応力がかかるように配慮する。PPSの並びを一定にするためには，X線透視装置で椎体の正しい正面像と側面像を描出すること，椎弓根に対するPPSの刺入点を一定にすることが重要である。

④ 本術式ではロッドが傍脊柱筋の腹側を通るため，通常のcantilever techniqueは使用できない。よって，変形矯正はrod rotation techniqueとreverse cantilever technique（ロッドの尾側端を腹側に押し込み，上位腰椎を支点として胸椎部を持ち上げるようなイメージで腰椎前弯を獲得する）を用いて矯正を行う。

手術手技

T10から腸骨までの矯正固定術を想定して解説する。

1 LIF

最初に側臥位にて全腰椎にLIFを行う．詳細はLIFの項に委ねるが，のちにAll PPSでの後方矯正を可能にするためにはLIFの特性を十分に引き出すことが重要で，椎体終板を損傷しないように注意する．

2 体位変換，術前のマーキング

T10からS1の椎弓根と皮切予定部のマーキングを行う．この際，各椎体の正しい正面像と側面像を描出することが重要である．PPSの挿入角度は尾側椎体ほど強斜位になるので，皮切のマーキングが胸椎部では椎弓根のすぐ外側に位置するのに対し，腰椎部では少し外側に移動する（図2）．筆者らはPPSの皮切はスクリューの傾きを調整しやすいように横切開を好んで用いているが，縦切開でも問題ない．S1 PPSと腸骨スクリューは少し大きめの同一縦切開から挿入するため，後上腸骨稜の内側に縦切開用の4〜5cmのマーキングを行う（図2）．

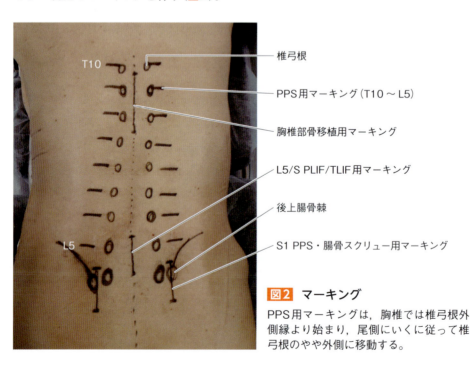

図2 マーキング

PPS用マーキングは，胸椎では椎弓根外側縁より始まり，尾側にいくに従って椎弓根のやや外側に移動する．

成人脊柱変形：All PPS

> **匠の奥義**
> PPSを正確に挿入し，その並びを一定にするためには，各椎体の正しい正面像と側面像を描出することが非常に重要である．術前にどの椎体が垂直か，各椎体の回旋が何度か，などを記録しておくと，術中に無駄な被曝をすることなく正しい正面像と側面像を得ることができる（図3a, b）．X線透視装置を下から回して側面像を得る場合，X線透視装置本体を側弯の凸側に設置しなければ正しい側面像が得られない（図3c, d）．

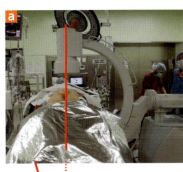 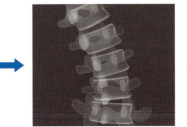

正しい正面像ではない．

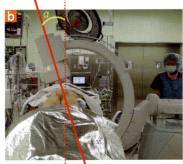 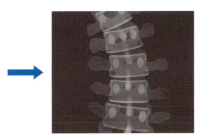

正しい正面像が得られるようにX透視装置を傾ける．各椎体ごとに角度aを記録しておく．

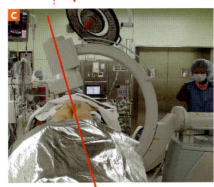

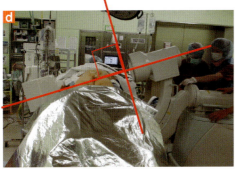

正面像の傾きに合わせて正しい側面像を得る．X線透視装置は側弯の凸側に設置する．

図3 X線透視装置の調整

3 皮切，胸椎部への骨移植

　腹臥位に体位変換後，まずLIFを行っていない胸椎部に骨移植を行う（図4）。マーキングに沿って5，6cmの正中縦切開を加えたのちT10からT12の棘突起を縦割し，T10からL1の椎弓上をdecorticationして骨移植を行う。筆者らは同種骨を移植している。

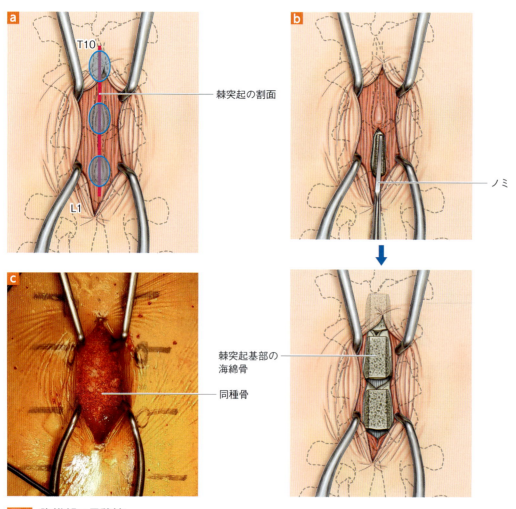

図4　胸椎部の骨移植
a：T10〜12の棘突起を縦割して展開する。
b：棘突起基部の海綿骨にノミを入れ，椎弓背側の皮質骨を観音開きに広げることで，椎弓上の海綿骨を露出する。
c：椎弓上に同種骨を移植する。

　胸椎椎弓部展開の際には，両側のfacetを露出しないように注意する。椎弓のdecorticationは，棘突起基部の海綿骨からノミを入れ，椎弓背側の皮質骨を観音開きに持ち上げることで椎弓上の海綿骨を露出する（図4）。

4 皮切，L5/S PLIFまたはTLIF

L5/S1正中に4～5cmの縦切開を加え，L5棘突起を縦割して展開する．L5/S1で十分な前弯が獲得できるように，L5両下関節突起は完全に切除してPLIFまたはTLIFを施行する．冠状面でL5椎体に傾きを有する場合には，矯正後に全体のアライメントがoblique take offにならないように凹側を十分に離開してL5椎体の水平化を目指す．

> **匠の奥義**
> All PPSでの矯正術では脊椎全体のアライメントが確認しにくいため，矯正後のoblique take offに注意が必要である．LIFの矯正力が強いため，L5/S1で十分に冠状面のバランスをとらないと，矯正後にoblique take offが生じやすい．

5 皮切，All PPSと腸骨スクリューの挿入

術前のマーキングに沿ってPPS用の皮切を加える．筆者らは通常8本ずつPPSを挿入するため，8ヵ所同時に皮切を加える（初めにT10からL1，続いてL2からL5）．皮切は横切開を好んで用いているが，筋膜は縦切開とする．

触診で刺入点を確認し，X線透視装置を調整して各椎体の真正面像を描出しながらニードルを椎弓根の外縁から内縁まで刺入する（図5）．8本のニードルを椎弓根の内縁まで刺入できたら，各椎体の真側面像でニードル先端が椎体内後方1/2にあることを確認する（図5）．

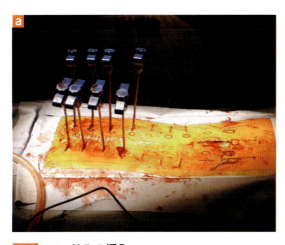
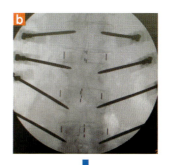
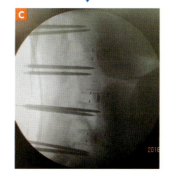

図5 ニードルの挿入
a：ニードルを椎弓根内縁まで挿入する．8本同時に挿入し，その並びを確認しながら挿入する．
b：正面像ですべてのニードル先端が椎弓根内側まで刺入されていることを確認する．
c：側面像ですべてのニードル先端が椎体内後方1/2にあることを確認する．

ニードルが正しく刺入されていることを確認したのちニードル越しにガイドを挿入し，各椎体にPPSを挿入していく．T10からL1までの8本のPPSを挿入できたら，同様の手技でL2からL5までのPPSも挿入する．
　その後，後上腸骨稜内側の縦切開からS1 PPSと腸骨スクリューを挿入する．すべてのスクリューを挿入後，エクステンダースリーブの先端がスムーズに並ぶように調整する（図6）．

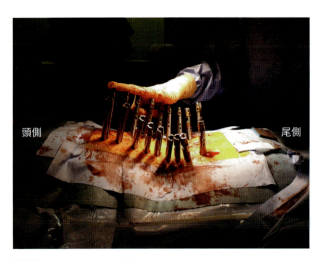

図6 PPSの並びの確認
指ですべてのPPSのエクステンダースリーブ先端がスムーズに並んでいることを確認する．

匠の奥義
　変形が強い症例では椎体の回旋変形も強くなるため，各椎体の正しい正面像と側面像を得るためのX線透視装置操作が非常に重要である．マーキングの際に記録した椎体回旋角度に合わせて，真正面像と真側面像を描出しながらニードルを正確に刺入する．8本のニードルを同時に挿入することで，時間を節約でき，さらにニードルの並びを確認することができる（図5）．PPSの並びを一定にするためには，椎弓根外縁に対するニードル刺入点を一定にする．つまり，T10では椎弓根外縁から刺入し，尾側椎体に向かうに従いニードル刺入点は椎弓根外縁のやや外側に移動する（図7）．

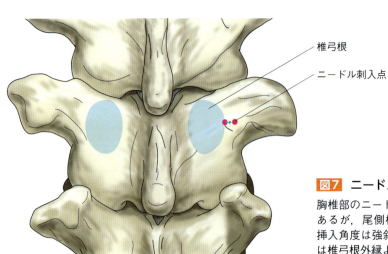

椎弓根
ニードル刺入点

図7 ニードルの刺入点
胸椎部のニードル刺入点は椎弓根の外縁であるが，尾側椎体に向かうに従いPPSの挿入角度は強斜位になるため，その刺入点は椎弓根外縁よりやや外側に移動する．

成人脊柱変形：All PPS

6 ロッドの挿入

　S1 PPSと腸骨スクリュー用の縦切開から，生理的に彎曲させたロッドを頭側に向け挿入する．ロッド挿入の際には独自に作製した卵型のロッド把持器を装着し，ロッドを回転させながら挿入していく（図8）．ロッドがエクステンダースリーブ内を通りにくい場合には，独自に作製したフックデバイスをPPSの皮切から挿入し，ロッド先端をエクステンダースリーブ内に誘導していく（図8）．

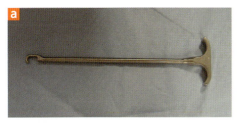
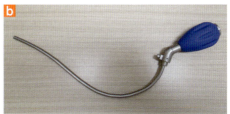
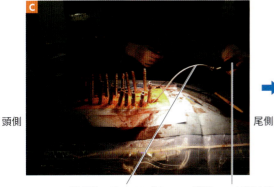
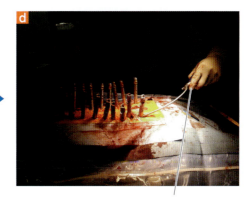
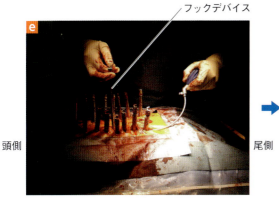
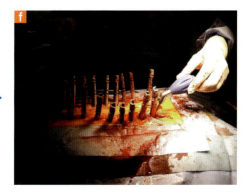

図8 ロッドの挿入
a：フックデバイス
b：理想のアライメントにベンディングしたロッドと卵型のロッド把持器
c, d：卵型のロッド把持器を装着し，ロッドを回転させながら尾側からエクステンダースリーブ内に挿入していく．
e：フックデバイスをPPSの皮切から挿入し，ロッド先端をエクステンダースリーブ内に誘導していく．
f：すべてのエクステンダースリーブ内にロッドを通す．筋膜の背側を通さないように注意する．

> **匠の奥義**　All PPSでの矯正術では，ロッドとスクリューとの連結は最尾側のスクリューが最後になる．つまり，矯正操作後に腸骨部のスクリューとの連結を行うため，筆者らは連結の容易な腸骨スクリュー（コネクターを使用）を好んで用いている．最尾側のスクリューはSAI (sacral alar-iliac) スクリューでも構わないが，その際はロッドとSAIスクリューを直接連結するため，すべてのスクリューヘッドがスムーズに並ぶように3次元的に意識しながら挿入する必要がある．

7 矯正操作 (rod rotation technique と reverse cantilever technique)

すべてのエクステンダースリーブ内にロッドが通ったことを確認後，ロッド把持器を直角型に変更し，腸骨スクリュー用のコネクターを装着する（図9）．各スクリューのエンドキャップを残り5mmくらいまで挿入すると，ロッドの尾側端は通常背側に浮いているので，直角型のロッド把持器でロッド尾側端を腹側に押さえ込みながら

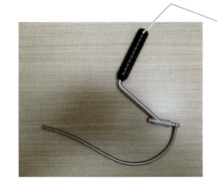

直角型ロッド把持器

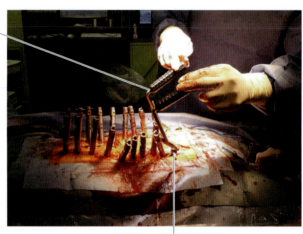

腸骨スクリュー用のコネクター

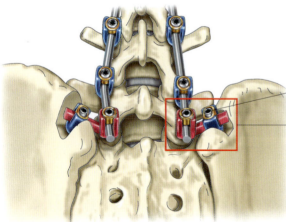

腸骨スクリューヘッド

カコミ内ピンクの部分がコネクター

図9　直角型ロッド把持器への変換
ロッド把持器を直角型に変更し，腸骨スクリュー用のコネクターを装着する．

306

rod rotation technique（図10）と reverse cantilever technique を用いて矯正を行う（図11）。各スクリューのエンドキャップを徐々に締結し，最後にコネクターを用いてロッドと腸骨スクリューを連結して矯正を終了する。

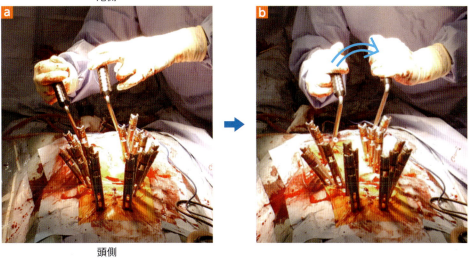

図10 rod rotation technique
rod rotation technique で側弯を矯正する。

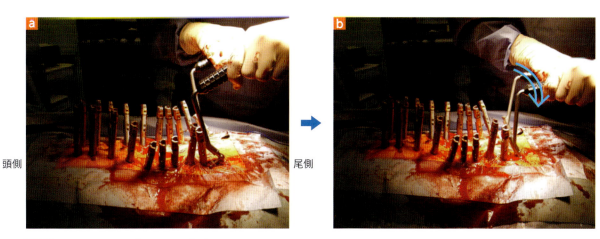

図11 reverse cantilever technique
ロッドの尾側端を腹側に押し込み，上位腰椎を支点として胸椎部を持ち上げるようなイメージで腰椎前弯を獲得する。

> **匠の奥義**
>
> 矯正操作の際，椎体の回旋変形矯正と腰椎前弯獲得を目的に，独自に作製したエクステンダースリーブプッシャーを用いて凸側のPPSを腹側に押し込むことで椎体の回旋矯正と腰椎前弯獲得の補助を行う（図12）。スクリューの軸方向に力を加えないとスクリューのゆるみや破損につながるため，注意が必要である。最近では，術後のロッド折損予防目的に，経皮的に補助ロッドを追加している。

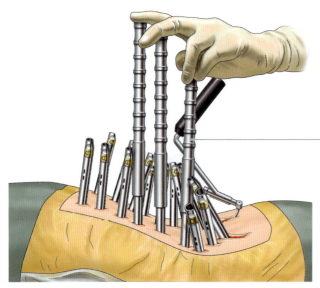

エクステンダースリーブプッシャー

図12 エクステンダースリーブプッシャー
エクステンダースリーブプッシャーで凸側のPPSを腹側に押し込むことで椎体の回旋矯正と腰椎前弯獲得の補助を行う。

8 閉創

各創部を洗浄後，筋膜および皮下を縫合し，閉創する。L5/S PLIF/TLIF部にはドレーンを留置する。

9 初期の後療法

術翌日に硬性装具を採型し，装具完成後に離床を開始する。筆者らは術後6カ月間，硬性装具装着を指示している。

文献

1) Schwab F, Ungar B, Blondel B, et al. Scoliosis Research Society-Schwab adult spinal deformity classification: a validation study. Spine (Phila Pa 1976) 2012；37：1077-82.
2) 原田智久，槇尾　智，石橋秀信. 成人脊柱変形に対するLIF. 整形・災害外科 2019；62：637-41.
3) Fujibayashi S, Hynes RA, Otsuki B, et al. Effect of indirect decompression through oblique lateral interbody fusion for degenerative lumbar disease. Spine (Phila Pa 1976) 2015；40：175-82.

Part 3　匠が伝えるMIStの奥義

LIF（direct lateral approach）

岩﨑　博，山田　宏

Introduction

● 適応と禁忌

　あらゆる腰椎変性疾患に適応を有する。しかしながら腎臓手術などの後腹膜腔手術既往症例は，瘢痕などにより後腹膜腔が高度に癒着している可能性があり注意を要する。高度のすべり症においても，腰神経損傷を起こさないための安全域が極端に狭いため，設置困難な場合には後方椎体間固定術に切り替えるなどの対応が必要となる。L5/S1椎間へのアクセスは血管走行等の問題より原則禁忌である。

● 麻酔

　全身麻酔で行う。XLIF®ではNVM5®神経モニタリングシステム使用が必須であるため完全静脈麻酔での管理やTOF（train of four）による筋弛緩状態把握が必要である。

● 手術体位

　股関節を屈曲した側臥位で行い，進入路確保のためベンディング可能な手術台が望ましい。X線透視での正確な正面・側面像確認が大変重要な手技であるため，腰椎が床（手術台）に対して真の側臥位となる位置で体幹・骨盤・下肢をテープで固定する。

● 術前準備

　XLIF®においては左右両側ともアプローチ可能であるため，特に脊柱変形においては進入側に関しても術前計画を練る必要がある。

　腸管などの内臓器損傷や血管損傷を予防するために，下剤服用や浣腸などの術前排便処置や内臓器の術前画像評価も重要である。側臥位MRIや造影CT検査などでの術前評価の有用性が報告されている[1]。

> **手術の手順**
> ❶ 皮切，展開
> ❷ レトラクター設置
> ❸ 椎間板郭清
> ❹ ケージ設置

> **匠のポイント伝授！**
>
> ① 加齢変性に伴った椎間板腔狭小や不安定性を改善可能なLIF (lateral lumbar interbody fusion) はあらゆる腰椎変性疾患に適応を有する。
> ② LIFは，その低侵襲性および強力な矯正力より成人脊柱変形手術に対して有用な方法である。
> ③ L4/5高位や特にやせた高齢女性の回旋を伴う脊柱変形症例では腸管が後方に位置することも多く腸管損傷に注意を要する[1,2]。
> ④ X線透視装置Cアーム操作の邪魔にならないように，手の台は使用せず両肘関節屈曲位 (両手で顔を覆うような肢位) とし，開創器保持アームもできるだけ頭側に固定する。

手術手技

皮切，展開

本稿ではXLIF®原法である2皮切法を解説する。椎間板直上の主皮切の後方に指が挿入可能な大きさの皮切を加え，外腹斜筋，内腹斜筋，腹横筋を鈍的に分けた後，腹横筋筋膜を穿破し後腹膜腔に到達する。同部より挿入した指でゆっくりと剥離展開を行い，腹膜を前方によけ，横突起，肋骨，腸骨の内壁を触知できるまで剥離を行う。次に椎間板直上の主皮切を行い，鈍的に展開後同部よりダイレーターを挿入する。この際先の後方皮切より挿入した指でダイレーター先端を大腰筋へ誘導する。

> **匠の奥義　後腹膜腔アプローチ**
>
> 腸骨鼠径神経，腸骨下腹神経 (図1) などを損傷しないために電気メスは使用せず鈍的に展開する必要がある。メイヨー剪刀を図2のごとく把持しloss of resistance法で腹横筋筋膜を穿破し後腹膜腔 (図3) に進入する。

> **匠の奥義　内臓器損傷予防**
>
> 術前に側臥位で撮影を行ったMRIにて，アプローチ時腸管損傷リスクが高いと判断された変性側弯症例の場合や上記の後腹膜腔の剥離が十分に確認できない場合には，2皮切法にこだわらず1皮切法で通常よりやや大きめの展開を行い，直下に腸管を確認しながら開創器設置を行うことが必要となる。特にL4/5高位では注意を要する[1]。

LIF (direct lateral approach)

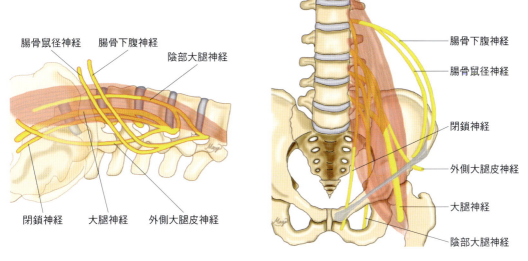

図1 LIF手術における神経損傷を予防するために必要な解剖

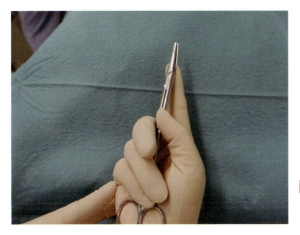

図2 腹横筋筋膜を穿破し後腹膜腔へ達する際の安全なメイヨー剪刀把持法

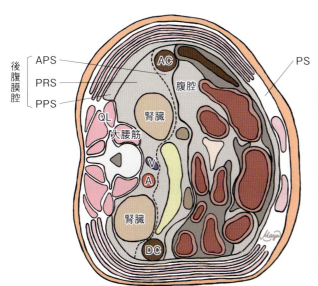

図3 LIF手術に必要な解剖（左側臥位）

PS ： preperitoneal space
　　　（腹膜前腔）
APS ： anterior pararenal space
　　　（前腎傍腔）
PRS ： perirenal space
　　　（腎周囲腔）
PPS ： posterior pararenal space
　　　（後腎傍腔）
AC ： 上行結腸
DC ： 下行結腸
A ： 腹部大動脈
V ： 下大静脈
QL ： 腰方形筋

2 レトラクター設置

　X線透視やナビゲーションを用いて該当椎間板を確認し，椎体前後長の後方1/3を目安にNVM5®モニターシステムで腰神経の位置関係および距離を把握する。神経が近接している場合にはより前方から大腰筋にダイレーターを挿入しモニターシステムで確認しながら後方へひきよせる。ガイドワイヤー刺入後，順次ダイレーターを設置し最終的にレトラクターを設置する。X線透視やナビゲーションおよびガイドワイヤーとレトラクターの位置関係を用いて至適位置であることを確認する。レトラクター内を直視下に確認し，レトラクター後方ブレードからの電気刺激およびレトラクター内のプローブによる電気刺激により腰神経の位置および距離を再確認後，シムを椎間板に挿入しレトラクターを固定する。分節動脈の位置を意識しながら必要量のレトラクター開大を行い，前縦靱帯に沿わせてアンテリアレトラクターを設置する。

匠の奥義

レトラクター設置時間および神経刺激閾値変化

　大腰筋障害や腰神経叢損傷はレトラクターの拡張時間に影響されると考えられるため，不必要な操作を控え，安全かつスピーディーに手術操作を行うことが重要である。

　筆者らは，レトラクターによる圧迫や虚血により神経障害が進行するとその神経の刺激閾値が上昇することを利用し，開創器設置後も5分ごとにNVM5®神経モニタリングシステムを用いて電気刺激を行い，開創器後方に存在する神経の刺激閾値の経時的変化を観察している[3]。

　粗大な手術操作などでレトラクターと神経の位置関係が変わっていないことが前提であるが，当初刺激閾値が4.0mA（赤信号）であったにもかかわらず，21mA（緑）に変化した場合には神経を刺激するために必要な電気強度が増加していることを意味し，むしろ神経障害の危険性が迫っていると考えられる（**図4**）。手術操作を早く終了するあるいは開創器開大をいったん緩めるなどの対策が必要である。

Pitfall

　後述の前縦靱帯損傷やケージ不良位置設置予防のためにも，側面から観察する術野において椎体の前後長ならびに前縦靱帯の位置を把握し露出展開する必要がある。血管損傷に注意しながら慎重な挿入が必要となるが，X線透視確認下にアンテリアレトラクターを椎体中央直前まで挿入することがポイントである。しかしながら，レトラクター先端が椎体から離れる方向となり血管損傷のリスクが高まるため，椎体中央を越えて挿入することは厳に慎まなければならない。

LIF (direct lateral approach)

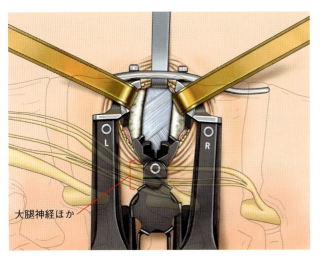
大腿神経ほか

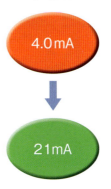
NVM5®神経モニタリング
システム

4.0 mA

21 mA

図4 神経障害進行に伴う神経モニタリングシステムシグナル変化
開創器による圧迫や虚血により神経障害が進行すると開創器後方に存在する神経の刺激閾値が上昇する．すなわちNVM5®システムの赤信号が黄色や緑に変化した場合に神経障害を意味する．

3 椎間板郭清

　椎間板側面の全体を露出させた後，メスで線維輪を切開し，鉗子で一部切除した後コブエレベーターで頭尾側の軟骨終板を剥離し，X線透視下に対側の線維輪の切離を行う．対側線維輪切離の際にはコブエレベーターを過度に貫通させないよう注意を払う必要がある．骨性終板を損傷しないよう注意しながら椎間板郭清を完成させる．

> **匠の奥義　前縦靱帯・血管損傷を起こさないために**
> 　コブエレベーターやトライアル挿入時などにX線透視モニターにばかりに気をとられていると，これらの処置具が前方に向かって傾いて挿入されたり，椎体間においてよりスペースの大きい前方部にスライドしながら挿入されていることに気づかず，前縦靱帯損傷や血管損傷を起こすことがあるため注意が必要である（図5）．

> **匠の奥義　前縦靱帯損傷を起こさないために②**
> 　椎間板前後径が小さい場合箱ノミにて前縦靱帯を切離することもあるので使用には慎重な判断が必要である．日本人は西洋人よりも椎体前後径が小さく，筆者らも最初の症例で箱ノミ使用時に前縦靱帯損傷を経験したため，それ以降箱ノミは使用していない．腰神経叢を避けるために生じる開創器過前方設置，箱ノミ使用，前方部の不用意な椎間板切除を避けることが前縦靱帯損傷予防に重要である．

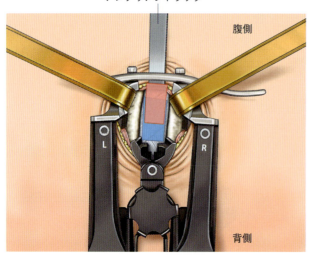

図5 前縦靱帯・血管損傷予防のためのpitfall
水色の範囲内で，垂直に挿入すべきであるがX線透視モニターにばかり気をとられると，前方よりの赤色の範囲へ，偏位することに気づかない（術者から見た術野の模式図）。

4 ケージ設置

　トライアルを挿入しケージのサイジングを行うが，間接除圧などを意識するあまりに過度な椎体間高獲得を目指すと終板損傷や沈下現象につながるため慎むべきである。スライダー挿入後，X線透視下に移植骨を充填したケージを挿入する。

> **匠の奥義　医原性終板損傷・沈下現象を避けるために**
>
> 　原因として頻回のトライアル，過度の椎間開大操作，オーバーサイズのケージ使用などが報告されており，狭い椎間に対する頻回の手術器具挿入や盲目的な手術操作は医原性終板損傷をきたすリスクが高い。危惧される症例では徹底した椎間側方解離とギャッジアップテクニックを用いている[4]。終板で最も強度の優れる椎弓根前方部に，シェーバーを挿入し90°回旋させることで椎間を開大し（図6），X線透視のみにたよらず直視下に椎間処理が可能となる（図7）。またシェーバー回旋時の抵抗は，椎間解離の成否やインプラントサイズの判断材料にもなる。後方にギャッジアップ用シェーバーが存在するため，前縦靱帯損傷に注意することが本手技のpitfallである。
>
> 　また，骨強度の高いring apophysis上にケージ両端がかかるようなサイズ選択を行うことも重要である。

LIF (direct lateral approach)

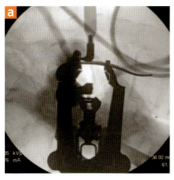
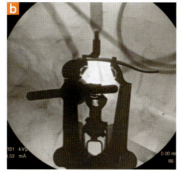
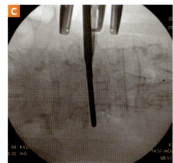
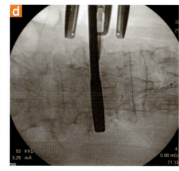

図6 ギャッジアップテクニック

a：シェーバー挿入時X線側面像
b：シェーバー回転（ギャッジアップ）時 X線側面像
c：シェーバー挿入時X線正面像
d：シェーバー回転時X線側面像

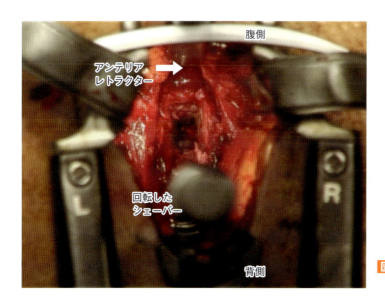

図7 ギャッジアップテクニック施行時の術野

文献

1) 岩﨑　博, 山田　宏.【脊椎脊髄外科の最近の進歩】LIFにおける解剖学的留意点. 整・災外 2019；62：629-36.
2) Onder H, Dusak A, Sancaktutar AA, et al. Investigation of the retrorenal colon frequency using computed tomography in patients with advanced scoliosis. Surg Radiol Anat 2014；36：67-70.
3) 芝崎裕順, 山田　宏, 筒井俊二, ほか. XLIF（Extreme lateral interbody fusion）における神経刺激閾値を用いた神経機能モニタリングの経験. 脊髄機能診断学 2017；37：55-8.
4) 山田　宏.【低侵襲脊椎手術の合併症とRevision Surgery】XLIF®の合併症と対策. J MIOS 2016；79：67-75.

Part 3 匠が伝えるMIStの奥義

LIF (oblique approach)

藤林俊介

Introduction

● 適応と禁忌[1〜3]

基本的にはPLIF（posterior lumbar interbody fusion）やTLIF（transforaminal lumbar interbody fusion）など固定術の適応疾患と同じである。大きなケージを挿入することによる強力な冠状面と矢状面の矯正効果を活かした成人脊柱変形手術への応用も有用である。安静時の下肢痛，下肢麻痺，膀胱直腸障害，椎間板ヘルニアの合併などがある症例に対しては，従来法を推奨する。OLIF（oblique lateral interbody fusion）の適応高位は，L5/Sを除く腰椎部である。

● 麻酔

全身麻酔。

● 手術体位

1. 右側臥位→2. 腹臥位（左側の後腹膜手術既往症例などでは右側侵入を選択する場合がある）。

● 術前準備

術前にアプローチの可否，注意しなければならない椎体周囲臓器の位置関係などを十分に評価し把握しておくことが重要である。大腰筋の位置や前方への張り出し，大腰筋内の腰神経叢の位置，腹部大血管の走行や分岐位置，大腰筋と血管との間隙，腎臓や尿管の位置，下行結腸の位置，後腹膜腔の脂肪などをMRIやCTで確認する（図1）。

手術の手順
1. 適切な体位確保
2. 皮切と腹筋群の鈍的な展開
3. 後腹膜腔へのアプローチ
4. 大腰筋の展開
5. 椎間板の展開
6. レトラクター設置
7. 椎間板の掻爬
8. トライアルの挿入
9. ケージの挿入
10. レトラクター抜去と閉創
11. 後方固定

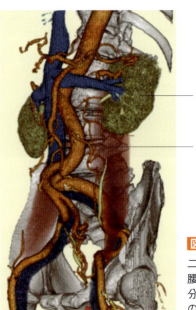

図1 二相性造影CT
二相性造影CTを用いると腰椎，大腰筋と腹部血管，分節動脈，尿管，腎臓などの位置関係が把握できる。

（文献2より引用）

匠のポイント伝授！

① マーカーの刺入位置：マーカーの刺入位置（図2a）がその後のレトラクター設置，ポータル作製（図2b），ケージ設置位置を決定する重要な指標となるため，確実に椎間板前方1/3の位置に刺入するようにする。ケージの前方設置により良好な前弯が形成される。

② 回旋変形を伴う症例での適切な体位確保：回旋変形を伴う多椎間へのLIFでは椎間ごとに手術台をrotationさせて，正側臥位に患者位置を合わせする必要がある。回旋の指標とする椎体はレトラクターをスクリュー固定する椎体としている。

③ レトラクター抜去：いきなりレトラクターを抜去すると，分節動脈などからの出血に対する止血操作が困難になる場合がある。固定用スクリュー抜去後にレトラクターを頭尾側・前後方向に動かし，レトラクター越しに出血点などを確認する。さらにレトラクターを抜去する際にもあらかじめ専用の筋鈎を挿入して，レトラクター抜去後の出血や周辺組織の巻き込みなどに対応できるようにする。

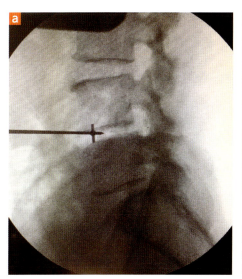
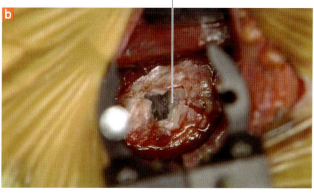

図2 マーカーの刺入位置
a：理想的なマーカーの刺入位置
b：レトラクター内のポータル作製

> **匠の奥義**
>
> **rising psoas症例での椎間板へのアプローチ**
>
> 　OLIFでは大腰筋の前縁から椎間板にアクセスすることが基本とされているが，前縁にはこだわる必要はなく，症例に応じて，大腰筋を筋線維方向に鈍的にスプリットして椎間板にアプローチすることを推奨する。特にrising psoas症例や大腰筋が発達した症例においては前縁を目視で確認後に，1cm程度背側から椎間板にアプローチすれば腰神経叢を障害することなく，容易に椎間板を露出し，無理なくレトラクターを設置することができる（図3）。

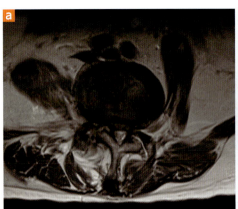
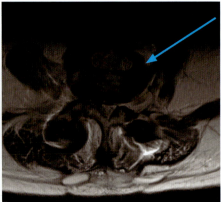

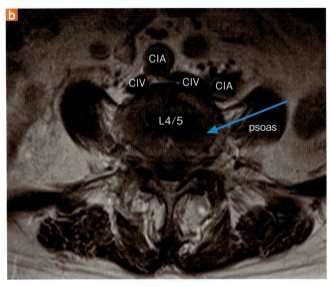

CIV：common iliac vein（総腸骨静脈）
CIA：common iliac artery（総腸骨動脈）

図3　rising psoas症例に対するpsoas splitting approach
a：rising psoas症例の術前・後MRI
b：血管が近接している場合のアプローチ

LIF (oblique approach)

匠の奥義　high pelvis症例におけるL4/5へのアプローチ[4, 5)]

斜め前方から椎間板にアプローチするOLIFにおいては，high pelvis症例であってもL4/5椎間板を露出することができれば，アングルのついたCobbなどを用いて椎間板の郭清は可能である。椎間板が十分に郭清できれば，トライアルの挿入操作を繰り返すことにより次第にL4/5椎間板へのケージ挿入が可能となる。ケージ挿入を断念すべき症例としてはL5/S椎間板がアプローチ側の左側に強く傾いた症例である。このような症例においては左側アプローチOLIFにこだわらず，後方法などを選択することが賢明である（図4）。

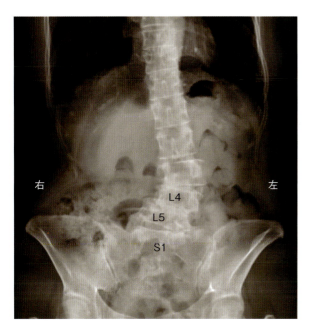

図4　左側アプローチL4/5 OLIFを断念すべき症例

匠の奥義　L1/2やL2/3へのアプローチ

肋骨によりアプローチが障害される症例においては第11あるいは第12肋骨の先端部を一部切除することでアプローチが容易となる。通常，OLIFでは4～5cmの1つの皮膚切開でL2/3からL4/5へのアプローチが可能であるが，L1/2やL2/3へのアプローチが困難な症例では下位腰椎とは別に皮膚切開を行う。その場合は皮膚切開を椎体側方に置くことで，切除する肋骨を必要最小限にすることができる。

手術手技

1 手術体位

　右側アプローチでは下大静脈に近接したアプローチとなるため，左側の後腹膜手術の既往，解剖学的な異常がある症例を除き，左側アプローチを基本としている。X線透視のモニターを患者頭側，Cアームを患者背側に配置することで，Cアームの出し入れやX線透視下での手術操作がスムーズに行える（図5a）。患者が手術台に対して正側臥位であることを確認し，手術中に移動しないように，体幹および臀部を幅広のテープを用いて手術台にしっかり固定する。

2 皮膚切開

　基本的にはL2/3，3/4，4/5の3椎間へのアプローチが1つの皮膚切開で可能である。術前にX線透視下に椎体・椎間板・腸骨稜，肋骨先端の位置などを皮膚にマーキングしておく（図5b）。皮膚切開は目的とする椎間板レベルを中心に椎体前縁から2～3横指前方に約4～5cmの縦切開とする。

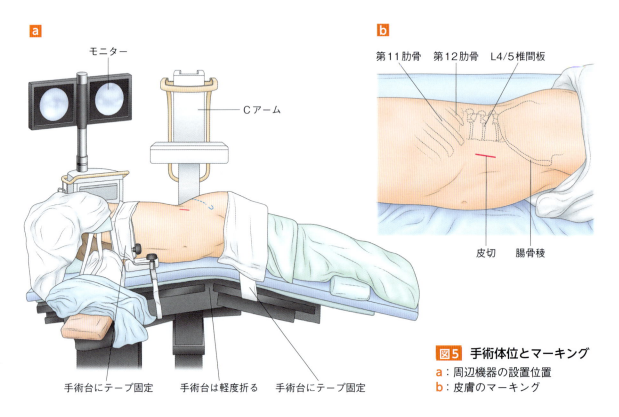

図5 手術体位とマーキング
a：周辺機器の設置位置
b：皮膚のマーキング

3 術野の展開

外腹斜筋，内腹斜筋，腹横筋を筋線維方向に鈍的に展開すると，横筋筋膜そしてその直下に腹膜が透見できる（図6a）。横筋筋膜を穿破し後腹膜腔に侵入後（図6b），用手的あるいはツッペルなどを用いた愛護的操作で脂肪組織とともに腹膜を前方に除け，専用の筋鈎を用いて術野を確保し，大腰筋を展開する。このレベルの大腰筋の上には陰部大腿神経が長軸方向に走行しているので，直視下に確認し損傷しないよう注意する（図6c）。また大腰筋前方の腹膜には後腎筋膜に覆われた腎臓や尿管を確認することができる。また外側円錐筋膜に覆われた下行結腸が存在する。

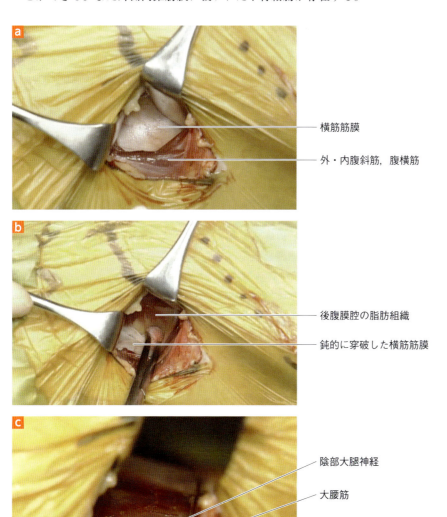

図6 術野の展開
a：腹筋群を展開し腹横筋筋膜を露出
b：腹横筋筋膜を背側で穿破
c：大腰筋を展開ならびに陰部大腿神経の展開

4 レベル確認

用手的に大腰筋前縁に椎間板の膨隆を確認する。確認した部位の大腰筋をツッペル鉗子などで鈍的に後方に剥離し椎間板を露出させる。マーカー針を椎間板に刺入し，X線透視にて目的とした椎間レベルであることを確認するとともに，針の刺入部位が適切な部位であることを確認する。

5 レトラクター設置

マーカー針の位置を参考にガイドワイヤーを椎間板に刺入し，順次ダイレーターを挿入する。これら操作の際にも専用の筋鈎を用い，周囲組織の巻き込みがないことを確認する。レトラクターが操作中に移動するのが最も危険なので，レトラクターは専用のスクリューを用いて椎体に確実に固定する。斜め前方からの刺入なので，ガイドワイヤーやレトラクター固定スクリューの刺入深度と角度には注意を要する。

6 椎間板廓清

マーキングした位置から背側に向けて椎間板線維輪を切除し，ポータルを作製する。椎間板線維輪の切除範囲の目安は頭尾側は椎体終板，前後はレトラクター内の前縁から後方に15mm程度である。ポータルから椎間板内組織を搔爬・切除，軟骨性終板を専用のCobb剥離子やリング状鋭匙を用いて切除し，骨性終板を完全に露出させることで骨移植母床を作製する。また対側の線維輪を頭尾側の椎体終板レベルで切離することで大きなケージの設置が可能となる。すべての手術器具は大腰筋前縁ポータルから斜めに椎間板腔に挿入するが，搔爬などの操作はすべて体軸に対して真横から行うことが重要である。

7 ケージ挿入

トライアルを椎体間が安定化する高さまで順次挿入し，ケージのサイズを決定する。この操作の際にもX線透視を適宜行い，椎体終板の損傷が生じていないことを確認する。ケージ幅の選択は椎体終板横径を目安にして選択する。横径の大きなケージを挿入することで変形矯正および高い椎間安定性を獲得することができる。トライアルの挿入位置が側面・前後面ともに至適位置にあることをX線透視で確認する。ケージ内部に十分量の移植骨を充填し，椎体間に挿入する。

閉創

レトラクター固定用スクリューを抜去，スクリュー刺入孔からの出血がある場合はbone waxなどで適宜止血する．周辺組織の損傷や出血がないことを確認し，各筋層を修復，皮下組織，皮膚を縫合し，側方手術を終了とする．通常OLIFでは死腔が生じないため，ドレナージチューブの留置は不要である．

 ## 後方固定

通常，後方固定は経皮的椎弓根スクリューシステムを用いる．後方への骨移植は行わない．成人脊柱変形に対する矯正手術の場合の後方固定はオープンで行っている．適宜骨切りを追加し，至適なアライメントを獲得する．

文献

1) Fujibayashi S, Kawakami N, Asazuma T, et al. Complications Associated with Lateral Interbody Fusion: Nationwide Survey of 2998 Cases During the First Two Years of Its Use in Japan. Spine (Phila Pa 1976) 2017；42：1478-84.
2) Fujibayashi S, Otsuki B, Kimura H, et al. Preoperative assessment of the ureter with dual-phase contrast-enhanced computed tomography for lateral lumbar interbody fusion procedures. J Orthop Sci 2017；22：420-4.
3) Fujibayashi S, Hynes RA, Otsuki B, et al. Effect of indirect neural decompression through oblique lateral interbody fusion for degenerative lumbar disease. Spine (Phila Pa 1976) 2015；40：E175-82.
4) Tanida S, Fujibayashi S, Otsuki B, et al. Influence of spinopelvic alignment and morphology on deviation in the course of the psoas major muscle. J Orthop Sci 2017；22：1001-8.
5) Tanida S, Fujibayashi S, Otsuki B, et al. The spontaneous restoration of the course of psoas muscles after corrective surgery for adult spinal deformity. J Orthop Sci 2019 [Epub ahead of print]

Part 3　匠が伝えるMIStの奥義

脊柱後弯症：
stand-alone LIF

酒井紀典

Introduction

● 適応と禁忌

適応について

　わが国におけるextreme lateral interbody fusion（XLIF®）は，経皮的椎弓根スクリューなどのsupplemental fixationの併用を原則とされている感がある。筆者らは，基礎疾患や画像所見から患者を厳選したうえ，基本的に2-stage surgeryも含めた手術法の提案・説明を行い，患者の希望も反映したうえでstand-alone XLIF®を行っている。

　手術手技に関しては，前項の「LIF（direct lateral approach）」をぜひ参考にしていただきたい。また，本項においては，可能な限り科学的根拠に基づいて述べる努力はするが，過去の報告が少ないことから，筆者らの見解に基づいた記載も多いことをご理解いただきたい。

　筆者らがstand-alone XLIF®の最もよい適応と考えるのが，すべりを伴わない椎間孔狭窄症 である（図1）。椎体側方に骨棘形成がみられる場合には，cortical ringが硬くケージが安定しやすい。さらに，このような患者では後方の椎間関節も関節症性変化を起こしていることが多く，前方のみを安定させることにより，罹患椎間は安定しやすい。ただし，（間接）除圧効果とは相反する事象であるので，この点については術前に入念な説明が必要である。また，筆者らはModic変化を伴うような椎間板症でも良好な成績が得られた経験をしている（図2）[1]。

禁忌について

　本術式は日本脊椎脊髄病学会においてガイドラインが策定され，実施医・実施施設基準が設けられている。実施医は学会が認定したトレーニングを受講する義務がある。適応は腰椎（L1-5）とされているが，これは最尾側腰椎をL5と定義した場合，L4/5椎間までと考え，L5/S椎間への使用は禁忌と考える。しかしながら，後述するように各患者ごとに解剖学的構造はバリエーションに富んでおり，重篤な合併症を起こさないよう術前画像評価は徹底的に行うべきである。

> **手術の手順**
>
> 前項の「LIF（direct lateral approach）」を参考にしていただきたい。

脊柱後弯症：stand-alone LIF

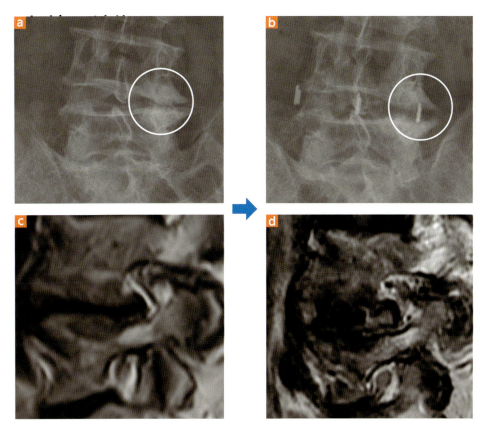

図1 L4/5椎間孔狭窄症の患者

68歳，女性。Stand-alone XLIF®による間接除圧術後，術前の大腿前面痛（L4神経根症状）は完全に消失した（丸印）。
a：術前X線像，b：術後X線像，c：術前MRI矢状断像，d：術後MRI矢状断像

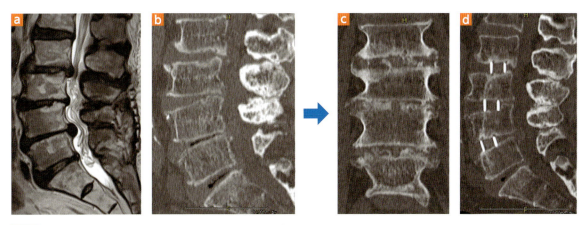

図2 前医でL3/4，L4/5の後方除圧を施行した患者

78歳，男性。多椎間の椎間板症による腰痛が持続していたため，3椎間にわたるstand-alone XLIF®を行った。術後腰痛は改善している。骨癒合も得られている。
a：術前MRI矢状断像，b：術前CT矢状断像，c：術後1年CT冠状断像，d：術後1年CT矢状断像

● 麻酔

全身麻酔で行う。

● 手術体位

原則的にXLIF®で定められた側臥位で行う。

● 術前準備

1. 腹部手術歴について

腹部の手術歴の有無について聴取しておく。筆者らは腹部手術歴のある患者については，基本的にはstand-aloneに限らずXLIF®は行っていない。しかしながら，XLIF®以外に打つ手がない場合，あるいは他の術式と比べ，圧倒的にXLIF®が優位である場合には，個々に検討している。

2. 術前画像検査について

単純X線像，CT，MRIなどの画像を入念にチェックしておくことが重要である。重篤な合併症を起こさないように準備することが重要である[2]。

血管損傷について

筆者らは腎機能に問題がない限り，術前腹部造影CTを撮影するようにしている。椎間板横断面で前方から25％以上背側に大血管（大動脈，下大静脈など）が偏位している症例には，XLIF®は行わないようにしている[3]。また，L4/5高位ではL4のsegmental arteryのbranchがshim刺入部に近接していることもあり，特に注意が必要である。

神経損傷について

椎間板へのaccessibilityについては，MRIにおけるrising psoas signがよく知られている。これは，下位腰椎にいくほど大腰筋が腹側に偏位することを示すサインである。腹側に偏位した大腰筋の背側には，椎間孔から続くMRI T1/T2強調像とも高輝度の領域がみられ，この部位には脂肪組織に包まれたexiting nerveが存在しており，neural-adipose complexとよばれており，注意を要する。

腸管損傷について

腸管損傷を防ぐためには，術者が個々の患者の解剖学的特徴（retrorenal colonの有無など）をいかに認識し，いかに丁寧に術中操作を行うかによると思われる。

匠のポイント伝授！

Cage subsidence について

　Supplemental fixation なしで行う stand-alone XLIF® において，最も危惧されることは cage subsidence であろう。この点について Marchi ら[4]は，stand-alone XLIF® 術後の単純X線像（立位側面像）を用いて，その程度を評価している。その結果，わが国で使用可能な前後長18mmのケージ使用例では，1年後に70％の症例が Grade 0（0～24％）あるいは Grade I（25～49％），残り30％の症例が Grade II（50～74％）あるいは Grade III（75～100％）の cage subsidence を認めたことを報告している。また，すべての cage subsidence は術後6週の時点までに発生しており，その後進行がなかったことも述べている。

　筆者らは，stand-alone XLIF® 後，1年以上経過観察した患者全18名（男性7名，女性11名），35椎間（L2/3：8，L3/4：14，L4/5：13）を対象とし，術後1年経過時の単純X線像・CTより同様の検討をした結果，全35椎間中33椎間（94.3％）に Grade 0，2名2椎間（5.7％）に Grade I の cage subsidence がみられた。

　また，10％以上の cage subsidence がみられたのは3名3椎間であったが，これらの3名とも多椎間手術例であり，3椎間ともL3/4高位で，尾側（L4）終板前方への subsidence であった。症例数がいまだ少なく，今後詳細な検討が必要であるが，L3/4を含む多椎間に XLIF® ケージ設置が必要な場合には，supplemental fixation の併用が望ましいと思われる。

　Liu ら[5]は，L2-5の3椎間に lateral lumbar interbody fusion（LLIF）ケージを設置し，有限要素モデルを用いて，L3，L4，L5の上位終板にかかる応力を解析しているが，stand-alone cage 設置の場合には，ほとんどの動作においてL4の終板への応力が最も大きい結果であったことは，筆者らの結果を裏付けるものといえる。

　また，stand-alone XLIF® に限った話ではないが，年齢，女性，body mass index，bone mineral density などについては cage subsidence の危険因子として報告されており，これらに対するケアも重要である。

手術手技

前項の「LIF（direct lateral approach）」を参考にしていただきたい。

匠の奥義

使用されるケージについて

　XLIF®に使用されるケージを調べてみると，polyetheretherketone (PEEK) 製のケージ「CoRoent XL PEEKケージシステム」と，チタン製のケージ「コロエントシステム チタンケージX Plus」（ともにニューベイシブジャパン社）があるが，どちらの素材も長所・短所があり，症例に応じて，そのメリットを生かせられるように使い分けるべきであろう。

　また，わが国で使用できるケージの前後径は18mmのみである。アジア人の腰椎椎体の前後径はおおよそ35〜40mmといわれており，ケージを挿入設置するには椎体前後径のほぼ半分を要すると考えられる。よって，特にすべり症の患者では椎体とケージとの接触面を考慮しつつ，前述したような重篤な合併症を起こさないように，手術プランを立てるべきである。

術後外固定について

　このような術後脊椎のアライメントが変わるような矯正手術において，その多くが術後硬性装具などの外固定を要するが，それらの作製には通常，数日間かかることが多く，完成するまでの間，患者は安静をしいられるなど治療における空白の期間が生じていた。また術前に型取りをすると，矯正手術後の身体に馴染まないなどの問題もあった。そのような装具が完成するまでの期間に使用可能な，簡易かつ効果的な外固定材（ギプス包帯）として，筆者らはフィットキュア・スパイン（アルケア社）を開発し，使用している（図3）。

　患者の全身状態改善の観点からすると，術後は早期離床が望ましい。しかしながら，前述したようにcage subsidenceは術後6週までの早期に発生していることが多く，術直後の時期をいかにケアしていくべきかが，本術式（stand-alone XLIF®）を成功に導く手立て（奥義）といえる。

　筆者らは，創が癒えるまではフィットキュア・スパインを装着し，創治癒してから硬性装具を作製・装着するようにしている。

脊柱後弯症：stand-alone LIF

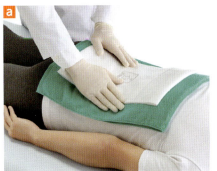
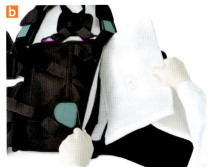
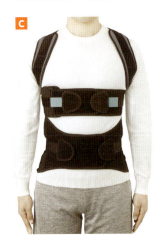
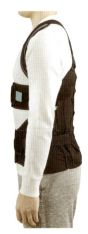
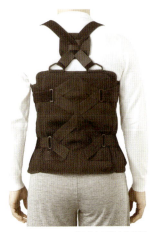

（アルケア社より提供）

図3 フィットキュア・スパイン
筆者らが術後硬性装具が完成するまでの期間に使用している簡易的な外固定材料（ギプス包帯）。
a：術後，患者の背中に合わせてキャストステーを作成する。
b：キャストステーをステーカバーのポケットに入れる。
c：装着した状態。

文献

1) Kita K, Sakai T, Abe M, et al. Rehydration of a degenerated disc on MRI synchronized with transition of Modic changes following stand-alone XLIF. Eur Spine J 2017；26：626-31.
2) 酒井紀典，手束文威，森本雅俊，ほか．XLIFの合併症とその対策．初期32例の経験から．J Spine Res 2016；7：1261-5.
3) Sakai T, Tezuka F, Wada K, et al. Risk Management for avoidance of major vascular injury due to lateral transpsoas approach. Spine（Phila Pa 1976）2016；41：450-3.
4) Marchi L, Abdala N, Oliveira L, et al. Radiographic and clinical evaluation of cage subsidence after stand alone lateral interbody fusion. J Neurosurg Spine 2013；19：110-8.
5) Liu X, Ma J, Huang X, et al. Biomechanical comparison of multilevel lateral interbody fusion with and without supplementary instrumentation: a three-dimensional finite element study. BMC Musculoskelet Disord 2017；18：63.

Part 3 匠が伝えるMIStの奥義

頚椎MISt
(後外側進入によるMICEPS法)

時岡孝光

Introduction

　従来の後方進入による中下位頚椎の椎弓根スクリュー固定では，筋肉の厚みに押されてスクリュー挿入時にドライバーが横に倒せず，まっすぐ入ってしまい，外側逸脱しやすい欠点がある。そこで，後外側に小切開を加え，最短距離で外側塊に達し，強斜位でスクリュー固定を行うことができる最小侵襲頚椎椎弓根スクリュー固定（minimally invasive cervical pedicle screw fixation；MICEPS）[2,3]を開発した。後外側進入ではスクリューを椎弓根の内壁を狙って挿入でき，安全であることがわかった。

● 適応と禁忌

　固定を要するすべての頚椎不安定症（外傷，化膿性脊椎炎，首下がり，頚椎後弯症，頚椎後縦靱帯骨化症，不安定性を有する頚椎変性疾患など）が適応となる。
　禁忌は腹臥位になれない内臓損傷合併例，高度の脊椎後弯変形，椎弓根が欠損した先天性奇形などである。
　頚椎脱臼骨折，外側塊骨折などで椎骨動脈（vertebral artery；VA）損傷を合併している場合は，術前にコイル塞栓術を行うかどうか，患者と家族に説明する。塞栓側には何ら支障はないが，VA優位側に対しての適応は慎重にならなければならない。

● 麻酔

全身麻酔で行う。

● 術前準備

　術前CTで，椎弓根スクリューのエントリーポイントを決め，椎体後縁までの距離（d）（通常は約8〜10mm），スクリュー挿入角度（α角）を計測する。また，スクリューの長さを予め計測しておく（図1）。
　造影CTで頚椎を走行するVAを評価する。VAの走行異常，左右差を確認し，外傷性VA損傷があれば，術前にコイル塞栓術を行う。

手術の手順

1. ナビゲーションの準備
2. 後外側の皮膚切開と外側塊の展開
3. 椎弓根スクリューのエントリーポイントの決定
4. 椎弓根の掘削
5. 椎体後縁から椎体内の掘削
6. 椎間関節固定と骨移植
7. 除圧術
8. ロッド締結
9. 創を閉鎖
10. 後療法

頚椎MISt（後外側進入によるMICEPS法）

頚椎脱臼があれば，術前に頭蓋牽引で整復することが望ましいが，整復困難であれば，本法で観血的整復術が可能である．

● 手術体位（図2）

腹臥位でX線透過性の手術台にカーボン製の頭蓋3点固定器に固定する．

術前準備で計測した刺入角度にCアームを設置して透視し，斜位像でC2からC6の椎弓根の軸写像を写す[1]．椎弓根の軸写像の位置を皮膚にサインペンで印をつける．その範囲まで十分に皮膚を消毒し，滅菌ドレープで覆う．

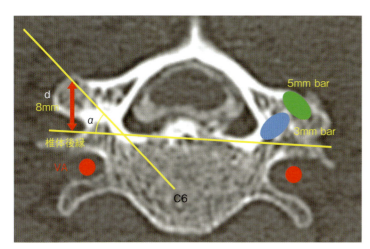

図1 術前計画
椎体後縁から外側塊までの距離（d），スクリュー挿入角度（α角），挿入するスクリューの長さを計測する．掘削の手順は，外側塊を5mmのダイヤモンドバーで掘削し，海綿骨に達したら3mmのバーで椎弓根内壁に当たるまで掘削を進める．

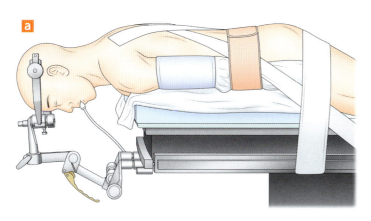
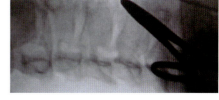
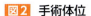
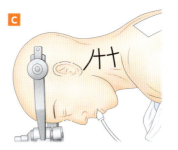

図2 手術体位
a：X線透過性手術台で腹臥位とし，頭蓋3点固定する．
b：X線での椎弓根斜位像．
c：術前計測で挿入したい角度で斜位軸写を見て，皮膚に印をつける．

331

匠のポイント伝授！

①術前にスクリュー挿入角を決めろ：術前のCTで，スクリュー挿入角（α角）を計測しておく（図1）。各椎体にα角でCアームの角度を設定し，斜位像で椎弓根の軸写を見て，皮膚にサインペンで印をつける（図2）。これが最適の皮切位置の決め方である。

②術野は耳介の近くまで消毒し，ドレーピングしておくこと：イメージとしては，C3高位では，ほとんど真横からアプローチが必要である（図2c）。

③椎体後縁より後ろには絶対にVAはない：椎弓根軸写を見て，エントリーポイントを決める（図4）。次に5mmのダイヤモンドバーで海綿骨から出血するまで斜位に掘削する。海綿骨が出たら，3mmのダイヤモンドバーに替えて，内壁に向かって掘削を進める（図3）。椎体後縁より後方で硬い内壁にバーが当たれば，そこから伝って前に進む。

④インコース高めを狙え：ナビゲーションがあれば椎弓根内では脊柱管内を穿破する気持ちで内側に傾ける（図6b）。さらに，椎弓根は矢状面では頭側に向かっているため，上方向（頭側）に進める。万一，尾側に逸脱すると神経根損傷が起こる。尾側逸脱防止にはCアームの逆斜位像で確認できる（図4）。

⑤ドリルなどは決して押し付けない：胸腰椎と決定的に違うのは，椎弓根を押し付けると容易に回旋することである。助手が反対側から押して回旋運動を予防する必要がある。しかし，それでも強く押すと，回旋して外側逸脱の方向へ進んでしまう。その防御対策として，エアトームでの掘削，ガイドピン挿入とドリルは電動モーターを使用している（図6）。

⑥タップは十分な長さが必要：タップでのVA損傷を恐れて距離が不十分であれば，硬い椎弓根内壁に負けてスクリューは外側へ偏位して進んでしまう。細心の注意を払って，術前に計測したα角を保ちながら20～25mmのタップが必要である。タップは各メーカーが中空式のものを作製しているので，ガイドピンに沿って角度を保つことができる。タップで硬い脊柱管内壁を穿破するときはかなりの抵抗性を感じるが，内壁穿破は安全である。逆に，外側逸脱するときは何の抵抗もなく，外側へ方向転換してしまう。

⑦VA損傷：万一，外側逸脱して動脈性の出血があれば骨蝋で詰めて圧迫止血する。

⑧C2からC6は後外側から挿入は容易である。C7，Th1はスクリューの挿入方向が矢状面に近いため，正中展開で挿入する方が容易である。C2は正中からpars screwとして矢状面後方に挿入が容易なことがあるが，VA走行異常があれば，後外側進入で強斜位挿入が安全である[2]。

頚椎MISt（後外側進入によるMICEPS法）

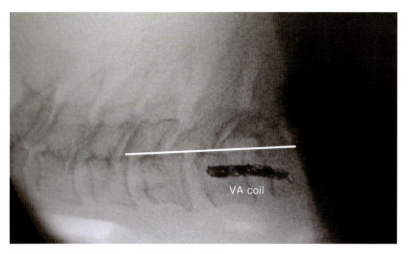

図3 術中側面透視で，椎骨動脈の位置
椎骨動脈は椎体後縁（白線）から後ろには絶対にない。
椎体後縁の腹側を走行する。

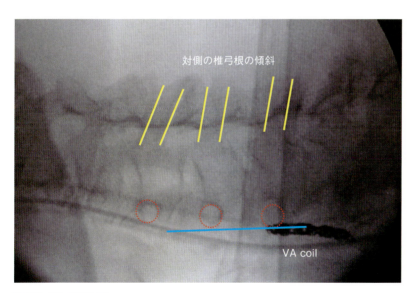

図4 椎弓根軸写
斜位では椎骨動脈は椎弓根（赤破線）の軸写像の外側（青線）に接して走行する。
対側の椎弓根の傾き（黄線）を確認する。

手術手技

1 ナビゲーションの準備

　後正中に小切開を加え，棘突起にナビゲーションのリファレンスフレームを設置する。清潔なシーツで覆い，術中CTを撮影する。

2 後外側の皮膚切開と外側塊の展開

　頸椎後外側に約4cmの縦皮切を加える。筋膜を電気メスで切開し，浅層筋の頭板状筋と肩甲挙筋の間を鈍的に分け，多裂筋を剥離し，外側塊を展開する。僧帽筋を尾側に引き，頭板状筋と肩甲挙筋の間を指で鈍的に分けるのがコツであり，示指で鈍的に分けられる強さが最適である[2,3]。次に，MIS用の開創器で開創する（図5a）。多裂筋の表面に脊髄神経後枝内側枝が走行している。特にC2の後枝内側枝は大後頭神経（great occipital nerve；GON），C3の後枝内側枝は第3大後頭神経（third occipital nerve；TON）とよばれ，太い。多裂筋とともに剥離して開創器で避ける。関節包を開けると椎間関節の関節面が直視下に露出する（図5b）。

3 椎弓根スクリューのエントリーポイントの決定

　外側塊で椎間関節面のすぐ尾側がエントリーポイントである。Cアームの斜位像で軸写を見て確認する。側面透視で椎体後縁から約8～10mmの位置である。

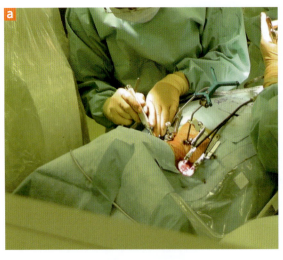 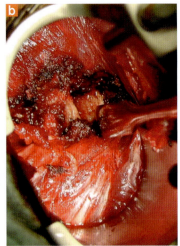

図5 後外側進入経路からの開創器
a：照明付き円筒型開創器。
b：多裂筋を剥離して椎間関節を露出。

4 椎弓根の掘削

　5mmのダイヤモンドバーで掘削し，海綿骨まで到達する．次に3mmのバーに替えて椎弓根内を進み，透視下に椎体後縁まで達する．その際に脊柱管の壁を感じながら進む．ナビで位置を確認しながら，Cアーム斜位像で椎弓根の軸写を見てバーの先端が椎弓根内壁にあることを確かめる[3]．

5 椎体後縁から椎体内の掘削

　ナビゲーション対応のガイドチューブ（図6）を用いて1.4mmのガイドワイヤーを椎体中央まで一気に挿入し，径2.9mmで中空のドリルで椎弓根から椎体までを十分に掘削する．タッピング後に径4.0mmで中空の椎弓根スクリューを挿入する．タップが中空で，十分に椎体内までタップができれば，椎弓根スクリューは中空でなくともよい．

6 椎間関節固定と骨移植

　椎間関節の関節面を5mmのダイヤモンドバーで掘削し，関節軟骨を除去し，自家骨または人工骨を充填する．

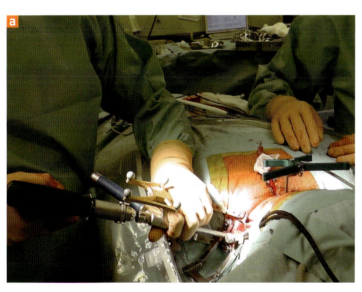
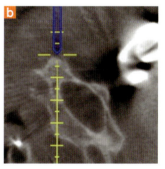
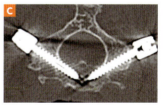

図6 ナビゲーション下のガイドピン挿入
a：強斜位にガイドピンを挿入．
b：ナビ画面では脊柱管内壁を狙う．
c：術後CT．

7 除圧術

椎間関節固定の手技の延長で，椎間関節をダイヤモンドバーで掘削していくと，椎間孔解放術（foraminotomy）が行える。黄色靱帯を切除すると神経根と硬膜管が確認できる。

8 ロッド締結

ロッドテンプレートで長さを決めて，ロッドを切る。スクリューヘッドにロッドを入れ，セットスクリューで締結する。

9 創を閉鎖

筋膜を縫合し，皮膚縫合。ドレーンチューブは留置しない。

10 後療法

翌日より離床を許可し，リハビリテーションを開始する。カラーは原則使用しない。

匠の奥義

1．ナビゲーションの誤差の補正方法

　ナビゲーションそのものに1～2mmの誤差があり，その検証方法は以下の3点がある。
　①肉眼的な位置とナビ画面が合っているかどうか。
　②斜位像などX線透視の所見とナビ画面が正しいかどうか。
　③マーカーを置いて術中CTを撮影し，方向を確かめる。
　小切開による最小侵襲手術では肉眼的に見える範囲は狭く，①には限界がある。一方，②により斜位透視による椎弓根軸写を確認することでナビの正確性を担保することができる。それでも不安があれば，③直径3.5mm，長さ12mmの中空螺子をマーカーとして挿入し，術中CTを撮影することで，誤差を補正できる。CTで方向が正しければ中空螺子を通してそのままガイドワイヤーを進める。正しくなければ螺子を抜去し，方向を修正する。

2．あえて安全な内側方向へ向かっていく意識をもつ

　何が一番安全かを考え，スクリューの方向を決める。スクリューを椎弓根の正中に挿入しようとすると，骨質の硬い脊柱管内壁に当たって容易に外側へ逸脱してしまうので，ダイアモンドバーを低速回転で脊柱管内壁を伝って進ませる。

文献

1) Yukawa Y, Kato F, Ito K, et al. Placement and complications of cervical pedicle screws in 144 cervical trauma patients using pedicle axis view techniques by fluoroscope. Eur Spine J 2009；18：1293-9.
2) 時岡孝光，土井英之. 最小侵襲頚椎椎弓根スクリュー固定（MICEPS）. J MIOS 2014；72：19-27.
3) Tokioka T, Oda Y. Minimally invasive cervical pedicle screw fixation（MICEPS）via a posterolateral approach. Clin Spine Surg 2019；32：279-84.

Part 3　匠が伝えるMIStの奥義

L5/S1前側方椎体間固定術 (OLIF51：Hynes technique)

折田純久，大鳥精司

Introduction

　"OLIF51"は，わが国に2013年に導入され実施されている，L2/3〜L4/5椎間を対象として大腰筋の前側方から椎間板にアプローチする"OLIF25"手術のL5/S1椎間に対する応用手技である[1,2]。しかしながら，本術式は名称こそoblique lateral interbody fusion（OLIF）を冠してはいるものの，後述のように仙骨固定型の専用レトラクター を使用しながら，最終的には大血管分岐部からL5/S1のほぼ正面からアプローチを行うことになるため，椎間板への進入路という点では純粋な意味での"oblique lateral"ではなく，本質的には従来型の前方固定法（anterior lumbar interbody fusion；ALIF）の派生手技である。本項では，本手技の開発に携わった脊椎外科医師の名を冠しHynes techniqueと称する。

　OLIF51と従来法であるALIFとの違いは，手術器械の違い以外の点では体位は仰臥位（もしくは斜位・半側臥位）ではなく，側臥位にて行うことにある。側臥位における腹膜外腔への進入経路など，体位や皮切などにおいてOLIF25との相同性・親和性が高く，OLIF25とOLIF51を同一視野内でそのまま連続して施行することが可能である。

　一方で，文字どおりoblique lateralでのL5/S1椎間前方進入を試みる際には，この部位に存在する腸腰静脈，上行腰静脈などの結紮切離ないし剥離・移行が必要となるが，走行・本数の破格も多く静脈損傷時の出血が多量となりうるため，アプローチの決定に当たっては十分な注意が必要である（**図1**）[3]。この場合は，通常のOLIF25とほぼ同様の手技・経路でL5/S1椎間板にアクセスすることになる。

　本項においては，ALIFに基づくHynes techniqueによるOLIF51について概説する。なお，ここでは前方手術に関してのみ解説する。病態により前後合併での固定を行う場合は側臥位，もしくは腹臥位に体位変換しての後方固定追加を検討する。

● 適応と禁忌

適応

　腰椎分離すべり症，L5/S1椎間での前方支柱再建による前弯獲得，腰椎前側方（OLIF，もしくはxtreme lateral interbody fusion；XLIF）手術，成人脊柱変形の矯正の一環としてのL5/S1椎間前方固定，L5までの後方固定（floating fusion）に伴う隣接椎間障害

手術の手順

① 体位，皮切の設定

② 外腹斜筋膜から後腹膜腔（後腎傍腔）への進入

③ 術野の展開と確保

④ 椎間板郭清とケージ設置

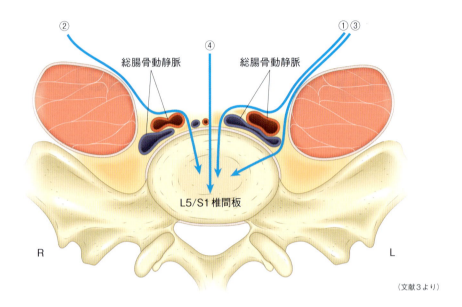

(文献3より)

図1 L5/S1椎間へのアプローチ

L5/S1椎間へのアプローチは，基本的には斜腹壁切開による腹膜外路にて，総腸骨動静脈を越えて正中に進入するのが安全である(extraperitoneal approach：①，②)。総腸骨動静脈の左側からアプローチする場合は，腸腰静脈・上行腰静脈が視界に入るため十分な結紮切離処理を要する(extraperitoneal oblique lateral approach：③)。腹膜切開・開腹を伴う経腹膜路(transperitoneal approach：④)は現代における脊椎外科手術では頻度は減少しているが，肥満患者や高度すべりの患者などでは非常に有効なアプローチである(この場合は仰臥位ないし30°程度の斜位にて行う)。

として発生するL5/S1椎間孔狭窄[4]などが適応となる。

禁忌

　既往に腰椎前方固定や骨盤腔内操作を伴う外科手術(消化器外科，泌尿器科，産婦人科など)のある場合は，創部や既往術式を入念に確認し，これによるL5/S1椎間周辺の癒着をはじめとする組織的な障害と術野展開の困難性が見込まれる場合は後方手術を検討する。また，L5/S1椎間板上に大血管が接するもしくは横切る場合などは，適応を慎重に検討する。特に左総腸骨静脈は解剖学的に同椎間板上を横切ることも多く，術中操作による損傷により大きな出血をきたすこともあるため十分に注意し，リスクが高い場合は後方手術への切り替えの方針も検討する。

　CT矢状断像にてL5/S1椎間板の延長と恥骨結節上縁が近接する，もしくはそれよりも尾側を通る場合，L5/S1への前方からのアプローチはほぼ困難と考えてよい(図2)。このため，L5/S1椎間の延長線と坐骨結節の位置関係まで把握したうえで適応を検討する。このような状況は特に高度のL5すべり症などの場合にみられる。さらに術前計画では再構築した骨盤を含むCT画像を用い，さらに尿管の描出を含む血管造影を行ったうえで三次元画像を作成し，安全性を最重視して術前計画を立てる。

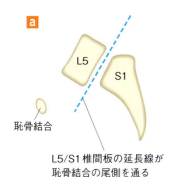
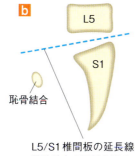

図2 L5/S1椎間と恥骨結合の位置関係

術前計画ではCT矢状断像にて，L5/S1椎間の延長線と坐骨結節の位置関係についての検討が重要である．L5/S1椎間板の延長と恥骨結節上縁が近接する，もしくはそれよりも尾側を通る場合（a）は，そうでない場合（b）と比較してL5/S1への前方からのアプローチは困難である．これは患者の体格や解剖学的特徴による場合のほか，高度すべり症例などにおいて仙骨岬角が破綻してL5椎体が前下方に落ち込んでいる症例などでみられる．

a: L5/S1椎間板の延長線が恥骨結合の尾側を通る
b: L5/S1椎間板の延長線が恥骨結合の頭側を通る

● 麻酔

全身麻酔で行う．

● 手術体位

OLIF，XLIFなど通常のlateral lumbar interbody fusion（LLIF）と同様に右側臥位で行う．ただし通常のLLIFよりも創が尾側（下腹部）寄りとなるため，恥骨結合およびその周辺への側板もしくはテープ固定などの体位サポートについては，術野の妨げにならないようにする．

側臥位をとることで，肥満患者であっても腹膜が十分に前方に落ちこむことで術野が確保しやすいという利点があり，さらに皮切から腰仙椎前方への距離が比較的近くなる．身体の大きい患者では皮切が前下方に垂れ込むことで術野が見にくくなることもあるため，必要に応じて30〜40°程度の左半側臥位（斜位）としてもよい．ただし，ケージ挿入時には正・側面の2方向での評価が必要となるため，まずは右側臥位に設定し，これを手術台のローテーションで調整するのがよい．

● 術前準備

L5/S1椎間の同定・露出に当たっては，大血管分岐部とその前面を覆う前縦靱帯，上下腹神経叢などに注意を要する．上下腹神経叢は必ずしも明らかな神経構造と同定できないこともあるため，愛護的な処置が必要である．下位腰椎部において腹大動脈は下大静脈の左側に位置することから，左総腸骨静脈が大きく左側に旋回する形で走行するため術野に垂れ込む形となり，レトラクターや手術器械と干渉する可能性があるため損傷に注意する．正中仙骨動静脈はほぼ正中を走行するため，展開中の重要なメルクマールの1つとなる．また，尿管は総腸骨動静脈をまたぐ管状組織として観察される（図3）．

筆者らは，L5/S1椎間板でのスライスで総腸骨静脈間が最低20mm以上あいている症例を選択している．それ以下では後方の椎体間固定［transforaminal lumbar interbody fusion（TLIF），posterior lumbar interbody fusion（PLIF）など］を行うか，病態として前方進入が第一選択と考えられる場合は血管外科の支援も検討する．

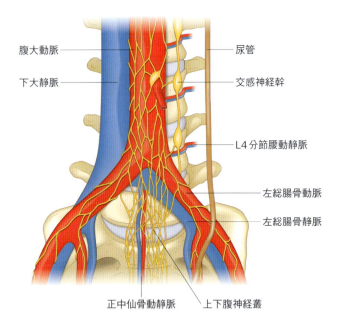

図3 L5/S1前方進入法に関連する解剖

MRIやCTおよびその三次元再構築画像などを駆使し、L5/S1椎間板上の血管走行をよく確認する。

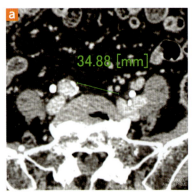
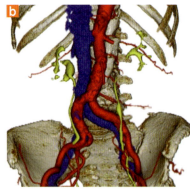

図4 大血管および尿管を描出した腰仙椎周辺の造影CT画像と三次元構築画像の実際

造影CTを用いた術前計画の例。特に総腸骨静脈間の距離は安全性を担保した適応決定のうえで重要であり、さらに二次元再構築画像を作成することで実際の血管走行の評価が可能である。本症例では総腸骨動静脈間の距離は約35mmと十分に広く（a）、三次元再構築画像（b）でもL5/S1椎間前面が十分に露出していることを確認し、OLIF51実施の方針となった。

匠のポイント伝授！

①最も重要なのは症例選択である。病態、解剖[5]などを踏まえつつ、安全性の確保を最優先課題として念頭に置いて適応を検討する。造影CTを用いた三次元再構築画像が有用である（図4）。

②L5/S1前方の骨膜や前縦靱帯を含む軟部組織は、術者が想像するより厚い。十分にL5およびS1椎体を触れてオリエンテーションをつけ、L5/S1椎間板前方を触知した後はできるだけ愛護的・鈍的に周囲の展開や剥離を進めることで、血管損傷はもちろんのこと逆行性射精の原因となる上下腹神経叢の損傷を予防する。

③椎体間ケージ挿入時は事前にしっかりと椎間の拡大を行い、さらに正面・側面方向を十分に確認しながらケージを正面から挿入する。これを怠るとケージが対側の椎間孔に向かい、医原性の術後L5神経根症状をきたす原因となる。

手術手技

本手技は，本質的には従来手術における腹膜外路法であり，これを専用にデザインされたレトラクター・器械を用いて低侵襲で行うものである。ここでは右側臥位での実施を念頭に解説する。

体位・皮切の設定

体位を正確な右側臥位とし，テープもしくは側板にて手術台に固定する。L5/S1椎間板の方向を前方に向けてマーキングし，さらに椎間板中央から床と鉛直方向にマーキングを行う。さらに患者の上前腸骨棘と腸骨稜前縁を確認し，そこから2横指前方に皮切線を設定する（図5）。

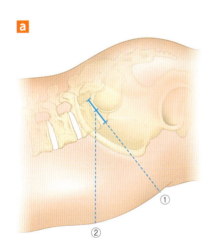
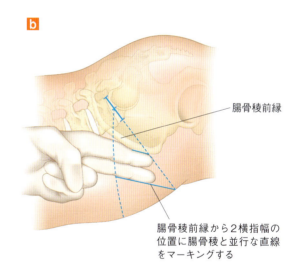
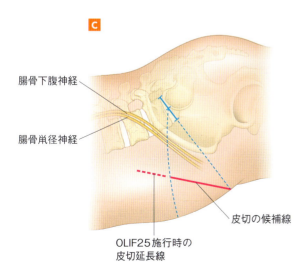

図5 マーキングと皮切の設定

a：側臥位とし，透視下にてL5/S椎間板の方向に沿い，前方に向けてマーキングを行う（①）。次に，椎間板正中から床に向かう鉛直方向に直線をマーキングする（②）。

b：患者の上前腸骨棘を確認し，腸骨稜前縁から2横指幅の位置に腸骨稜と平行な直線をマーキングする。この直線と（a）の①，②の2本の直線との交点を両端とする部分が皮切の候補線となる。

c：この皮切により腹壁から出て腸骨稜に平行に斜走する腸骨鼠径神経（ilioinguinal N.）や腸骨下腹神経（iliohypogastric N.）などの神経への傷害リスクを回避しやすくなる。なお，L4/5椎間以上へのOLIF25を同時に行う際は皮切をより頭側に置く，もしくは延長する（赤破線）ことで，同一皮切でL4/5, L5/S1の2椎間アプローチが可能となる。

2 外腹斜筋膜から後腹膜腔（後腎傍腔）への進入

皮切から外腹斜筋膜を鈍的に裂き，適宜深層に進入する．骨盤の内板を触知しつつ指先を後方に進め，大腰筋の筋線維を触れながら前方の総腸骨動脈の拍動を触知し，これをメルクマールとして仙骨岬角およびL5/S1椎間板を触知する（図6）．

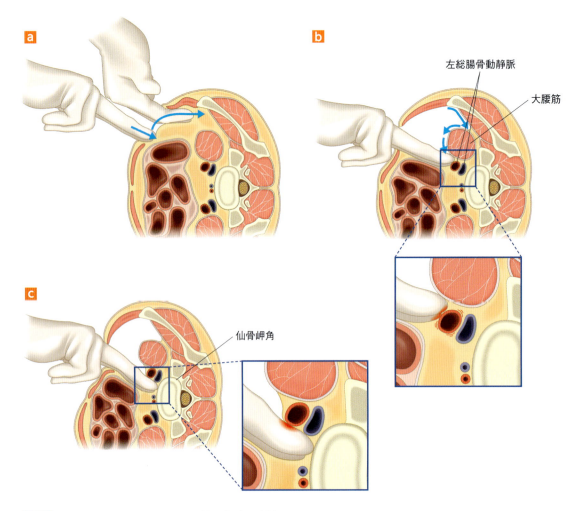

図6　骨盤内板〜左総腸骨動脈〜仙骨岬角の触知

a：壁を外腹斜筋から皮切下に後腹膜腔に至るまで鈍的に剥離展開する．後腹膜腔に達したら指先を天井側（外側）に返し骨盤内板を触知し，前方に向けて触知を進める．
b：大腰筋を触診したら指先を前下方に進め，左総腸骨動脈の拍動を展開中の指腹で触知する．すなわちこの拍動は左総腸骨静脈の拍動となるが，解剖学的に静脈が近接していることを十分に念頭に置き操作を進める．
c：拍動を常時感じつつ，これを指背で触知することで指先が血管分岐部間に向かって移動していることとなる．その空間でL5/S1椎間板および仙骨岬角を触知・同定する．椎間板は通常，ゴム様硬の弾力をもつ組織として触知されるが，この際も総腸骨静脈越しに椎間板を触れている可能性を常に念頭に置き，愛護的かつ繊細な操作を心がける．盲目的な状況での積極的展開操作による神経・血管損傷を防止するため，この段階では椎間板および仙骨岬角周辺の触知にとどめておく．

L5/S1前側方椎体間固定術（OLIF 51：Hynes technique）

3 術野の展開と確保

レトラクターブレードを挿入し，総腸骨動静脈をレトラクトしながら固定ピンを用いて仙骨にブレードを固定する（図7）。頭側，左側にも同様にレトラクターを設置するが，右側ブレードに関してはピンの刺入は必ずしも必要ではない。

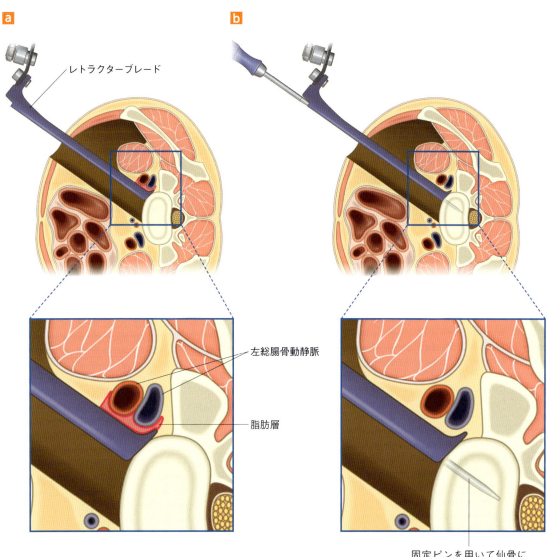

図7 レトラクターブレードの設置
a：レトラクターブレードを椎間板表面を沿わせながら，特に総腸骨静脈を確実にレトラクトするよう挿入する。
b：L5/S1椎間板前面が露出していることを確認し仙骨にピンにて固定する。

4 椎間板郭清とケージ設置

　L5/S1椎間板前面を十分に露出・展開した後，両総腸骨動静脈間で正中仙骨動静脈の結紮切離，および前縦靱帯の切離と椎間板郭清を行い，十分に椎間が開大したのを確認後，透視下に挿入方向を確認しながら椎体間ケージを挿入・固定する（図8）。

a

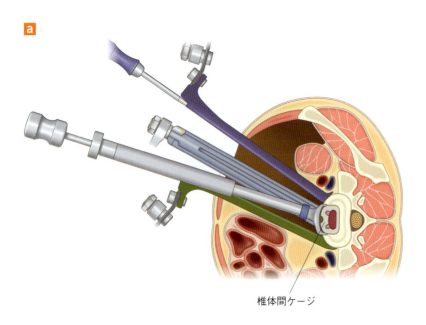

椎体間ケージ

b

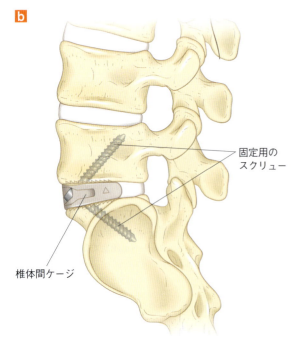

固定用のスクリュー

椎体間ケージ

図8 椎間板の郭清とケージの挿入

a：分岐部の保護も兼ねたL5椎体へのレトラクター（①），および右総腸骨動静脈へのレトラクター（②）についても同様に設置する。なお，レトラクター②は，動静脈がすでに下方に偏位していることからブレードを差し入れる程度で固定されるため，必ずしもピンで固定する必要はない。椎間板前面を十分に露出した後，正中仙骨動静脈の焼灼・結紮切離を行い十分な椎間郭清と解離を実施して透視下で正側を確認してケージを挿入する。常にやや左斜めからの挿入となっていることを念頭に置く（インサーターは斜めのオフセットがついている）。

b：最後に固定用のスクリューを挿入し，止血を確認し十分な洗浄後閉創する。ドレーンは必ずしも必要ではないが，術中出血量が多かった場合などは出血モニタリングのために留置する場合もある。

L5/S1前側方椎体間固定術（OLIF 51：Hynes technique）

匠の奥義

　本手技は前方からの直接的な椎間解離と強固な固定，十分な前弯角をもつ専用椎体間ケージを用いた前弯形成が可能であるが，実施に当たっては何より安全な施行が最優先である。OLIF51実施の際には，本文中に記したような十分な術前計画に基づき適応を決定する。

　手技のなかで，L5/S1椎間板を郭清するうえで第一歩となる正中仙骨動静脈の処理の際，焼灼切離の場合はできるだけ頭側まで，少なくとも椎間板上全域およびそれよりも近位を，少なくとも椎体上に至るまでバイポーラなどにより十分に焼灼切離する。結紮切離する場合は，可能な範囲で頭側に2重の結紮を行う。切離後の近位の部分は手術の進行に伴って術野に干渉することが多く，この部分の止血が不十分であると郭清やケージ挿入時などに損傷し術中の大量出血につながる。また大血管を損傷した場合は，ガーゼによる圧迫止血後に止血材やタコシール®組織接着用シート（CSLベーリング社）などを用いて止血を試みるが[6]，止血困難な場合は血管外科へのコンサルトも検討する。緊急時に備えての輸液・輸血の準備も怠らないよう心がける。

文献

1) Woods KR, Billys JB, Hynes RA. Technical description of oblique lateral interbody fusion at L1-L5（OLIF25）and at L5-S1（OLIF51）and evaluation of complication and fusion rates. Spine J 2017；17：545-53.

2) Orita S, Inage K, Furuya T, et al. Oblique Lateral Interbody Fusion（OLIF）: Indications and techniques. Oper Tech Orthop 2017；27：223-30.

3) 辻　陽雄著. 基本腰椎外科手術書. 東京：南江堂；1996.

4) Orita S, Yamagata M, Ikeda Y, et al. Retrospective exploration of risk factors for L5 radiculopathy following lumbar floating fusion surgery. J Orthop Surg Res 2015；10：164.

5) 高橋和久. Ⅰ進入法 腰椎・腰仙椎へのアプローチ 前方進入法−腹膜外路法. 前方進入法. 整形外科手術イラストレイテッド 腰椎の手術. 高橋和久編. 東京；中山書店：2010. p.15.

6) Watanabe J, Ohtori S, Orita S, et al. Efficacy of TachoSil, a Fibrin-Based Hemostat, for Anterior Lumbar Spine Surgery. Asian Spine J 2016；10：930-4.

Part 3　匠が伝えるMIStの奥義

経皮的S2AIスクリュー

野尻英俊，篠原　光

Introduction

　脊椎インストゥルメンテーション手術において最尾側端のアンカーは安定したコンストラクトを作製するうえで非常に重要となる。特に腰仙移行部の病変に対する手術，長範囲の脊椎固定術を要する場合の骨盤部アンカーは力学的強度が求められる。S1椎弓根スクリューではその強度が得られない場合，腸骨に最尾側端スクリューを設置して固定端強度を高める。

　腸骨スクリューは直接腸骨から刺入する方法（腸骨スクリュー）と第2仙椎仙骨翼を介して刺入する方法［S2AI（S2 alar-iliac）スクリュー］とがあり，後者は腰椎，S1スクリューヘッドとの並びが調節しやすいことでコネクターの介在なしにロッドが設置できること，腸骨部のインプラント突出やそれに伴う痛みが出ないことなどから選択のメリットが大きいとされる[1]。また自家骨移植として腸骨後方から採骨することあるが採骨部に干渉しないことも有用な点の1つと考える。

　近年，S2AIスクリュー刺入が経皮的に行われるようになり，仙骨部を大きく展開しないでスクリュー設置ができることから脊椎インストゥルメンテーション手術の低侵襲化に貢献した手技といえる[2,3]。経皮的であるなしにかかわらず本スクリューの刺入における骨・関節外への逸脱は重度合併症のリスクを高めるため骨盤部の解剖の理解，手技上のピットフォールを知る必要がある。本稿では安全，確実に透視下に経皮的S2AIスクリューを挿入する基本的な方法を述べるとともに，最近当施設で行っているOアームナビゲーション下の挿入，そして東京慈恵会医科大学整形外科で行っている経皮的デュアルSAI（sacral alar-iliac）スクリュー挿入の方法を示す。

● 知っておくべき解剖

　S2仙骨翼の刺入ポイントから直線的に下前腸骨棘に向かう方向（側方に40°，尾側に30°傾いている）に挿入する（図1）。仙骨翼外側の骨皮質，腸骨内側の骨皮質を貫く（多くの場合は仙腸関節面である）。腸骨の大坐骨切痕の近位2cmまでは髄腔が広く，この中の海綿骨を進む。図2にわれわれが直接見ることはない仙腸関節周囲前方の神経血管走行を示す。仙骨翼前面を走行する内腸骨動静脈と腰仙骨神経幹，仙腸関節前方から腸骨筋内縁に沿って走行する外腸骨動静脈，大坐骨切痕部を前後に潜り抜ける上

手術の手順

1. セッティング
2. 皮切とエントリー
3. 仙腸関節部の進入
4. タッピングとスクリュー挿入
5. ロッドへの連結

殿動静脈・上殿神経があり進入が骨関節外に逸脱すると損傷する可能性があり注意を要する。

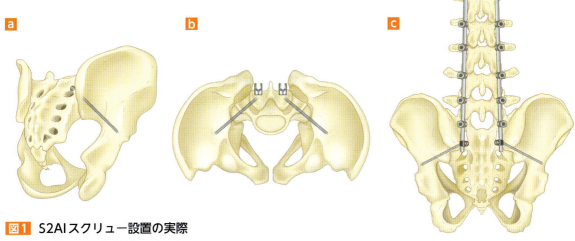

図1 S2AIスクリュー設置の実際
a：第2仙椎から下前腸骨棘に向かう。
b：骨盤腔に出ないで仙骨，腸骨内に留まる。
c：脊椎骨盤固定の最尾側アンカーとなる。

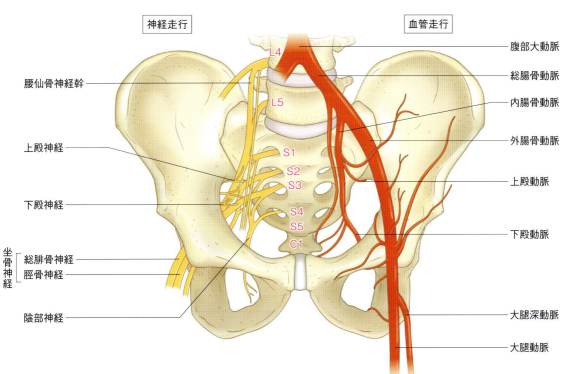

図2 仙腸関節周囲前方の神経血管走行

> **匠のポイント伝授！**
>
> ①仙骨，仙腸関節，腸骨の形態を，模型や3D-CTなどを繰り返し見て把握し，進入場所や方向をイメージする。
>
> ②坐骨切痕部や仙腸関節周囲前面への穿破をしないように注意する。
>
> ③手術機械やスクリューが骨内を進む感触を覚え，異変に敏感になる。
>
> ④透視やナビゲーションなどの手術支援装置を適所に用いて安全性を確保する。

手術手技

セッティング

腹臥位で透視正面像，側面像が見れるようにベッド，透視装置をセッティングする。骨盤輪を見るインレットビュー（尾側に45°傾ける）や腸骨内・外壁と大坐骨切痕で描出される涙痕（tear drop）を見る斜位像（側方に40°，頭側に30°傾ける）があるとプローブやスクリューの位置や逸脱有無の確認が容易である。

2 皮切とエントリー（図3）

挿入方向の延長上（通常はS1高位正中）に皮切を置く場合，棘突起横の傍脊柱筋筋膜を縦に切開する（S1棘突起が干渉する場合は棘突起切除を行う）。エントリー直上に皮切を置くとタブエクステンダーやロッドの扱いは容易であるが，挿入操作時，器具を倒す際に軟部組織が干渉する場合があり注意を要する。透視正面像で第1・第2後仙骨孔の外側接線中央点を確認し，プローブ（オウルやドリルを用いてもよい）でエントリーする。

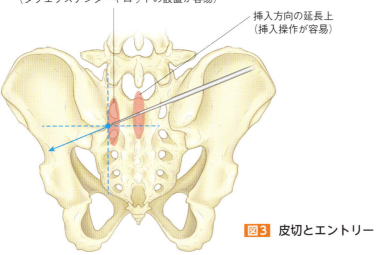

図3 皮切とエントリー

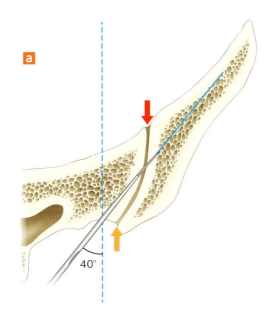

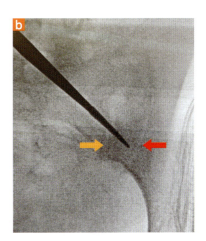

図4 仙腸関節部の進入
a：仙腸関節の貫通
b：透視正面像での確認
　（矢印：仙腸関節前後縁が見える）

3 仙腸関節部の進入（図4）

　プローブを側方に40°，尾側に30°傾けて下前腸骨棘に向かう（透視正面像で確認）。仙骨翼外縁まで進むと皮質となるため抵抗が高まるのでこれを貫く。貫いた直後にプローブが硬いものを感じればそれが腸骨内側面でありさらに進める。感触が軟らかければ方向を修止する必要がある。下方に抜けている可能性があれば透視側面像も利用して切痕を見ながら方向修正するとよい。腹側に抜けている可能性があれば曲がりのプローブに変え，先端を背側に向けて仙腸関節部を貫くとよい。

タッピングとスクリュー挿入

　骨内を進んでいる感触であればプローブを進めるが，抵抗がなくなるようであれば皮質を穿破した可能性があり，抵抗が極度に高まるようであれば皮質に当たっている可能性があるため方向を微調整する。最終的には直状の中空プローブにて股関節手前まで進入し，透視で確認した後にガイドピンを留置する。ピン先端が骨外に抜けないのを確認したらガイドピンを介したタップ操作，スクリュー挿入を行う。

 ## ロッドへの連結

　スクリュー径は8mm以上，長さは80mm以上のものを使うことが多い。術式により使用されるスクリューの種類（タブの有無），連結操作が異なってくるため他高位の手技操作，矯正や固定の方法を考慮したS2AIスクリューの選択，設置手順とロッド連結を行う。

匠の奥義

当施設で行っているOアームナビゲーション下の挿入（図5）

　S1よりも近位の棘突起にリファレンスフレームを固定し，Oアームで骨盤部を撮影する。レジストレーションの後，刺入点や進入先端はポインタープローブで確認が可能である。ナビゲーション専用のナビプローブを使いながら進入するか，またはポインタープローブで進入先端部位置を確認しながら通常のプローブで進入する。

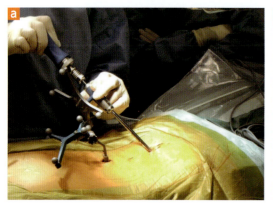
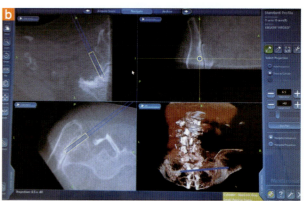

図5　Oアームナビゲーション下の挿入
a：ナビゲーション専用のナビプローブを使用する。
b：方向，深度を3方向で確認しながら進入する。

匠の奥義

経皮的デュアルSAIスクリューの挿入

原則として，S1スクリューは刺入せずにSAIスクリューを片側に2本ずつ計4本刺入し骨盤のアンカーとしている。術式は，X線透視下に経皮的SAIスクリュー刺入法に準じて行っている。第1後仙骨孔と第2後仙骨孔の外側で直線上になるよう骨盤用Jプローブを2本設置し，X線透視下で片側2本同時に挿入，ガイド越しにタップを切り中空スクリューを刺入している。遠位SAIスクリューのJプローブから設置することが肝要となる。その際に尾側設置を意識することで，近位SAIスクリューのスペースを確保することができる（図6）。経皮的デュアルSAIスクリューでは，スクリューヘッドが環状面で直線になるためロッド連結が容易となり，また強力な矯正力および固定力が期待できる。

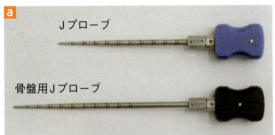

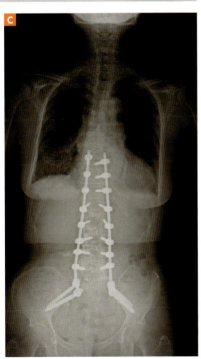

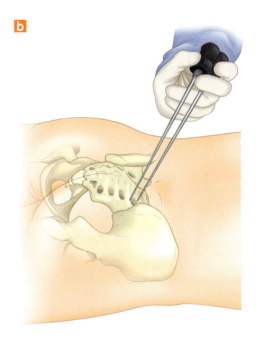

図6　経皮的デュアルSAIスクリューの挿入
a：下が骨盤用Jプローブ
b：X線透視下でプローブを2本設置して刺入する。
c：術後正面単純X線像

まとめ

経皮的S2AIスクリューの挿入方法を示した。大坐骨切痕下方，骨盤腔への逸脱は重度合併症を引き起こすため，透視やナビゲーションなどの手術支援装置を用いて行うべきである。しかし一方で，支援装置を用いた挿入が手技の安全性を確保するものではないことも認識しておく必要があり，骨皮質穿破の有無確認を入念に行うことを忘れてはいけない。骨内を進んでいるプローブなどの感触に変化がある際には直ちに進入を止めて位置確認，方向転換を行うべきである。S2AIスクリューは最尾側端の強力なアンカーとなり脊椎インストゥルメンテーション手術において非常に有用な手技であるが，あまりに強固であるがために腰仙移行部のロッドや固定近位端への応力増加が懸念されること，また仙腸関節をまたいでの固定となるための関節機能への影響，関節軟骨損傷の影響が懸念される。本手技の安全性も含めて今後への課題としたい。

文献

1) Kebaish KM. Sacropelvic fixation: techniques and complications. Spine (Phila Pa 1976) 2010；35：2245-51.
2) O'Brien JR, Matteini L, Yu WD, et al. Feasibility of minimally invasive sacropelvic fixation: percutaneous S2 alar iliac fixation. Spine (Phila Pa 1976) 2010；35：460-4.
3) 篠原　光, 曽雌　茂. PPS：多椎間固定とロッドテクニック MIS-long fixation. 西良浩一編. OS NEXUS 10. 東京：メジカルビュー社：2017. 14-25.

Part 3　匠が伝えるMIStの奥義

分離部修復術：smiley face rod

石濱嘉紘，西良浩一

Introduction

適応と禁忌

　分離部修復術の基本的適応は，1) 活動性の高い若年者，2) 椎間板変性が少なく，椎間板性の腰痛が否定的，3) 不安定性がなく，すべりを合併しても Meyerding grade Ⅰ まで，4) 終末期の腰椎分離症，5) 各種保存治療に抵抗性の腰痛，6) 分離部由来の腰痛（分離部ブロックにより疼痛が消失する）を満たす症例である。術前に分離部ブロックによる分離部由来の腰痛や分離部偽関節での骨増殖性変化（ragged edge 形成）由来の神経根症状があれば神経根ブロックでの確認が望ましい[1,2]。

麻酔

　全身麻酔下に行う。

手術体位

　X線透過性の4点支持台上に腹臥位とする。中間位とし，腰椎の生理的前弯を保持する。

術前準備

　術前画像評価では，CT像を用いて椎弓根の径や角度を計測しておく。分離部の形状とスクリューの刺入点を確認しておく。手術室では術中X線透視を使用するため，正確な正面像と側面像が得られるようにセッティングしておく。

後療法

　術翌日よりドレーンを留置した状態で離床を開始する。術後2日以内にドレーンは抜去する。外固定として硬性コルセットを術後3カ月は着用する。スポーツ選手の場合は早期から軽い運動は許可しているが，コンタクトスポーツの場合は骨癒合が完成してから開始している。一般的には，コルセットを外しての完全復帰には6カ月程度を要する。また，分離症を起こす背景にある胸椎・胸郭や骨盤周囲のタイトネスには復帰までの期間に十分なストレッチングを行う指導をしている。

手術の手順

1. 皮切と展開
2. 分離部郭清・神経根除圧
3. 採骨
4. PPS挿入
5. ロッド設置
6. 分離部骨移植，閉創，術後X線撮影

匠のポイント伝授！

①分離椎弓上位の下関節突起の一部を骨切除することで，分離部の十分な郭清に必要なワーキングスペースが確保できる。

②分離部のdecorticationは掘削しすぎて骨性ギャップが大きくならないように気をつける。分離部郭清完了の目安として，ragged edgeの除去による神経除圧と分離部の海綿骨からの出血を確認する。

③ロッドはマニュアルベンダーを用いて左右均等に十分曲げる。ロッドを棘突起直下に設置することで棘突起基部から椎弓にかけて面で圧着でき，固定強度を向上させることができる。

④確実な骨癒合のために自家骨を郭清した分離部間隙および罹患椎弓背側にonlay graftingする。ボリュームが足らない場合にはハイドロキシアパタイト顆粒を自家骨と混ぜて使用する。

手術手技

皮切と展開

罹患椎をL5として解説する。皮切はL4棘突起上縁からL5棘突起下縁にかけて約5cmの正中縦切開とする（図1a）³⁾。分離部の郭清ができる程度に，L5椎弓とL4椎弓下関節突起を最小限展開する（図1b）³⁾。脊椎開創器を用いて深部の術野を確保する。

② 分離部郭清，神経根除圧

L4下関節突起の一部を骨切除し，分離部郭清に必要な視野を十分確保する（図2a）³⁾。分離部周囲の滑膜組織や線維性瘢痕組織をヘルニア鉗子やケリソンパンチで除去する。次いで分離偽関節部の骨性組織を掘削し，骨移植母床を作製する。骨ノミやケリソンパンチを用いて骨切除することで，採取骨を移植骨として使用できる。特にragged edgeや椎間板による神経根圧迫があり下肢症状を呈する場合は，罹患神経根の椎間孔拡大をするために，十分分離部郭清が必要となる⁴⁾。L5上関節突起や横突起基部をdecorticationして骨移植の母床とする（図2b）³⁾。

分離部修復術：smiley face rod

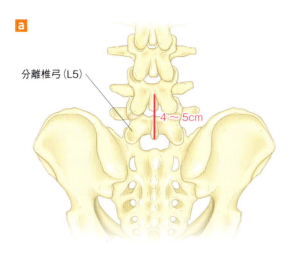
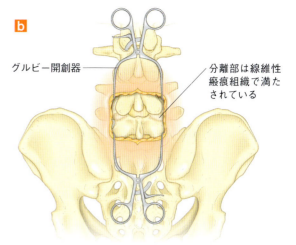

図1 皮切，展開
a：正中切開
b：展開，椎弓露出

（文献3より）

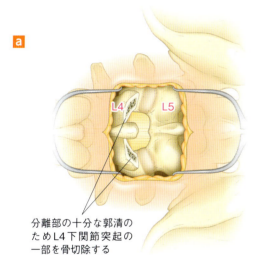
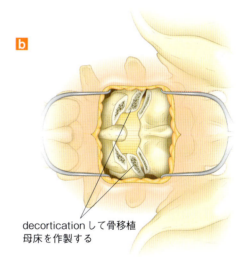

図2 分離部郭清，神経根除圧
a：L4下関節突起の骨切除
b：骨移植母床の作製

（文献3より）

> 本手術の最大の目的は分離部の骨癒合である。分離部を掘削しすぎて骨性ギャップが大きくならないように注意しながらdecorticationする必要がある。
> ragged edgeを除去することによる神経組織の圧迫解除と，偽関節部の海面骨からの出血の確認が分離部郭清完了の目安となる。

3 採骨

分離部および下関節突起部分切除により採取した自家骨だけでは不十分なときには，腸骨より採骨する．後述する経皮的椎弓根スクリュー（percutaneous pedicle screw；PPS）挿入用に1.5cmの小皮切を左右に作製し，トレフィン採骨セットを挿入して腸骨より採骨を行う（図3）[3]．

4 PPS挿入

両外側に設けた創から至適挿入部へ椎弓根スクリュー（PS）をWeinstein法で経皮的に挿入する（図4）[3]．PSの刺入点は正中創からも確認し，直視下に至適位置が確認できる．分離部からの誤挿入には注意が必要である．

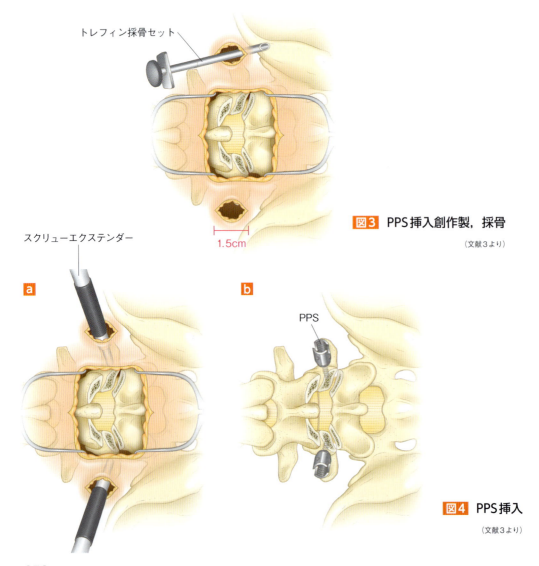

図3 PPS挿入創作製，採骨
（文献3より）

図4 PPS挿入
（文献3より）

分離部修復術：smiley face rod

5 ロッド設置

通常100mmのロッドを使用する．スクリューエクステンダー，リデューサー，ロッドプッシャーを使用する．マニュアルベンダーを用いてロッドを左右均等に「U」の字にベンディングし，ロッドホルダーで保持し，罹患椎弓の棘突起の尾側を，棘間靭帯を通して正中の創より挿入する．スクリューヘッド内にロッドが左右均等に設置されていることを直視下および透視下に確認する．次にスクリューエクステンダー越しにリデューサーを時計回りに回し，ロッドをスクリューヘッドに落とし込む（図5a）[3]。

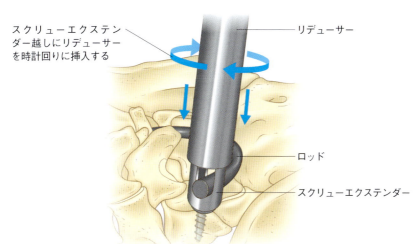

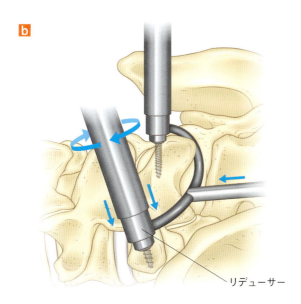
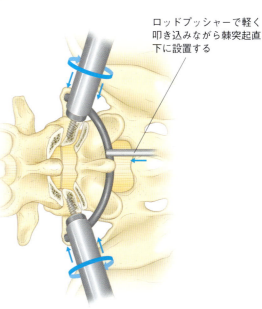

図5 ロッド設置
a：リデューサーの挿入
b：ロッドの設置

（文献3より）

この操作により軽度のすべりは矯正される（図6）[3,5]。またロッドプッシャーで左右均等にロッドを軽く叩き込みながら棘突起直下に設置することで，ロッドが棘突起基部から椎弓にかけて面で圧着し，固定強度を向上させることができる（図5b）[3]。

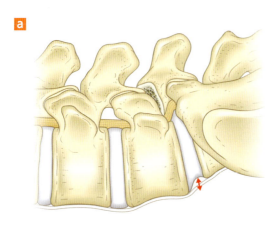

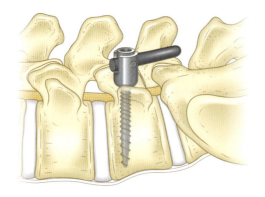

図6 分離部修復の術前後（すべり矯正例）
a：術前
b：術後

（文献3より）

> **匠の奥義**
> 　ロッドを十分曲げるために通常のロッドベンダーだけでなく，マニュアルベンダーを用いると「U」の字にベンディングしやすい。
> 　ロッドは棘突起直下に左右不均衡にならないように設置を心掛け，棘突起基部から椎弓にかけて面で圧着することで固定強度の向上につながる。

6 分離部骨移植，閉創，術後X線撮影

最後に確実な骨癒合のために採取した自家骨を郭清した分離部間隙および罹患椎弓背側にonlay graftingする（図7）[3]。ボリュームが足らない場合にはハイドロキシアパタイト顆粒を自家骨と混ぜて使用している。最後にドレーンを創内に留置し，閉創を行う。術後X線2方向撮影をして終了する（図8）[3]。

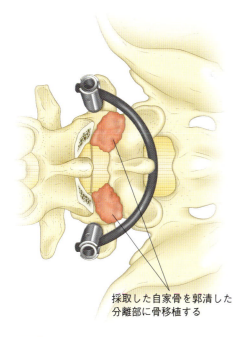

採取した自家骨を郭清した分離部に骨移植する

図7 分離部骨移植 （文献3より）

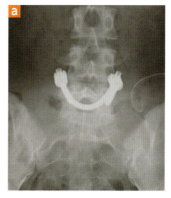
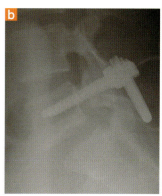

図8 術後X線像 （文献3より）
a：背面像
b：側面像

確実な骨癒合を目指し，十分量の骨移植を分離部間隙および椎弓背側に行う。自家骨移植が望ましいが，十分量採取できなければ同種骨や人工骨を用いて骨移植する。

文献

1) Sairyo K, Sakai T, Mase Y, et al. Painful lumbar spondylolysis among pediatric sports players: a pilot MRI study. Arch Orthop Trauma Surg 2011；131：1485-9.
2) Sairyo K, Goel VK, Grobler LJ, et al. The pathomechanism of isthmic lumbar spondylolisthesis. A biomechanical study in immature calf spines. Spine (Phila Pa 1976) 1998；23：1442-6.
3) 山下一太, 西良浩一. PPS：腰椎分離症修復術 Smiley Face Rod Method. 西良浩一編. OS NEXUS 10. 東京：メジカルビュー社；2017. 38-46.
4) Sairyo K, Sakai T, Yasui N. Minimally invasive technique for direct repair of pars interarticularis defects in adults using a percutaneous pedicle screw and hook-rod system. J Neurosurg Spine 2009；10：492-5.
5) Yamashita K, Higashino K, Sakai T, et al. The reduction and direct repair of isthmic spondylolisthesis using the smiley face rod method in adolescent athlete: Technical note. J Med Invest 2017；64：168-72.

Part

4

新規医療機器・
手術手技・
薬物併用の
奥義

Part 4　新規医療機器・手術手技・薬物併用の奥義

頚椎人工椎間板置換術
(Prestige LP®)

吉井俊貴

Introduction

● 適応と禁忌[1]

頚椎椎間板ヘルニア，頚椎症性神経根症（脊髄症）。C3/4〜6/7の1椎間病変で比較的変性の軽い症例が適応となる（今後，2椎間病変が適応となる可能性）。

● 禁忌

活動性の感染，腫瘍，外傷，骨脆弱性，不安定性，可動性消失，椎体の著しい変形，解剖学的異常，著しい不随意運動，著しいアライメント異常，多椎間の脊柱管狭窄などを有する症例。

● 麻酔

全身麻酔で行う。

● 手術体位

仰臥位で頭部に円座，頚部後方にロール枕を置き安定させる。術前の頚椎前弯を側面中間位画像などで確認し，可能な限り患者本来のニュートラルなアライメントで手術を行う。

● 術前準備

術前のX線，MRI，CT画像で，除圧範囲，インプラントのサイズなどを計測しておく。椎体前方の骨棘の切除範囲や，椎体間を平行化させるために上下の終板をどのようにトリミングするかをシミュレーションしておく。

手術の手順

❶ 展開
❷ 除圧操作
❸ インプラント挿入
❹ 閉創，術後

匠のポイント伝授！

①本術式は比較的変性の軽い椎間板ヘルニアや頚椎症が対象となり，手術を成功させるうえで，適切な症例の選択が必須である。

②従来の固定術と異なり，可動性を温存することから，脊髄，神経根の十分な除圧が重要となる。

③インプラントを適切に設置するために，終板の丁寧なパラレリング，椎体正中，設置方向の確認，正確なレール溝作製，愛護的なインプラントの打ち込みなど，手技の各ステップを慎重に行っていく必要がある。

手術手技

1 展開

　原則，皮膚皺に合わせた横皮切を用い，胸鎖乳突筋と肩甲舌骨筋の間を腹側に剥離していき，椎体前面に至る。高位を確認した後に，椎間板レベルで頚長筋内縁を電気メスなどで切離した後，コブエレベーターなどで鈍的に頚長筋を外側に剥離する。術中正面透視や外側部の除圧のため，少し広めに展開する。ピンレトラクターを正中，椎間板からなるべく離れた位置に刺入する（図1）。

2 除圧操作

　ピンレトラクターで椎間を軽度開大させ，骨性終板を損傷しないよう注意しながら，椎間板を郭清していく。椎体後方に到達すると上下終板が近接してくるので，これをダイヤモンドバーで削っていき，上下椎体後縁のエッジを削り落とす。骨棘などがある場合は，骨棘も含めて掘削する。この際，終板を温存し後方のエッジ部分のみ削除することが肝要である。椎間板ヘルニアがある場合にはヘルニア門から髄核鉗子などでヘルニアを摘出する。椎間孔に骨棘が張り出している神経根症の症例や外側部のヘルニアでは，椎間孔の除圧が必要である。Luschka関節を必要に応じて切除し，外側の骨棘切除やヘルニア摘出を行う。人工椎間板手術では可動性を温存するため，正中から外側にかけて十分な除圧操作が必要となる。後縦靱帯は除圧の幅で，原則切除する。

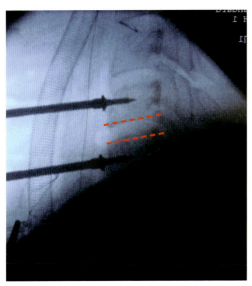
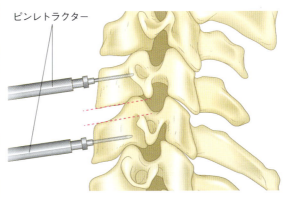

図1 ピンレトラクターによる椎間の開大
点線：パラレリングのライン

インプラント挿入［Prestige LP®（Medtronic社）］

椎体終板の母床作製

　椎体終板は，フラットで平行になるように母床を作製する（パラレリング：図1）。上下終板を必要最小限トリミングし，骨性終板を可能な限り温存する。椎体終板とインプラントを隙間なく設置させるためには，椎体後縁までしっかりと母床を作製することが必要となる。

サイジング，ラスピング

　ピンレトラクターを緩めて，椎間板高を専用のシムディストラクターで確認してサイズを確定する。術中に計測した椎間板高と同じサイズのラスプを使って，椎体終板の母床作製を行う。

トライアル，ドリリング，レール作製

　計測した椎間板高と同じサイズのトライアルを挿入する（通常，5〜7mmが使用されることが多い）。トライアルが椎体終板と密着し，椎体後縁近くまでトライアルの先端が到達していることが重要である。また側面透視にて中空部分が正円に見えるので正側面を確認できる（図2）。次にレール溝の入口にドリルで下穴を作製していく。作製した下穴にドリルガイド越しにレールを作製する。

インプラント挿入

　作製したレールに，Prestige LP®のキールを当てて，側面画像で刺入深度を確認しながら，慎重に打ち込んでいく。前後径の大部分が挿入されたら，ファイナルインパクターで最終打ち込みをする（図3）。

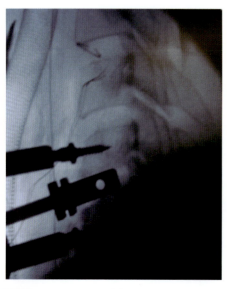 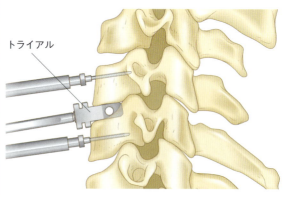

図2　トライアルの挿入
確認の穴が正円となるようにする。

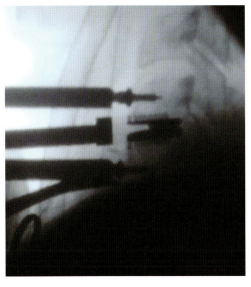 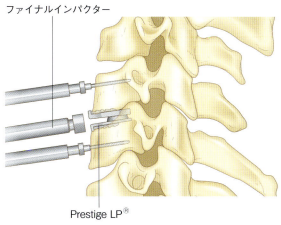

図3 ファイナルインパクターによる打ち込み

4 閉創，術後

　インプラントが骨にしっかり固定されていることを確認し，透視，もしくはX線像で挿入位置も問題ないかを確認する．陰圧ドレーンを留置し，各層を縫合し閉創する．術後は頸部の腫れを見ながら嚥下食から開始し，1～2日で離床しリハビリテーションを行う．外固定は必ずしも必要ないが，1～2週間程度ソフトカラーを着用している．

> **匠の奥義**
> - インプラントを適切な深さに挿入するために，上下椎体前方の骨棘を切除する必要があるが，椎体前方の骨皮質を壊しすぎないよう，丁寧にトリミングを行う必要がある．
> - 通常，椎間板は軽度頭側に傾いているので，角度を意識しながら椎間板切除を行う．また，ドーム状をした上位終板をフラットにするためには前方と後方の終板を少しならしていく必要があるが，削りすぎることのないようトリミングは最小限に行う．
> - ファイナルインパクターでの打ち込みは上下のインプラントが独立して動くので，インプラントの大部分を挿入した後に，上下均等に打ち込む．

文献

1) 頚椎人工椎間板置換術適正使用基準. Journal of Spine Research 2018；9：889-95.

Part 4　新規医療機器・手術手技・薬物併用の奥義

頚椎人工椎間板置換術（Mobi-C®）

石井　賢

Introduction

● 適応
椎間板ヘルニア，骨棘を主因とした頚部神経根症または脊髄症で，高位はC3/4〜C6/7が適応である．わが国においては2019年8月時点で1椎間のみの適応である．

● 禁忌
頚椎の感染・腫瘍・外傷・著しいアライメント異常・骨脆弱性・不安定性，多椎間脊柱管狭窄，不随意運動など．

● 手術体位
項部に枕を挿入し，頚椎は過度に後屈しないように中間位で前弯を維持する．頚椎は回旋させないように正面を向かせ，テープで固定する（図1）．

手術の手順
1. 皮切と展開
2. フィクセーションピンの刺入
3. 椎間板切除
4. 硬膜管・神経根の除圧
5. インプラントのサイズ決定
6. トライアルの設置
7. インプラント設置
8. ドレーン留置と閉創

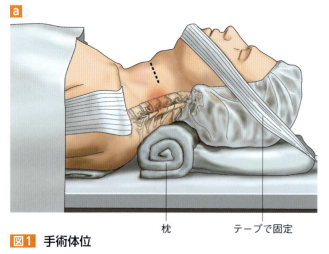
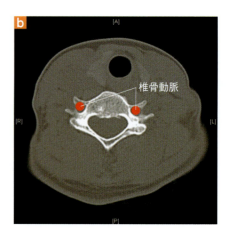

図1　手術体位
a：頚椎は回旋させないように正面を向かせテープで固定する．
b：椎骨動脈（赤丸）の走行部位は十分に理解しておく．

頚椎人工椎間板置換術 (Mobi-C®)

● 術前準備

術前画像 (X線, CT, MRI) により脊髄圧迫の程度と範囲, 椎体後方の骨棘の有無, 椎間孔の骨棘の有無, 設置インプラントの予定サイズなどを詳細に評価しておく。手術に際しては, X線透視装置と顕微鏡が必須である。

> **匠のポイント伝授！**
>
> ①頚椎人工椎間板置換術 (total disc replacement；TDR) は, 前方固定術における隣接椎間病変の発生を軽減できる優れた新技術である。
>
> ②インプラントがモバイルであるため, 特に神経根障害を伴った症例では神経根除圧が重要である。除圧が不十分であると, 術後に神経根症が残存する。
>
> ③椎間外側部の除圧に際しては椎骨動脈損傷のリスクがあるため, 十分に解剖を理解し, 合併症回避に努める必要がある (図1b)。
>
> ④インプラントは椎体正面の正中部に回旋させずに設置することが重要である。

手術手技

 ### 皮切と展開

従来の前方固定術のアプローチと同様である。当該椎間高位に約4〜5cmの皮切を加える。広頚筋を展開し, 胸鎖乳突筋の内側から進入し, 椎体前面を展開する。頚長筋は切開せず正中から骨膜下に外側へ展開し, 開創器を設置する。

> **匠の奥義**
>
> インプラントを椎体正中に設置することが重要であるため, 椎体前面を展開した後に左右の頚長筋を指標に椎体正中部に印をつけておき, 正中部にフィクセーションピンを刺入する。

2 フィクセーションピンの刺入（図2）

当該椎体縁から頭・尾側に5mm以上離した椎体正中部に，フィクセーションピンを椎体終板と平行に刺入する。

3 椎間板切除（図3）

椎間板を切開し，顕微鏡下で骨性終板を温存しながら，マイクロキュレットやパンチを用いて椎間板切除を行う。パラレルディストラクションをかけながら，後方の椎間板を切除し，Luschka（ルシュカ）関節の立ち上がりを3mm径のエアードリルで内側から外側へ向けて削り，菲薄化する（図3a）。

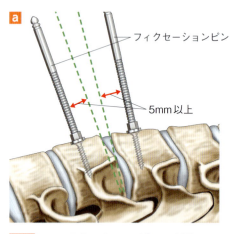 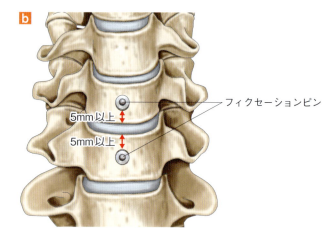

図2 フィクセーションピンの刺入
a：ピンを当該椎体の終板と平行に設置する。
b：椎体縁より5mm以上離した正中部に設置する。

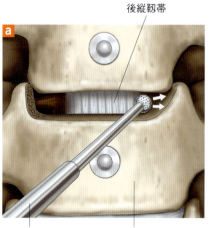 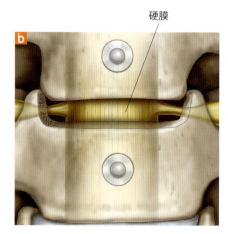

図3 椎間板切除，硬膜管と神経根の除圧
a：軟骨終板と椎間板組織を切除後に，両外側のルシュカ関節内側部をドリルで菲薄化する。
b：後縦靱帯を切除し，硬膜管を露出する。外側部には神経根の肩口が露出できる。

> Mobi-C®（ジンマーバイオメット社）の母床作りでは原則骨性終板を温存するため，ワーキングスペースが狭い。1～2mmケリソンやマイクロキュレットなどが必須アイテムとなる（筆者は田中医科器械製作所の人工椎間板置換術セットが丈夫かつ安価であるため愛用している）。

4 硬膜管・神経根の除圧

後縦靱帯（posterior longitudinal ligament；PLL）と鉤状突起間のディスクスペースをケリソンなどで切離すると，よりパラレルディストラクションがかけられる。続いて硬膜管を圧迫しているヘルニアや骨棘を切除する。外側部の菲薄化しているLuschka関節内側部をケリソンで切除すると神経根の肩口が露出する（図3）。

> Luschka関節の骨棘切除では，その外側にある椎骨動脈損傷のリスクがあるため，Luschka関節の外側部にスパーテルを挿入し，椎骨動脈をプロテクトすると比較的安全に展開ができる。

5 インプラントのサイズ決定（図4）

ディストラクションフォーセップスで椎間の最適な拡大をX線透視で確認する。インプラントの幅と奥行をウィズガイド（図4a）とデプスゲージ（図4b）で確認する。ウィズガイドが左右に2mm以上動く場合は，より大きなサイズを選択する。また，外側部のLuschka関節の立ち上がりによりガイドが浮いてしまう場合は，エアードリルで下椎体の終板外側部を平坦化する。

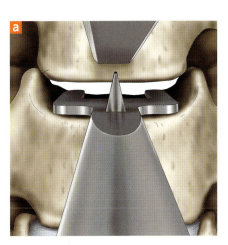 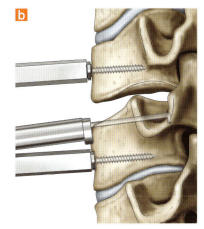

図4 インプラントのサイズ決定
a：ウィズガイド，b：デプスゲージ

6 トライアルの設置（図5）

　トライアルは椎体終板の前後径をほぼカバーできるサイズを選択する。椎間高の目安は隣接する健常な椎間板の高さを超えないサイズとする。トライアルを左右正中部に設置し，X線透視正面と側面像で確認し，トライアルの穴が真円になるように設置されているかを確認する。

7 インプラント設置（図6）

　PEEKのカートリッジに固定されたインプラントをインサーターで把持し，椎体正中部に回旋しないように設置する。設置位置が浅い場合にはインサーターで1mmずつ打ち込みが可能である。

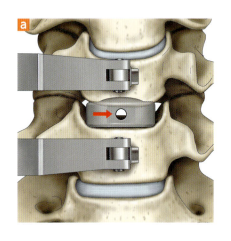
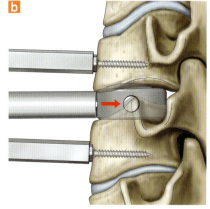

図5 トライアルの設置
椎体左右正中に設置する。X線透視正面（a）と側面（b）像で真円（矢印）となれば，回旋がないことを確認できる。

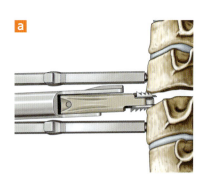
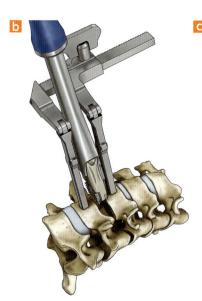
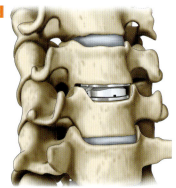

図6 インプラント設置
a：側面像
b：全体像
c：完成像

8 ドレーン留置と閉創

椎体前面の骨棘を切除する場合には，切除後の異所性骨化の予防のためにボーンワックスを用いて必ず止血をする。ドレーンは血腫予防のために筋肉を貫通しないように設置し閉創する。

文献

1) Beaurain J, Bernard P, Dufour T, et al: Intermediate clinical and radiological results of cervical TDR (Mobi-C) with up to 2 years of follow-up. Eur Spine J 2009; 18: 841-50.

2) Radcliff K, Coric D, Albert T. Five-year clinical results of cervical total disc replacement compared with anterior discectomy and fusion for treatment of 2-level symptomatic degenerative disc disease: a prospective, randomized, controlled, multicenter investigational device exemption clinical trial. J Neurosurg Spine 2016；25：213-24.

3) Hu Y, Lv G, Ren S, et al. Mid- to Long-Term Outcomes of Cervical Disc Arthroplasty versus Anterior Cervical Discectomy and Fusion for Treatment of Symptomatic Cervical Disc Disease: A Systematic Review and Meta-Analysis of Eight Prospective Randomized Controlled Trials. PLoS One 2016；11：e0149312.

Part 4　新規医療機器・手術手技・薬物併用の奥義

脊柱管内治療（経仙骨的脊柱管形成術）：intraspinal canal treatment (trans-sacral canal plasty)

船尾陽生，横須賀公章，鵜飼淳一，中西一夫，朴　正旭
富田　卓，星野雅洋，齋藤貴徳，石井　賢，佐藤公治

Introduction

　近年の高齢化社会を背景に，各医療分野において低侵襲治療に注目が置かれている。特に超高齢社会を迎えたわが国では，ロコモティブシンドロームの一因となる脊椎疾患に対して，治療の低侵襲化が期待される。脊椎手術は，症状の改善や根治が期待できる反面，併存疾患を有することの多い高齢者やcompromised hostにおいては，手術侵襲によるマイナス面や周術期合併症が無視できない。

　最小侵襲脊椎手術（minimally invasive spine surgery；MISS）の歴史は，土方ら[1]の経皮的髄核摘出術を発端とし，microendoscopic discectomyやfull endoscopic lumbar discectomyなどの内視鏡下手術へ発展した[2,3]。2009年には，各種開窓器や経皮的椎弓根スク

> **手術の手順**
> 1 皮切，イントロデューサーの挿入
> 2 カテーテルの挿入
> 3 硬膜外腔造影，剥離操作
> 4 薬剤投与，カテーテルの抜去
> 5 皮膚を縫合

リューなどの登場に伴い最小侵襲脊椎安定術（minimally invasive spine stabilization；MISt）が提唱され[4]，さらに2019年には広く低侵襲治療を総称した最小侵襲脊椎治療（minimally invasive spinal treatment；MIST）が提唱されている。現在，MISSは前方，前側方，側方，後側方，後方など360°あらゆる角度からさまざまな手術手技が発展している。しかしながら，これらはすべて脊柱管外よりアプローチする手技であり，脊柱管内治療に関しては脳血管領域や心血管領域などに比較すると，いまだ発展段階といわざるをえない。

　本項では，脊柱管内治療として近年筆者らが行っている経仙骨的脊柱管形成術（trans-sacral canal plasty；TSCP）を紹介する。適応や治療成績については，今後もさらなる検証が必要であるが，本手技は手術の低侵襲化による合併症の低減や，従来では手術導入が困難な高齢者やcompromised hostにも有用な治療法になりうる。

脊柱管内治療（経仙骨的脊柱管形成術）：intraspinal canal treatment (trans-sacral canal plasty)

硬膜外腔アプローチ，myeloscopyの歴史

　Myeloscopyの歴史は，1931年にBurman[5]が硬性鏡を用いて行った屍体観察が最初とされる。その後，1937年にはPool[6]が直径7Frの硬性鏡を開発し，生体にmyeloscopyを使用した初の臨床例を報告した。わが国では，整形外科医のOoiら[7]が町田製作所とともに直径1.8mmの内視鏡を開発し，運動負荷時にくも膜下腔の観察を行い，馬尾の血流変化と間欠跛行との関連を示した。その後，myeloscopyは主に診断のツールとして応用され，1985年にはBlomberg[8]が，硬膜外腔で硬膜と黄色靱帯を結ぶ線維性組織の存在を示唆し，硬膜と黄色靱帯に癒着がある可能性を示した。1999年にはIgarashiら[9]が深呼吸運動により硬膜外腔の空間が変化することを報告している。

　その後，CTやMRIなどの新たな画像診断技術の発展とともに，myeloscopyは診断としてのツールというよりも，治療目的に用いられるようになってきた。1989年にRacz[10]は，percutaneous epidural neuroplastyを報告し，Raczカテーテルを用いた硬膜外癒着剝離神経形成術を確立した。1995年には，Saberskiら[11]がepiduroscopyを用いて目的とする高位に薬剤を投与することで，硬膜外ブロックに抵抗性の下肢痛治療に有用であったと報告した。

　わが国では麻酔科を中心に，先進医療として治療が行われてきたが，2016年4月より先進医療としての扱いではなく一時自由診療となり，2018年4月より硬膜外腔癒着剝離術として保険適用（診療報酬点数：K188-2硬膜外腔癒着剝離術11,000点）されるようになった。

適応・禁忌等

● 適応

　TSCPの適応は，腰椎椎間板症，腰椎椎間板ヘルニア，腰部脊柱管狭窄症，腰椎変性すべり症，腰椎分離すべり症などの腰椎変性疾患のほか，脊椎手術後疼痛症候群（failed back surgery syndrome；FBSS）や腰椎多数回手術例（multiple operated back；MOB），また一部の骨粗鬆症性椎体骨折や成人脊柱変形などにも疼痛緩和の一助として適応となりうる。

● 禁忌

　TSCPの原則禁忌は，血液凝固障害，感染，妊娠，造影剤・麻酔アレルギーなどを有する患者である。

● 手術体位

TSCPは原則として腹臥位で行う。

● 麻酔

術中の神経症状の有無をみるために局所麻酔下に行う。術中の観察項目として，持続的な vital check（心電図，血圧，pulse oximetry），そのほかにも気分不快の有無，痛みの有無，神経症状の有無（術中の神経痛，感覚異常）などを確認する。

局所麻酔の刺入点は，通常の仙骨硬膜外ブロック同様に両仙骨角中点のやや尾側である。まず局所麻酔薬を皮膚から仙骨裂孔入り口まで注入する。筆者らの経験では，5cc程度の麻酔で十分な鎮痛が得られる。

匠のポイント伝授！

①TSCPは局所麻酔下の手術であるが，造影剤や麻酔薬の副作用，また迷走神経反射などに対応するため静脈ラインを確保する。心電図，血圧，pulse oximetryなどのモニターを行う。

②TSCPは，術前のX線透視による確認やドレーピングなども含めると30分から1時間程度の腹臥位を要する。クッションや枕などで，患者に快適な体位となるよう工夫する。

③腹臥位とした後に，必ずX線透視の正面・側面像の確認を行う。仙骨部ならびにターゲットとする腰椎の病変部がX線透視野で描出できることを確認する。

④消毒は臀裂までしっかりと行う。ドレーピングは臀裂部のくぼみなどで不潔になりやすいので注意する。

⑤造影剤や薬剤などは加刀前にあらかじめ清潔野で準備しておく。局所麻酔薬，造影剤，生理食塩水，ステロイドなど各々を誤投与しないようシリンジを管理する。

腰椎椎間板ヘルニア：transforaminal full-endoscopic discectomy (inside-out)

手術手技

1 皮切，イントロデューサーの挿入

　仙骨管への刺入方向を確認するために，まず仙骨裂孔からガイド針を刺入し，正しく仙骨管内にガイド針が挿入されているかX線透視下に確認する。ガイド針の刺入部位は，局所麻酔同様に両仙骨角中点のやや尾側である。次いで，同部位にメスで3mm程度の皮切をおき，ガイド針での刺入角度を参考にイントロデューサーを仙骨裂孔から挿入する。イントロデューサーの先端を仙骨裂孔から1〜2cm程度挿入しないと内筒を抜いた際に安定しないが，深く挿入しすぎると硬膜嚢や神経根を損傷する可能性があるので，MRIなどで硬膜嚢の尾側端を確認し十分に注意する。

2 カテーテルの挿入

　イントロデューサーが仙骨裂孔から仙骨管内に正しく設置されているかX線透視下に確認し（図1），イントロデューサーの内筒を抜いてsteerable catheter（カテーテル）（図2）を挿入する。この際，カテーテルの先端を腹側に軽く曲げて，硬膜嚢の腹側か

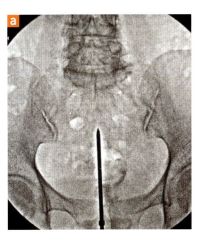
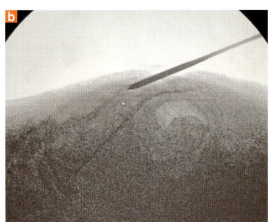

図1 イントロデューサーの設置位置確認
X線透視を用いてイントロデューサーの設置位置確認を行う。イントロデューサーは，仙骨裂孔から仙骨管内に正しく設置する。
a：X線透視正面像，b：X線透視側面像

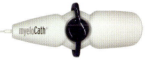

図2 Steerable catheter（カテーテル）
myeloCath マイロキャス硬膜外腔アクセスカテーテル（外径2.7mm）
（バイオメディカ・ヘルスケア株式会社より提供）

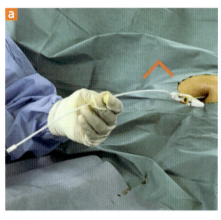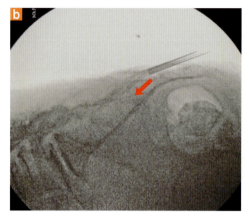

図3 Steerable catheter（カテーテル）挿入
a：イントロデューサーの内筒を抜き，先端を腹側にやや曲げてカテーテルを挿入する。
b：カテーテルは硬膜嚢の腹側から挿入していく（矢印）。

ら挿入していくことが重要である（図3）。カテーテルがL5-S1椎間に到達する前に引っかかってしまった場合には，側面透視像でカテーテルが硬膜嚢の腹側へ挿入されているか確認するとともに，正面透視像でカテーテルが左右にぶれていないか確認する。

③ 硬膜外腔造影，剥離操作

　カテーテルが正しく硬膜外腔に設置されているか確認するため，造影剤を硬膜外腔に注入する。万が一髄腔内の造影像がある場合には，麻酔薬の注入によりtotal spinal blockとなり呼吸停止の可能性も危惧されるので，手技は中止すべきである。

　造影剤を硬膜外腔に注入すると，硬膜外腔の描出とともに神経根に沿った造影剤の流入を認めることがある。癒着部位での造影剤の欠損像がみられる場合には，カテーテルの先端を左右に振ってmechanicalに剥離したり，生理食塩水を注入することで癒着を徐々に剥離していく。この操作はカテーテルが癒着部位でそれ以上進まない際にも有効である。カテーテルを進める際に抵抗が強い際には，無理な操作による硬膜損傷やカテーテル先端の破損の危険性があるため注意が必要である。

　剥離操作後に再度造影剤を注入し，病変部の描出を確認する。通常，剥離操作前より造影剤の描出が改善されている。カテーテルには，薬剤注入用と内視鏡（ファイバースコープ）挿入用のルーメンがあり，薬剤注入および内視鏡による硬膜外腔の観察が可能である。なお，現時点で国内での硬膜外腔用内視鏡の使用は，自由診療もしくは医師の判断と患者の同意が得られた場合のみ可能ということに留意されたい。

> **匠の奥義**
>
> ①局所麻酔をすると皮下組織が膨隆し仙骨角が触れにくくなる。イントロデューサーの刺入などがわかりづらくなるため，局所麻酔前に両仙骨角に皮膚ペンでマーキングをしておくとよい。筆者は仙骨裂孔の位置や仙骨の正中線などもマーキングしている。
>
> ②イントロデューサーの先端が皮膚を通過する際に抵抗を受けるため，力強く仙骨をめがけて刺入すると仙骨骨折をきたす危険性がある。イントロデューサーの先端を一度皮下に逃がして挿入し，その後仙骨裂孔にイントロデューサーの先端を移動させ，仙骨管に挿入するとよい。
>
> ③イントロデューサーの仙骨管への挿入は，正中方向をマーキングなどで確認しつつ，X線透視側面像で刺入深度や角度を確認しながら挿入する。仙骨裂孔入り口からカテーテルの先端を1～2cm程度まで挿入しないと，イントロデューサーの内筒を抜いた際に安定しない。ただし，事前にMRIなどで硬膜嚢の尾側端を確認し，過度なイントロデューサーの挿入による神経障害を回避する。
>
> ④狭窄部や癒着が強い部位などでは，抵抗を受けるためカテーテルがスムーズに挿入できないことがある。まずカテーテルの先端が正しい位置にあるかX線透視下で確認し，位置に問題がなければカテーテルの先端を左右に細かく振ったり，生理食塩水を注入して癒着を剥離するとカテーテルを徐々に進めることができる。無理にカテーテルを押し込むと，硬膜損傷やカテーテル先端が破損する危険性があるので注意する。
>
> ⑤造影剤や薬剤などの注入後には，硬膜外圧や注入圧でルーメンから外に漏れてくることがあるので，シリンジの接続をすぐにはずさず少し待つとよい。

4 薬剤投与，カテーテルの抜去

病変部を中心にステロイドや局所麻酔薬，生理食塩水などを注入し，カテーテルを抜去する。カテーテルには薬剤注入用と内視鏡（ファイバースコープ）挿入用のルーメンがあり，薬剤注入および内視鏡による硬膜外腔の観察が可能である。

5 皮膚を縫合

最後に皮膚を縫合して終了である。3mm程度の創のため，皮下埋没縫合，創縁固定用テープ，あるいは皮膚用接着剤ダーマボンド®などでも皮膚の縫合が可能である。

TSCPの治療成績

Veihelmannら[12]は，慢性腰痛を要する患者99例をランダム化し，保存療法群52例，epidural neuroplasty群47例に分けて治療成績を比較した。腰痛visual analogue scale（VAS）／下肢痛VASスコアは，保存療法群で治療開始前6.0/6.7，3カ月後5.4/5.6，6カ月後5.6/5.8，12カ月後5.7/5.9であったのに対し，epidural neuroplasty群では治療前6.9/7.2，3カ月後2.2/2.4，6カ月後2.2/2.3，12カ月後2.7/2.8と，epidural neuroplasty群は術後3カ月以降12カ月間まで有意に保存療法群よりもVASスコアの改善を認めた。また，Oswestry Disability Index（ODI）スコアは，保存療法群で治療前21.4，3カ月後18.3，6カ月後22.5，12カ月後21.6であったのに対し，epidural neuroplasty群では治療前23.1，3カ月後10.6，6カ月後10.8，12カ月後11.6と，ODIスコアに関してもepidural neuroplasty群で有意な改善を認めた。

また，Gerdesmeyerら[13]は，4カ月以上の保存療法に抵抗性の慢性根性痛患者90例に対し，プラセボ群44例とneulolysis群46例の二重盲検無作為化比較試験を行った。ODIスコアは，プラセボ群で治療前55.4，3カ月後41.8，6カ月後37.3，12カ月後30.7，neulolysis群で治療前55.3，3カ月後26.4，6カ月後11.9，12カ月後9.6と，neulolysis群はプラセボ群に比べ有意にODIスコアが改善していた。また，VASスコアはプラセボ群で治療前6.7，3カ月後4.8，6カ月後3.8，12カ月後2.8であったのに対し，neulolysis群では治療前6.7，3カ月後2.9，6カ月後1.4，12カ月後1.2とneulolysis群で有意な減少を認めた。

筆者ら[14]は，保存療法に抵抗性の慢性腰痛および下肢痛を有する83症例（うち29例は腰椎手術歴あり）に対して，7施設でTSCPを行い短期成績を評価した。腰痛VAS／下肢痛VASスコアは，治療前5.1/6.7，術直後2.8/2.8，1カ月後3.2/3.4，3カ月後3.0/3.6，6カ月後3.0/2.8と，腰痛・下肢痛とも有意なVASスコアの減少を認め，短期成績は比較的良好であった。硬膜損傷，硬膜外血腫，感染，神経障害などの周術期合併症を認めなかったが，1例に迷走神経反射と思われる徐脈を，2例にカテーテル先端の破損を認めた。また，効果不十分などの理由により，12例に除圧術や固定術などの追加手術を要した。TSCPは根治的治療とはいえないものの，腰痛および下肢痛に対する治療効果はある程度期待でき，特に従来では手術導入が困難であった高齢者やcompromised hostには有用な治療法になりうると考えられた。疼痛の再燃がみられる場合にも，繰り返しTSCPは施行可能である。

周術期合併症

TSCPの低侵襲性から重症度の高い合併症の発生頻度は少ないと考えられるが，カテーテルの物理的な障害による硬膜損傷や神経障害（運動・知覚麻痺，膀胱直腸障害），硬膜外血腫，過剰な液体注入に伴う硬膜外腔の静水圧上昇による頭痛や意識障害，局

所麻酔薬の静脈内および髄腔内投与，硬膜外膿瘍などの感染，カテーテルの破損などが周術期合併症として考えられる[15]。合併症発生時の的確な診断や処置，また硬膜外血腫に対する迅速な外科的対応など，各種合併症に対する対応策を講じておく必要がある。

症例

　81歳，女性。主訴は右下肢痛で，下肢痛VASスコア9であった。強い右下肢痛により50mの歩行も困難で，薬物療法などの保存療法に抵抗性のため当院へ紹介となった。

　初診時身体所見では，右L5領域を示唆する神経障害および疼痛があり，単純X線像でL4/5の腰椎変性すべり症を認めた。既往に心不全およびペースメーカー留置があり，MRIの撮像が不可能であったため，脊髄造影により右L4/5の外側陥凹部での狭窄を確認し（図4），右L5神経根ブロックを施行した。

　神経根ブロックにより1日程度の除痛効果は認めたものの，強い右下肢痛が再燃した。高齢で心疾患の既往があったため，TSCPを施行した（図5）。術直後から疼痛は

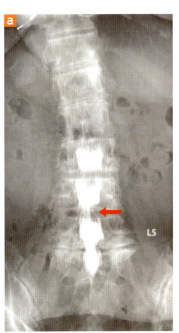
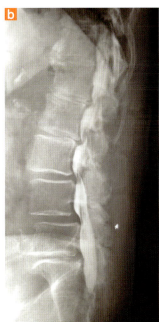
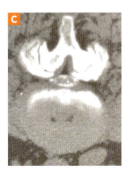
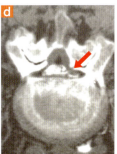

図4　症例供覧
脊髄造影により右L4/5の外側陥凹部での狭窄を確認した。
a：脊髄造影正面像
b：脊髄造影側面像
c：造影後CT（L3/4高位）
d：造影後CT（L4/5高位）

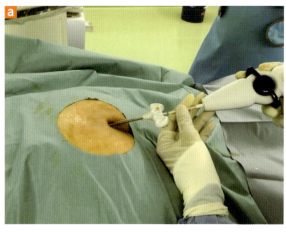
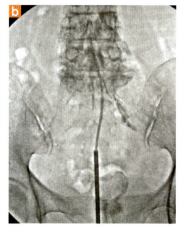

図5 Steerable catheter（カテーテル）による硬膜外造影および剥離操作
造影剤を硬膜外腔に注入し，カテーテルが正しく硬膜外腔に設置されているか確認する。癒着部位での欠損像がみられる場合には，カテーテルの先端を振ってmechanicalな剥離をしたり，生理食塩水を注入して徐々に癒着を剥離する。
a：カテーテルの挿入
b：硬膜外造影正面像

軽快し，術後6カ月時の下肢痛VASスコアは3～4程度を維持した。術前には困難であった外出が可能となるなど，明らかな日常生活レベルの改善を認めた。

終わりに

本項では，脊柱管内治療であるTSCPについての手術手技および治療成績について紹介した。引き続き，研究会主導で全国的に本手技の適応や治療成績について検証を行う予定である。

脳神経外科や心臓血管外科領域では，動脈瘤や弁膜症手術が開頭手術や開胸手術からカテーテル治療へ変化しつつあるなか，脊椎脊髄疾患においても脊柱管内治療は発展性のある手技と考えられる。また，従来の硬膜外造影および造影後CTのみならず，硬膜外腔用ファイバースコープなどの光学技術の発展に伴い，脊柱管内アプローチによる新たな診断や治療法の開発も期待できる。

今後，脊椎外科医によるTSCP手技の習熟や合併症対策など安全な手技の確立と，診断や治療ツールとして脊柱管内治療のさらなる発展に期待したい。

腰椎椎間板ヘルニア：transforaminal full-endoscopic discectomy (inside-out)

文献

1) 土方貞久, 山岸正明, 中山喬司, ほか. 経皮的髄核摘出法について－腰部椎間板ヘルニアの新しい治療法－. 東京電力病院医報 1975；5：39.

2) Foley KT, Smith MM. Microendoscopic discectomy. Techniques in Neurosurgery 1997；3：301–7.

3) Mayer HM, Brock M. Percutaneous endoscopic discectomy: surgical technique and preliminary results compared to microsurgical discectomy. J Neurosurg 1993；78：216-25.

4) 石井 賢. MISt手術の現状と工夫－経皮的椎弓根スクリュー刺入法の立場から. 整形外科最小侵襲手術ジャーナル 2013；68：3-9.

5) Burman MS. Myeloscopy or the direct visualization of the spinal canal and its contents. J Bone Joint Surg 1931；13：695-6.

6) Pool JL. Myeloscopy: intraspinal endoscopy. Surgery 1942；11：169-82.

7) Ooi Y, Mita F, Satoh Y. Myeloscopic study on lumbar spinal canal stenosis with special reference to intermittent claudication. Spine (Phila Pa 1976) 1990；15：544-9.

8) Blomberg R. The dorsomedian connective tissue band in the lumbar epidural space of humans: an anatomical study using epiduroscopy in autopsy cases. Anesth Analg 1986；65：747-52.

9) Igarashi T, Hirabayashi Y, Shimizu R, et al. The epidural structure changes during deep breathing. Can J Anaesth 1999；46：850-5.

10) Racz GT, editor. Techniques of Neurolysis. Springer US; 1989.

11) Saberski LR, Kitahata LM. Direct visualization of the lumbosacral epidural space through the sacral hiatus. Anesth Analg 1995；80：839-40.

12) Veihelmann A, Devens C, Trouillier H, et al. Epidural neuroplasty versus physiotherapy to relieve pain in patients with sciatica: a prospective randomized blinded clinical trial. J Orthop Sci 2006；11：365-9.

13) Gerdesmeyer L, Wagenpfeil S, Birkenmaier C, et al. Percutaneous epidural lysis of adhesions in chronic lumbar radicular pain: a randomized, double-blind, placebo-controlled trial. Pain Physician 2013；16：185-96.

14) 横須賀公章, 船尾陽生, 鵜飼淳一, ほか. 経仙骨的脊柱管形成術（TSCP：Trans-sacral canalplasty）83症例の治療経験. 第26回日本脊椎・脊髄神経手術手技学会, 2019.

15) Lee JH, Lee SH. Clinical effectiveness of percutaneous adhesiolysis using navicath for the management of chronic pain due to lumbosacral disc herniation. Pain Physician 2012；15：213-21.

Part 4 新規医療機器・手術手技・薬物併用の奥義

ナビゲーションを応用した MISt手技の実際

小谷善久

Introduction

　近年の低侵襲脊椎外科の発達とともに，術中放射線被ばくも低減して正確な術中三次元情報を術者に提供するナビゲーション技術が広く普及してきた[1]。脊椎ナビゲーション技術は，頚椎・腰椎後方インストゥルメンテーション手術における精度向上を発端に約20年前から臨床応用されてきたが[2,3]，術中CTの登場で煩雑な照合操作なしに脊椎後方要素のみならず，前方要素のナビゲーション手術も短時間のスキャンで可能となった[4]。この技術は，胸椎・腰椎における各種最小侵襲脊椎安定術（minimally invasive spine stabilization；MISt）手技，特に経皮スクリュー設置や近年普及が著しいlateral interbody fusion（LIF）手技においても有用性を増している。

　本稿では，近年のMISt手技におけるナビゲーション技術の応用と有用性，pitfallについて概説する。

手術の手順

① 体位取りとreference frameの設置

② 3D撮影と使用機器の先端情報の登録

③ 皮切とアプローチ方向のデザイン

④ ケージの設置

⑤ 経皮スクリューの設置を行う場合

後方MISt手技におけるナビゲーション技術の応用と有用性

　後方MISt手技におけるナビゲーション技術は，胸椎・腰仙椎経皮スクリューの設置，骨盤アンカー［特にsacral alar-iliac（SAI）screw］の設置などで威力を発揮する。腹臥位手術では放射線被ばくの低減や，煩雑なC-arm操作を不要とするだけでなく[5]，患者の体形に伴うイメージ不良などの問題も解決する。また，近年導入が増加しているLIF手技での側臥位同時経皮後方固定を可能にする。

　C-armを使用した後方経皮スクリュー設置では，通常ガイドワイヤーを使用してスクリューを挿入するが，骨粗鬆の強い例ではガイドワイヤーの移動や前方穿破のリスクを包含している。ナビゲーション使用での経皮スクリュー挿入では，先端照合されたエアドリルを用いて下孔を掘削後，それぞれ先端照合されたタップとスクリュードライバーでガイドワイヤーなしにスクリューを挿入できる（図1）。この際，ナビゲーション3D画面を見ながら，より安全で骨質のよいtrajectoryを選択しながらスクリューを挿入できる。側弯症の凹側椎へのスクリュー挿入では，ときに大動脈が隣接するため挿入を

断念したり長さの短いスクリューにならざるをえない症例も多いが，ナビゲーションの適切な使用により確実なアンカーが設置可能である．脊柱変形ではこれら頂椎付近のアンカー設置が，回旋矯正や後弯形成にきわめて重要であることはいうまでもない．

SAI screwは，特に脊柱変形治療では重要なアンカーであるが，その挿入方向が特殊であるためC-arm使用では煩雑となりやすい．術中CTを使用したナビゲーションを使用することで，既定の挿入点に固執せず骨質に優れた長いSAI screwを挿入することが可能である．筆者は成人脊柱変形治療ではS2 SAI screwは長さ90mm以上の物を挿入し，S1のアンカーも70mm前後のS1 SAI screwを挿入することで，尾側固定性を強めている（図2）．

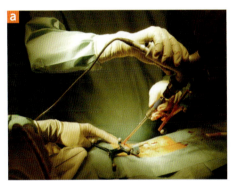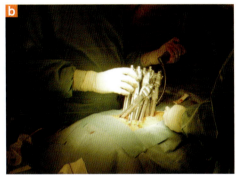

図1 ナビゲーションを使用した経皮スクリューの設置
a：経皮sacral alar-iliac（SAI）screwの設置
b：腰椎から骨盤までの経皮後方固定

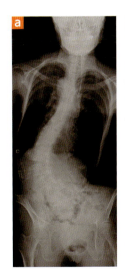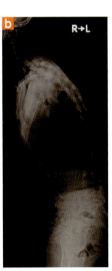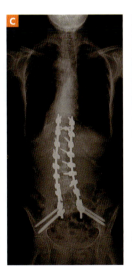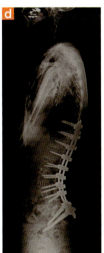

図2 Double SAIを用いた低侵襲脊柱変形治療のX線正・側面像
74歳，女性．多椎間oblique lumbar interbody fusion（OLIF）とhybrid PF手技を用いた二期的矯正固定術により良好な三次元矯正が得られた．
a, b：術前
c, d：術後

近年その低侵襲性からLIFを腰部変性疾患に導入する施設が増加しているが，側臥位でのLIF後に腹臥位に体位変換して経皮椎弓根スクリュー（percutaneous pedicle screw；PPS）を挿入することが一般的である．体位変換には，手術時間の延長と覆布や術衣などコスト増加の問題が伴うのはいうまでもない．近年，世界的に術中CTを導入している施設は体位変換を要しない同一側臥位での経皮スクリュー挿入を多く行っている（図3）．10例程度のlearning curveを必要とするが，ややストレートなmodified cortical bone trajectory（CBT）を使用すると，手術台と干渉しにくく有用である．筆者はrigidな後弯変形や椎体切除，前方骨切りを要する脊柱変形において，LIFを応用した前方解離手技と側臥位による同時後方矯正を行い，vertebral column resection（VCR）などの侵襲度の高い骨切り手術の低侵襲化に努めている（図4）．

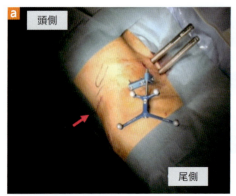 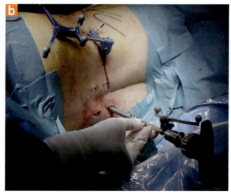

図3 腰椎変性疾患に対するOLIFと側臥位同時経皮modified cortical bone trajectory（CBT）スクリュー挿入
a：前方小皮切によるOLIF（矢印）
b：同一側臥位下のスクリュー挿入

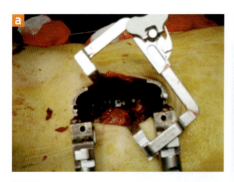 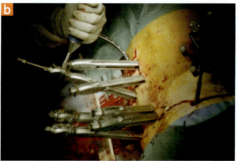

図4 高度脊柱変形に対する側臥位での前方骨切りと同時経皮スクリュー矯正，前方再建手技
従来型の前後前方3段階手技が一期的に行える．
a：OLIFリトラクター下の前方骨切りと再建
b：同一側臥位下の経皮スクリュー設置と矯正手段

> **匠のポイント伝授！**
>
> ①脊柱変形では頂椎付近のアンカー設置が，回旋矯正や後弯形成にきわめて重要である。
>
> ②術中CTを使用したナビゲーションによって，筆者は成人脊柱変形治療ではS2 SAI screwは長さ90mm以上の物を挿入し，S1のアンカーも70mm前後のS1 SAI screwを挿入することで尾側固定性を強めている。
>
> ③術中CTを使用したナビゲーションによって，体位変換を要しない同一側臥位での経皮スクリュー挿入が可能である。ややストレートなmodified CBTを使用すると，手術台と干渉しにくく有用である。筆者はrigidな後弯変形や椎体切除，前方骨切りを要する脊柱変形において，LIFを応用した前方解離手技と側臥位による同時後方矯正を行い，VCRなどの侵襲度の高い骨切り手術の低侵襲化に努めている。

手術手技

LIFにおけるナビゲーション手術の実際

筆者は2012年よりoblique lumbar interbody fusion（OLIF）手術を開始し，2013年よりO-arm（Medtronic社）navigationによるOLIF surgeryを400例以上に行ってきた。LIF手術にナビゲーションを導入する利点としては，①皮切，アプローチにおける位置確認，②頻回なC-arm操作が不要でレトラクターが術中イメージを妨げない，③手術機器やケージ設置のreal-timeな位置確認，④術中血管造影により周囲血管のイメージングが可能なことなどである。

当科で行っているOLIF手術におけるO-arm navigation手術を概説する。

1 体位取りとreference frameの設置

側臥位をとる際には金属製の体位支持器を避け，radiolucentな支持器（マジックベッド）を使用している。Reference frameは，小皮切で腸骨側面から仙腸関節に向けて設置する。

2 3D撮影と使用機器の先端情報の登録

　O-arm 3D撮影は，ナビゲーション機器へのデータ転送を含めて約2分で終了し，real-time navigationが可能となる．次に使用機器の先端情報の登録を行うが，LIF手術ではsharp probe，シェーバー，ケージ支持器を登録する．Universal attachmentを使用すればいかなる機器も先端情報登録が可能であるが，built-in機器［NavLock®（Medtronic社）］に比べて精度低下があることをよく理解しておく必要がある．

3 皮切とアプローチ方向のデザイン

　次に，sharp probeを用いて皮切とアプローチ方向のデザインを行う．OLIF25™（Medtronic社）では中腋窩線から約3横指前方付近が皮切位置となるが，これらは椎間板高位，椎間板の角度，肥満の程度，大腰筋のボリューム，また前方血管の位置などで適宜変化させる必要があり，ナビゲーションの使用はきわめて有用である．椎間板高が消失している例や骨棘が発達している椎間では，sharp probeを用いて位置確認をしながら椎体終板を破壊することなく椎間板の切除・解離を行える．OLIF手技では対側線維輪の解離が重要であるが，ナビゲーション上で対側血管の位置などを確認しながらnavigated shaverで対側線維輪を貫通する（図5）．

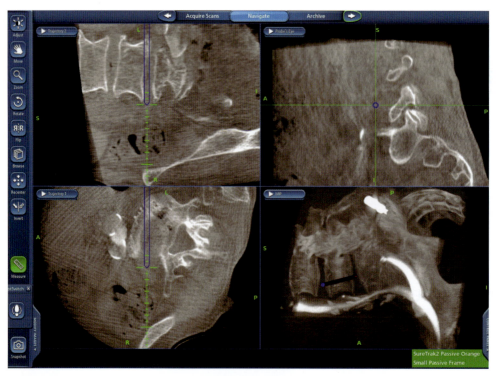

図5 Navigated shaverを用いた対側線維輪の貫通

4 ケージの設置

椎体終板を保護しながら軟骨性終板を十分に除去し，トライアルで適切なサイズのケージサイズを選択した後，同種骨を充填したCLYDESDALE® PTC cage（Medtronic社）を椎体対側のcortical ringをカバーする形で設置する．変形例ではC-armの操作が煩雑になるが，ナビゲーション下では術野を妨げることなく正確なケージの設置が可能となる（図6）．

多椎間に行う場合に注意すべき点は，ナビゲーションの基準点であるreference frameが骨盤に設置されているので，LIFの操作は頭側から行うことである．また，椎間を拡大していく際にはナビゲーション画面上では尾側終板位置は保たれるが，頭側終板は拡大前の位置を表示することを理解すべきである．

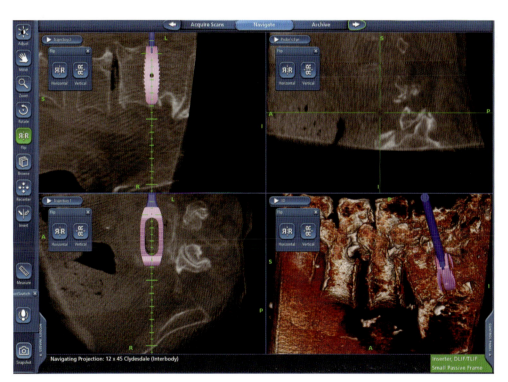

図6 ナビゲーション上での三次元的ケージ設置の確認

⑤ 経皮スクリューの設置を行う場合

また側臥位で経皮スクリューの設置を行う際には，ケージ設置後にO-arm 3D撮影を再度行った後に，そのまま術者が後方へ移動してスクリュー挿入を行うとよい。

> **匠の奥義**
>
> ●側臥位をとる際には金属製の体位支持器を避け，radiolucentな支持器（マジックベッド）を使用している。Reference frameは，小皮切で腸骨後面から仙腸関節に向けて設置する。
> ●使用機器の先端情報の登録では，universal attachmentを使用すればいかなる機器も先端情報登録が可能であるが，built-in 機器［NavLock® (Medtronic社)］に比べて精度低下があることをよく理解しておく必要がある。
> ●OLIF手技では対側線維輪の解離が重要であるが，ナビゲーション上で対側血管の位置などを確認しながらnavigated shaverで対側線維輪を貫通する。
> ●多椎間にケージを設置する場合に注意すべき点は，ナビゲーションの基準点であるreference frameが骨盤に設置されているので，LIFの操作を頭側から行うことである。また，椎間を拡大していく際にはナビゲーション画面上では尾側終板位は保たれるが，頭側終板は拡大前の位置を表示することを理解すべきである。
> ●側臥位で経皮スクリューの設置を行う際には，ケージ設置後にO-arm 3D撮影を再度行った後に，そのまま術者が後方へ移動してスクリュー挿入を行うとよい。

その他の前方手技におけるナビゲーションの応用

ナビゲーションは，骨，血管，軟部組織の表示が可能であるため，O-arm 3D撮影の際に血管造影や脊髄造影を併用することで，血管組織や脊髄のナビゲーション上への表示が可能となる。筆者は頚椎後縦靱帯骨化症（ossification of posterior longitudinal ligament：OPLL）前方浮上や胸椎OPLLの切除，傍脊柱膿瘍を伴う脊椎炎や脊椎腫瘍手術などで動脈や静脈の同時造影を行い，disorientationのない正確で迅速な前方手術を行っている（図7）。

筆者は2015年からL5/S1レベルの低侵襲前方手技（OLIF51）に取り組み，2019年7月現在で75例超の症例数を経験している。OLIF51は既存のanterior lumbar interbody fusion（ALIF）手術を低侵襲化した側臥位mini-ALIFであるが，51レベルで血管のbifurcationの正中尾側からL5/S1椎間板に到達する手技である。4cm弱の皮切で後腹膜進入した後，血管群を左右によけレトラクターを設置し，椎間板を大きな視野で切除・解離できる。さらに広い母床で豊富な骨移植が行え，骨粗鬆に強い大きな前方ケージを設置できる（図8）。側臥位同時経皮スクリュー手技を併用することで，術後

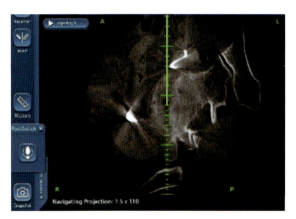
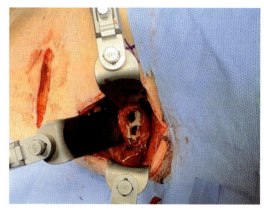

図7 腰仙椎前側方椎体間固定術（OLIF51）における静脈造影併用O-arm 3D画像

図8 Integrated screw付き前方ケージを使用したOLIF51手術

腰痛を残しやすい後方展開を最小にすることができ，残存腰痛の低減とQOL改善に寄与することも近年報告している[6]。また，本OLIF51™手技は成人脊柱変形治療において大きな前弯ケージを使用することで，腰仙部前弯を低侵襲かつ効果的に得られる点で注目されている。わが国での今後の臨床成績に期待したい。

終わりに

　脊椎ナビゲーションをはじめとしたcomputer assisted orthopaedic surgery（CAOS）技術は，低侵襲脊椎手術の安全性の担保や，患者と医療者両方の放射線被ばく低減において不可欠の技術となりつつある。これらの利点をさらに追究した脊椎robotics手術が世界的にはすでに臨床応用されており，わが国への導入が待たれるところである。

文献

1) 小谷善久：MIStとCAOSを融合した新しい脊椎脊髄外科への挑戦. J Spine Res 2018；9：p.1318-25.
2) Kotani Y, Abumi K, Ito M, et al. Improved accuracy of computer-assisted cervical pedicle screw insertion. J Neurosurg 2003；99(3 Suppl)：257-63.
3) Kotani Y, Abumi K, Ito M, et al. Accuracy analysis of pedicle screw placement in posterior scoliosis surgery: conventional fluoroscopic and computer-assisted technique. Spine (Phila Pa 1976) 2007；32：1543-50.
4) 小谷善久, ゴンチャルイワン, 濱崎雅彦, ほか：頚椎OPLLに対する前方浮上術と後方矯正除圧固定術の臨床成績－O-arm応用による手術精度と安全性の向上－. J Spine Res 2017；7：p.362.
5) Wong CH, Kotani Y, Tochio J, et al. Comparison of intraoperative radiation exposure for O-arm intraoperative CT vs C-arm image intensifier in minimally invasive lumbar fusion. Clinics in surgery 2017；2：Article 1558.
6) Kotani Y, Hynes R, Koike R, et al. Comparative clinical analysis of OLIF51 and percutaneous posterior fixation in lateral position versus MIS-TLIF for lumbosacral degenerative disorders. Presented at Society of Minimally Invasive Spine Surgery (SMISS), Annual Forum, Las Vegas, Sep 6-8, 2018.

Part 4　新規医療機器・手術手技・薬物併用の奥義

仮想現実・拡張現実技術を用いた手術支援による脊椎・脊髄腫瘍手術の低侵襲化

中西一義

Introduction

● 適応

脊椎・脊髄腫瘍手術が適応となる。

● 背景

脊椎・脊髄腫瘍は症例により存在部位，進展様式が多岐にわたる。そのため，安全，正確に腫瘍にアプローチし，より低侵襲に，かつ腫瘍切除の正確性を向上させるうえでは，症例ごとの病巣，周辺組織の十分な三次元（3D）空間認識が求められる。本法の目的は仮想現実・拡張現実（VR/AR）技術を用いることにより，腫瘍の3D空間認識の向上を図ることである[1,2]。

● 術前準備

腫瘍の部位，進展様式をMRI，CTなどで確認する。加えて多列検出器型X線CTによるCT血管造影検査を行い，3Dボリュームデータより，コンピュータを用いて脊椎，腫瘍，動脈の形状をポリゴンモデル化して3D画像を作成する。VR/AR技術（図1）とヘッドマウントディスプレイ（head mounted display；HMD）（図2）を用いて，骨，腫瘍や動脈の位置情報を3D的に投影し，複数人で，多方向から，あるいは任意の断面で供覧することができる。腫瘍へのアプローチが最小侵襲となるよう筋組織の展開や骨切除範囲などを計画する[2]。

手術の手順

頸椎ダンベル型神経鞘腫

① 皮切と頸椎，病巣の展開

② VR/AR技術を使用した画像閲覧による3D空間認識

③ 椎弓切除，椎間関節部分切除

④ 腫瘍切除

⑤ 閉創

⑥ 初期の後療法

仮想現実・拡張現実技術を用いた手術支援による脊椎・脊髄腫瘍手術の低侵襲化

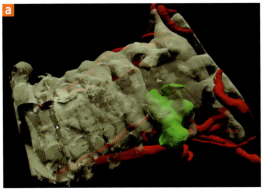
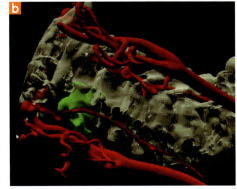

図1 3D画像の閲覧
a：3D画像をVR/AR技術を用いて多方向から閲覧することにより，骨切除範囲，右椎骨動脈と腫瘍（緑）の位置についての3D空間認識が向上する。
b：頚椎前方から閲覧すると，腫瘍の前方に椎骨動脈（赤）が走行しているのが確認できる。

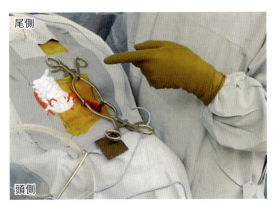

図2 HMDから見た術野
3D画像を現実の術野に重ねているところ。あたかも腫瘍や動脈が実際の骨組織を透過して存在するような感覚で確認できる。

匠のポイント伝授！

①本法は患者個別データに基づいた腫瘍の部位，進展様式などの視覚情報を，あたかもそこに存在するかのように投影できる技術である。

②腫瘍や動脈が骨組織を透過して存在する3D画像を，HMDを用いて複数人で多方向から，あるいは任意の断面で閲覧することができる。

③腫瘍へのアプローチができるだけ最小侵襲となるよう，入念に検討することが重要である。ダンベル型腫瘍切除などでは，椎間関節をできるだけ温存することにより固定術が不要となる。また，腫瘍への流入動脈や，椎骨動脈などの周辺の動脈の位置を十分に把握することにより，より安全な手術が可能となる。

④本法は脊髄腫瘍のみならず，椎骨内に存在する脊椎腫瘍の3D空間認識にも優れる。あるいはBKP (balloon kyphoplasty)，MISt (minimally invasive spine stabilization) のナビゲーションに応用されている[3,4]。

手術手技

本項では頚椎ダンベル型神経鞘腫に対する手術について紹介する。

1 皮切と頚椎，病巣の展開

頚椎後方の正中切開を行い，椎弓切除が必要な椎骨の棘突起を縦割して筋をリトラクトする。他椎体の棘突起は温存し，できるだけ筋組織へのダメージ低減に努める（図3）。椎間孔外側部分の腫瘍まで展開する。

2 VR/AR技術を使用した画像閲覧による3D空間認識

HMDを用いて，実際の術野を観察しながら3D画像を閲覧し，腫瘍の部位，椎間孔内，椎間孔外への進展様式，椎骨動脈の位置を確認する。術中にこの操作を行うことにより，あたかも腫瘍や動脈が実際の骨組織を透過して存在するような感覚で確認できる。

3 椎弓切除，椎間関節部分切除

椎弓切除，椎間関節内側部分切除を行う。骨切除は腫瘍切除に必要十分かつ最小限となるよう努める。椎間関節を温存できれば椎間固定を追加する必要性を低減できる。

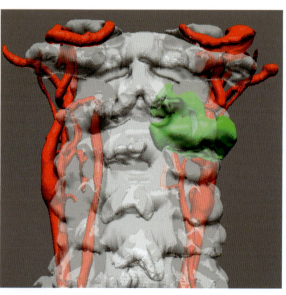
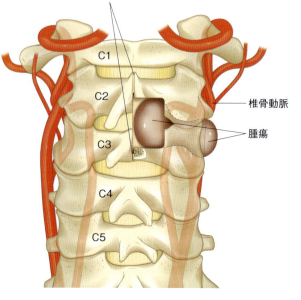

図3 頚椎，病巣の展開
C2，C3棘突起右側を筋が付着したまま切離してリトラクトし，腫瘍切除に必要十分かつ最低限の椎弓，椎間関節内側部分切除を行う。椎間関節はできるだけ温存する。

4 腫瘍切除

　まず腫瘍の脊柱管内部分を切除する。硬膜内に存在する場合(type Ⅰ, Ⅲa, Ⅲb[5])は硬膜，くも膜を切開して腫瘍部分切除を行い，次いで硬膜外部分の被膜を切開して核出を行う。神経根から発生している場合(type Ⅱa, Ⅱb)は被膜を切開し，部分核出を行う。続いて，腫瘍の椎間孔外部分の被膜を切開して部分核出を行う。椎間孔に腫瘍が残存した場合は脊柱管側から引き出すように切除する。

 ## 5 閉創

　切開したくも膜，硬膜や神経上膜を縫合する。術野にドレナージチューブを留置し，縦割した棘突起を縫着して閉創する。

 ## 6 初期の後療法

　硬膜切開を行っていない場合は手術翌日からカラーを装着して離床する。頭痛，めまいなど，低髄液圧症状がある場合は輸液を行って症状の改善をみながら離床していく。

> **匠の奥義**
> 　頚椎の場合は椎間関節を1/2以上温存できるよう，3D画像から切除部位を検討して椎間関節内側部分切除を行う。腰椎では椎間孔外側からの骨切除を追加することも検討する。
> 　腫瘍が発生する神経根糸を切離して椎間孔内外から部分核出することにより，椎間関節を温存して全摘出できるが，椎間孔外部分が大きい場合などは前方あるいは側方アプローチによる切除を併用する必要がある。
> 　頚椎のダンベル型腫瘍の場合は椎骨動脈が近傍を走行しており，その位置を3D画像で十分に確認しておく。
> 　術後髄液漏が起こらないよう留意して，硬膜，神経上膜の修復を入念に行う。

文献

1) 杉本真樹, 石井　賢, 成田　渉, ほか. 動画対応DRシステムの将来展望　仮想現実(VR)・拡張現実(AR)・複合現実(MR)による4D digital radiologyと手術ガイディングシステム. INNERVISION 2017；32：80-1.
2) 中西一義, 亀井直輔, 中前稔生, ほか. 仮想現実, 拡張現実技術を用いた脊椎, 脊髄腫瘍切除術の術前計画と手術支援－患者個別データに基づいた画像空間認識による腫瘍切除の正確性向上を目指して. 別冊整形外科 2019；75：194-7.
3) Abe Y, Sato S, Kato K, et al. A novel 3D guidance system using augmented reality for percutaneous vertebroplasty: technical note. J Neurosurg Spine 2013；19：492-501.
4) 成田　渉, 高取良太. MISt手技における新技術－指電極・側臥位PPS・仮想現実(VR)－. 整形外科最小侵襲手術ジャーナル 2018；87：96-101.
5) Asazuma T, Toyama T, Maruiwa H, et al. Surgical strategy for cervical dumbbell tumors based on a three-dimensional classification. Spine (Phila Pa 1976) 2004；29：E10-E14.

Part 4 新規医療機器・手術手技・薬物併用の奥義

腰椎椎間板ヘルニアに対する化学的融解術：コンドリアーゼを使用して

松山幸弘

Introduction

筆者らが開発したコンドリアーゼは，日本発の腰椎椎間板ヘルニア融解酵素で，土壌菌のプロテウスブルガリスから抽出した多糖分解酵素で，椎間板髄核の主要構成成分であるグリコサミノグリカン（glycosaminoglycan；GAG）を特異的に分解する。GAGを分解し，プロテオグリカンの保水能を低下させることで，椎間板内圧が低下し神経根への圧迫を軽減させる。この椎間板髄核融解術は低侵襲で，椎間板摘出術と同等の成績が得られる可能性を秘めた理想の術式といえる。

コンドリアーゼ

腰椎椎間板ヘルニアは一般的な疾患であるが，有病率について詳細は十分明らかにはされていない。男女比は約2〜3：1，好発年齢は20〜40歳代，好発高位はL4/5，L5/S1間である。また腰椎椎間板ヘルニア診療ガイドラインによると，米国では人口の約1%が罹患しているとされる。腰椎椎間板ヘルニアで受診している患者の1割に手術を行っており，年間約5万人に手術を行っていると考えられる。

この腰椎椎間板ヘルニアによって神経根が圧迫されると，腰痛や下肢痛が生じ，また重度の場合は下肢麻痺が生じる（図1）。

筆者らが開発したコンドリアーゼは，日本発の腰椎椎間板ヘルニア融解酵素である。これは土壌菌のプロテウスブルガリスから抽出した多糖分解酵素で，椎間板髄核の主要構成成分であるグリコサミノグリカン（GAG）を特異的に分解する特性を有しており，GAGを分解し，プロテオグリカンの保水能を低下させることで，椎間板内圧が低下し，神経根への圧迫を軽減させる（図2）。この治療薬の土台になったのは，名古屋大学理学部の鈴木旺名誉教授が約50年前に土の中の微生物から齋藤英彦博士，山形達也博士らと抽出・精製した「コンドロイチナーゼABC」という多糖分解酵素である。

当時，鈴木教授の教室で研究生であった岩田久名古屋大学名誉教授が，この酵素を使った腰椎椎間板ヘルニア治療薬の開発に取り組んだことが始まりである。基礎研究

腰椎椎間板ヘルニアに対する化学的融解術：コンドリアーゼを使用して

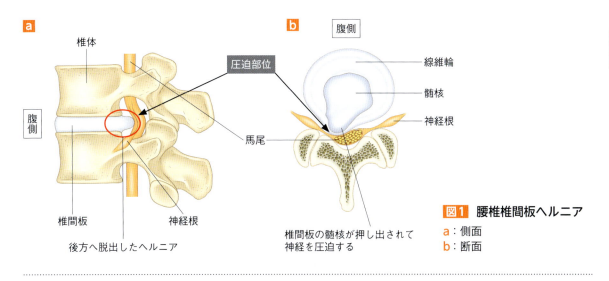

図1 腰椎椎間板ヘルニア
a：側面
b：断面

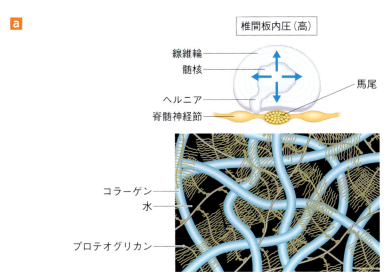

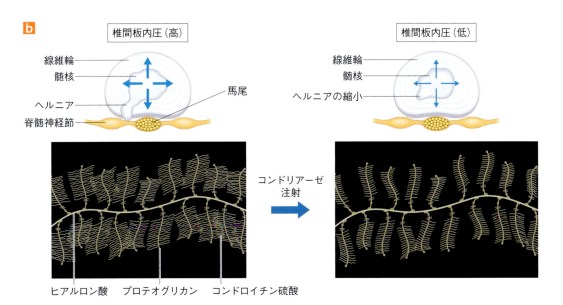

図2 椎間板髄核の微細構造
a：コンドリアーゼ投与前の髄核
b：コンドリアーゼ投与後の髄核

を経て2000年から治験を開始した。

　この酵素の投与方法は，図3のように患者を半側臥位とし，イメージ下に椎間板中央に穿刺を行いコンドリアーゼを1mL注入する。

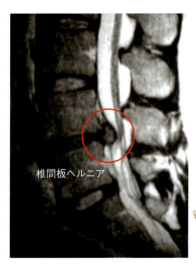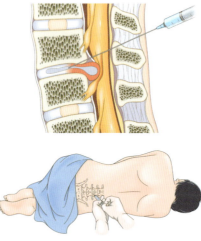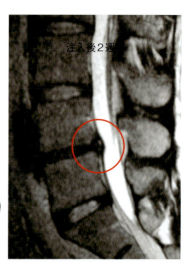

図3 コンドリアーゼを用いた椎間板髄核融解術
短期間に軟骨終板を傷めずにヘルニアを縮小させることが可能。

至適適応について

　本剤は，突出した腰椎椎間板ヘルニアに起因した神経障害による症状（下肢痛，しびれ）を有し，明らかな神経学的所見を呈する患者に投与されることが適正使用上望ましい。画像上ヘルニアによる神経根の圧迫が明確であり，腰椎椎間板ヘルニアの症状が画像所見から説明可能な患者にのみ使用するのが良い。また突出した椎間板ヘルニアのタイプは，MacNab分類で後縦靱帯下脱出型が最も良い適応である（図4）。

　以下の条件を満たすことが推奨される。
①腰・下肢痛を有する（主に片側，ないしは片側優位）
②安静時にも症状を有する
③SLR（straight leg raising）テストは70°以下陽性（ただし高齢者では絶対条件ではない）
④MRIなど画像所見で椎間板の突出がみられ，脊柱管狭窄所見を合併していない
⑤症状と画像所見とが一致する

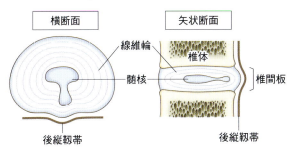
■ 膨隆・突出型（protrusion）

ヘルニアが線維輪の最外層を超えない。

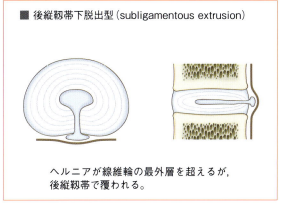
■ 後縦靱帯下脱出型（subligamentous extrusion）

ヘルニアが線維輪の最外層を超えるが，後縦靱帯で覆われる。

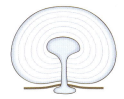
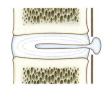
■ 経後縦靱帯脱出型（transligamentous extrusion）

ヘルニアが後縦靱帯を穿破する。

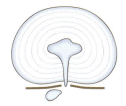
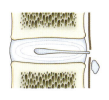
■ 遊離脱出型（sequestration）

ヘルニアが硬膜外に遊離移動する。

図4　コンドリアーゼ対象疾患
腰椎椎間板ヘルニアの形態分類（MacNab分類）

匠のポイント伝授！

①保存療法を徹底して行う。

②ヘルニアのタイプはsubligamentous extrusionを選択することが重要である。

③コンドリーゼの効果は，3～4週かけて徐々に得られる場合が多い。

④注入後1カ月は重量物挙上はしないように注意する。

投与の手順　（図5）

1. まず図5のように管球の振れる透視台の上に半側臥位で体位を取る。
2. 斜位角／斜入角の調節をする。
3. 皮膚刺入点のマークと消毒。このとき上関節突起の前に刺入点をおく。
4. 穿刺針により皮膚刺入点から穿刺。
5. 側面像および正面像の撮像で針先が髄核の中心にあることを確認。
6. コンドリアーゼを1.0mL投与。

図5　椎間板髄核融解術の手順

- アナフィラキシー等の発現に備えて静脈ルートを確保し，血圧・心電図および動脈血酸素飽和度のモニターを行う。
- 被験者の安全を確保するため，コンドリアーゼ投与前から投与後30分間は，全身モニタリングを行う。

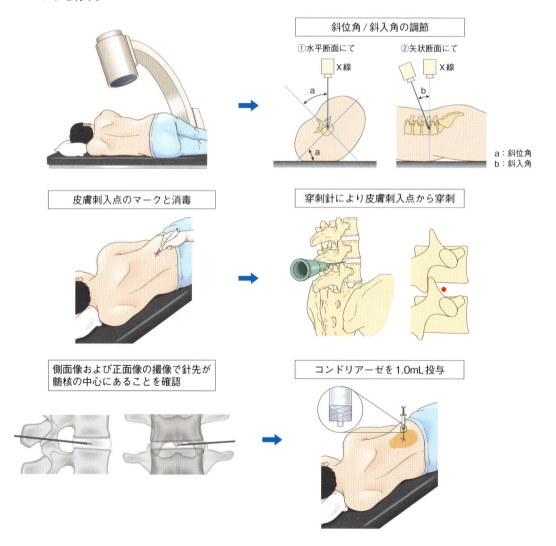

手技

● 穿刺の実際（L4/L5とL5/S1）

　まず斜位の体位を取り，透視下でL4/L5の椎間板腔が並行に見える状態を確認する。針刺入点はL5上関節突起前縁としマーキングを行う（図6）。

　またL5/S1の場合は，椎間板腔に腸骨稜が重なって見えないことが多いので，透視管球を頭側に20〜30°傾斜させて椎間板腔が映し出されるように調節をする（図7）。

　そして椎間板穿刺には22か23ゲージのPTCD針を使用してできる限り椎間板中央に針先を位置するようにする。上下の終板に針先が当たっているとコンドリアーゼが至適な位置に注入されないことがあるので注意が必要である（図8）。

図6 L4/L5の椎間板穿刺
体位は斜位で行う。

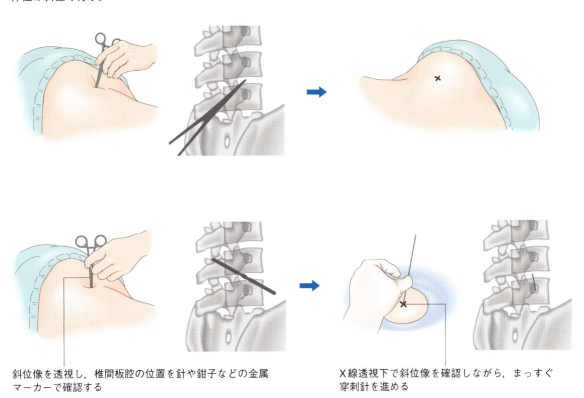

斜位像を透視し，椎間板腔の位置を針や鉗子などの金属マーカーで確認する

X線透視下で斜位像を確認しながら，まっすぐ穿刺針を進める

図7 L5/S1の椎間板穿刺

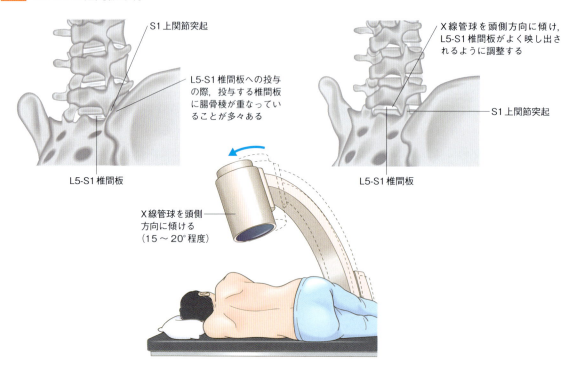

図8 コンドリアーゼの注入（L5/S1投与の場合）

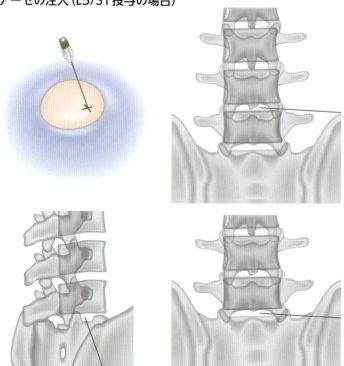

● 投与後の経過観察

アナフィラキシー発現の可能性を考慮して，投与後30分間は医師の監視下で観察する。投与後2〜3時間は副作用の発現など患者の状態を注意深く観察することが大切である。本剤投与後に，アナフィラキシーの発現が認められた患者は，二相性アナフィラキシー反応の発現の可能性があるため，一定期間は入院下で医師の監視下におくことが推奨される。また投与後1週間は腰に負担をかけないように注意する。

副作用について

国内第Ⅱ/Ⅲ相試験および第Ⅲ相試験において，コンドリアーゼが投与された229例中122例（53.3％）に副作用が認められている。主な副作用は，腰痛51例（22.3％），下肢痛11例（4.8％），発疹等6例（2.6％），発熱4例（1.7％），頭痛3例（1.3％）であったが，重篤な副作用は認められなかった。

● 治療可能な施設と医師

現在のところコンドリアーゼを使用して腰椎椎間板ヘルニアの治療が可能な施設と医師が限定されており，市販後調査の結果解析後にこの見直しがなされる予定である（表1）。

a：日本脊椎脊髄病学会（JSSR）

医師要件	※以下①②を満たす医師とする。 ①日本脊椎脊髄病学会指導医，その指導下にある医師，もしくは本剤の治験に参加した医師 ②椎間板穿刺経験がある，もしくは腰椎椎間板ヘルニア手術50例以上の経験がある医師
施設要件	※以下①〜④をすべて満たす施設とする。 ①X線透視設備（C-アームなど）があり清潔操作のもと本剤を投与可能な施設 ②ショック・アナフィラキシーに対応可能な施設 ③緊急時に脊椎手術ができる，または脊椎手術ができる施設と連携している施設 ④入院設備がある施設

b：日本脊髄外科学会（NSJ）

医師要件	①日本脊髄外科学会指導医もしくは認定医 ②椎間板穿刺経験がある，もしくは腰椎椎間板ヘルニア手術50例以上の経験がある医師
施設要件	①X線透視設備（C-アームなど）があり清潔操作のもと本剤を投与可能な施設 ②ショック・アナフィラキシーに対応可能な施設 ③緊急時に脊椎手術ができる，または脊椎手術ができる施設と連携している施設 ④入院設備がある施設

表1 医師要件・施設要件

匠の奥義　椎間板穿刺は，斜位で椎間板腔が並行に見える体位で行うと容易である。L5/S1の場合は，椎間板腔に腸骨稜が重なって見えないことが多いので，透視管球を頭側に20〜30度傾斜させて椎間板腔が映し出されるように調節する。

代表症例

● 症例1

30歳，男性。主訴は左下肢痛であった。症状は4カ月間持続し，消炎鎮痛剤内服では効果がなかった。罹患高位はMRIでL5/S1であり，左側優位でsubligamentous extrusionであった。

コンドリアーゼ注入後，すみやかに左下肢痛は改善し（図9a），MRIでは6週間で縮小，13週間でほぼ消失した（図9b）。

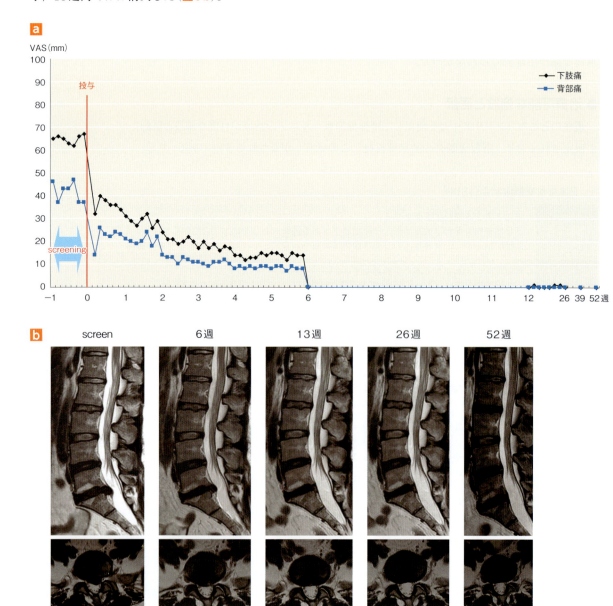

図9 症例1（30歳，男性，L5/S1，左下肢痛）
a：下肢痛VAS，b：MRI矢状断像 T2 FSE（L5/S1）

● 症例2

　40歳，女性。主訴は右下肢痛であった。症状は6カ月間持続し，消炎鎮痛剤，プレガバリン内服では効果はなかった。罹患高位はMRIでL5/S1で，右側優位にヘルニアは突出し，subligamentous extrusionであった。

　コンドリアーゼ注入直後から下肢痛は改善し（図10a），MRIでは6週間で縮小，13週間でほぼ消失した（図10b）。

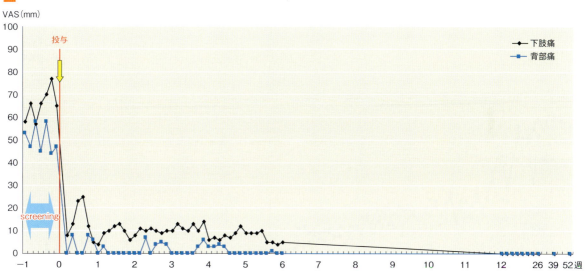

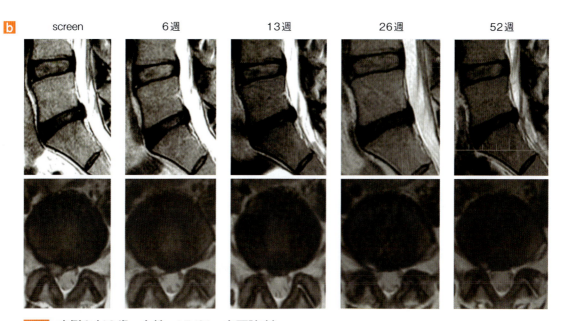

図10　症例2（40歳，女性，L5/S1，右下肢痛）
a：下肢痛 VAS
b：MRI矢状断像 T2 FSE（L5/S1）

● 症例3

　33歳，女性。主訴は左下肢痛であった。症状は8カ月間持続し，消炎鎮痛剤，オピオイド内服では効果はなかった。罹患高位はMRIでL5/S1で，左側優位にヘルニアは突出し，subligamentous extrusionであった。

　コンドリアーゼ注入後から徐々に下肢痛は改善し（図11a），MRIでは6週間でほぼ消失した（図11b）。

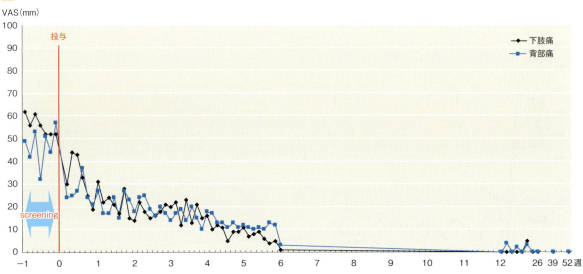

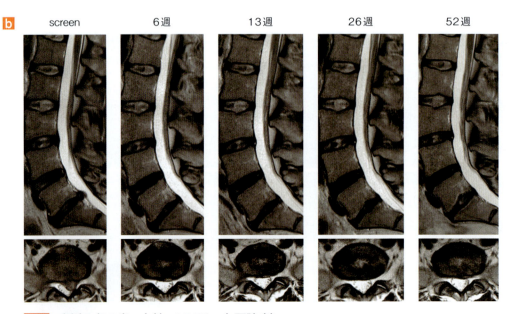

図11　症例3（33歳，女性，L5/S1，左下肢痛）
a：下肢痛VAS
b：MRI矢状断像 T2 FSE（L5/S1）

● 症例4

　35歳，女性。主訴は左下肢痛であった。症状は5カ月間持続し，消炎鎮痛剤，プレガバリンでは効果はなかった。硬膜外ブロックも行ったが2日ほどの効果があったのみで，以後痛みが再現した。罹患高位はMRIでL5/S1で，左側優位にヘルニアは突出し，subligamentous extrusionであった。

　コンドリアーゼ注入後1時間ほどで下肢痛は改善し（図12a），MRIでは6週間でほぼ消失した（図12b）。

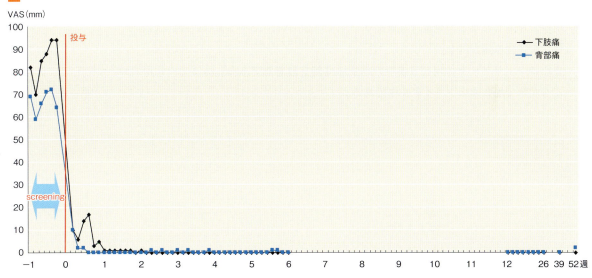

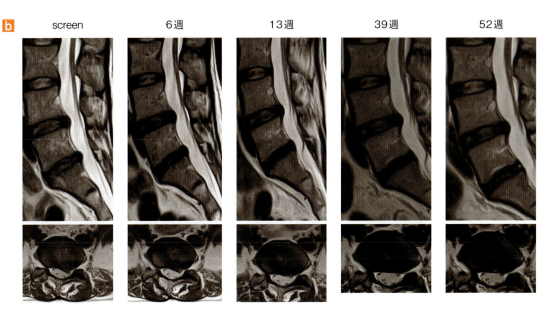

図12 症例4（35歳，女性，L5/S1，左下肢痛）
a：下肢痛VAS
b：MRI矢状断像T2 FSE（L5/S1）

考察

　手術との比較による椎間板髄核融解術の位置付けについては，腰椎椎間板ヘルニア診療ガイドラインにおける椎間板髄核融解術と手術療法の有用性の比較では，椎間板髄核融解術は椎間板摘出術より劣り，経皮的髄核摘出術より有効であり[1]，また適切な被験者を選択することで，椎間板摘出術と同等の成績を得ることができる。この椎間板髄核融解術は低侵襲で，椎間板摘出術と同等の成績が得られる可能性を秘めた理想の術式といえる[2-6]。平成30年8月から椎間板投与が可能となり，市販後調査も順調に行われている。

　皮疹，蕁麻しんなどの軽度な皮膚症状を呈す副作用報告（2〜3%）はされているが，重篤な合併症の報告はない[4-6]。

　またコンドリアーゼは現在日本でのみ使用可能な治療薬である。海外での使用についても北米で現在臨床トライアル中である。

文献

1) 日本整形外科学会，日本脊椎脊髄病学会監修，日本整形外科学会診療ガイドライン委員会腰椎椎間板ヘルニア診療ガイドライン策定委員会編集. 腰椎椎間板ヘルニア診療ガイドライン 改訂第2版. 東京：南江堂；2011.
2) Gibson JN, Waddell G. Surgical interventions for lumbar disc prolapse. Cochrane Database Syst Rev 2007；(2)：CD001350.
3) McCulloch JA, Transfeldt EE, editors. Macnab's Backache. 3rd ed. Baltimore, MD: Williams & Wilkins; 1997.
4) Matsuyama Y, Chiba K, Iwata H, et al. A multicenter, randomized, double-blind, dose-finding study of condoliase in patients with lumbar disc herniation. J Neurosurg Spine 2018；28：499-511.
5) Matsuyama Y, Chiba. Condoliase for treatment of lumbar disc herniation. Drugs of Today 2019；55：17-23.
6) Chiba K, Matsuyama Y, Seo T, et al. Condoliase for the Treatment of Lumbar Disc Herniation: A Randomized Controlled Trial. Spine (Phila Pa 1976) 2018；43：E869-E876.

おわりに：次世代の低侵襲脊椎外科

　わが国の低侵襲脊椎外科領域の歴史は古く，1975年の土方らによる経皮的髄核摘出術（PN）にさかのぼる。今日の低侵襲除圧術は，PNから派生したPED（FED）と1998年にわが国に導入されたMEDによる内視鏡手術が主体である。内視鏡手術は現在年間約2万件実施され，増加の一途をたどっている。一方，低侵襲固定術は2005年に最小侵襲脊椎安定術（minimally invasive spine stabilization；MISt）手技としてPPSとMIS-TLIFが導入され，その後MIS-long fixationやLIFなどのさまざまな新技術が導入されている。MIStは現在，変性，変形，外傷，腫瘍，感染などのさまざまな病態に広く応用されている。したがって，わが国の低侵襲脊椎外科手術は過去20年で独自のスタイルで大きく発展し，今日の臨床現場では欠かすことのできない手技となっている。

　2018年の第21回日本低侵襲脊椎外科学会（JASMISS）は，東京で筆者が会長として開催させていただいた。先人の築き上げてきた技術を基にさらなる低侵襲脊椎外科の発展を目指し，新たな時代へ向かって前向きに挑戦する姿勢の重要性から，"次世代への挑戦：Challenges for the next generation"をテーマとした。本年（2019年）の第22回JASMISSは徳島大学整形外科の西良浩一教授が会長を務められ，"Determination"（断固たる決意）という素晴らしいテーマで開催される。まさに"次世代への挑戦"には"断固たる決意"が必要であり，この決意こそが将来の低侵襲脊椎外科の発展をもたらすことは論をまたない。

　低侵襲脊椎外科の発展には，低侵襲手術のさらなる進歩や新技術の開発だけではなく，コンピュータ／仮想現実・拡張現実／人工知能／ロボット支援などの発展，術前の病態評価のための新たな診断法の確立などが重要となる。さらに言えば，低侵襲手術に加え，従来法の低侵襲化，理学療法や薬物療法などの保存療法，予防医療，再生医療などを含む，より横断的かつグローバルな治療アプローチが必要不可欠である。つまり，2018年に筆者が会長講演で提唱した最小侵襲脊椎治療（minimally invasive spine treatment；MIST）といわれるような概念にほかならない。このような観点より，本書ではさまざまな低侵襲脊椎手術だけではなく，Part 1では多くの運動療法の基本理論と応用を，Part 4では従来の頚椎前方固定術の低侵襲手術としての頚椎人工椎間板置換術を，また保存療法と外科的治療の間に位置する脊柱管内治療（TSCP）やコンドリアーゼなどの最先端治療についても触れられている。次世代のMISTは，患者，医師，企業，医療経済すべてにおいて，低侵襲であるべきといえる。本書は低侵襲脊椎外科の過去から未来の長い歴史のなかの一成書に過ぎないが，本領域の発展過程において新たな方向付けやbreakthroughをもたらすものと確信している。

　最後に，ともに編集を担当させていただいた西良教授，ならびに執筆をご担当いただいた多くのエキスパートの先生方に深謝申し上げます。

令和元年11月吉日

国際医療福祉大学医学部整形外科学 主任教授
第21回 JASMISS 会長
石井　賢

索引

あ

安全なメイヨー剪刀把持法	311
安定性	3

い

一般的なヨガ	79
イントロデューサー	375

う

運動学習	106
運動制御	106

え お

エクステンダースリーブプッシャー	308
オープンキネティックチェーン	69, 113

か

可動性	3
化膿性脊椎炎	271

き

擬似オープンチェーン	29
疑似クローズドチェーン	28, 69
キネティックチェーン	17
ギャッジアップテクニック	315
近位隣接椎間後弯障害	291

く

クローズドキネティックチェーン	69, 113
グローバル筋	5, 78, 98

け

経仙骨的脊柱管形成術	372
経椎間孔アプローチ全内視鏡椎間板摘出術	138
経椎間孔法	155
経椎弓的アプローチ	162
頚椎後縦靭帯骨化症	388
頚椎人工椎間板置換術	367
経皮経肝胆管ドレナージ	188, 216
経皮的椎弓根スクリュー	204, 222, 246
経皮的デュアルSAIスクリュー	351
経皮的内視鏡	154

こ

後縦靭帯	369
後側方法	155
後腹膜腔アプローチ	310
後方進入椎体間固定術	246
コレクティブアプローチ	2
コレクティブエクササイズ	37, 40
コンドリアーゼ	394
コンドロイチナーゼABC	394

さ

最小侵襲頚椎椎弓根スクリュー固定	330
最小侵襲脊椎治療	372

INDEX

し

思春期特発性側弯症	286
ジャックナイフストレッチング	58
シリアルダイレーション	145
神経根分岐異常	162
神経モニタリングシステム	312
身体認知	113

せ

脊柱neutralポジション	24
脊椎手術後疼痛症候群	373
脊椎の正しい分節運動	78
全内視鏡下椎間板切除術	178
全内視鏡下椎間板ヘルニア摘出術	170, 194
全内視鏡手術	170
前方固定法	337

そ

側方経路腰椎椎体間固定	230, 298
側方進入椎体間固定術	246
側方進入椎体置換術	246

た

第3大後頭神経	334
大後頭神経	334
ダイレーション	189
ダイレーティング	173

つ

椎間孔解放術	336
椎間孔拡大	174
椎弓間アプローチ法	154

て

低侵襲矯正固定術	286
低侵襲経椎間孔的腰椎椎体間固定術	232
ディスクスペーススプレッダー	237
デクスメデトミジン	129

と

統合動作	14
ドレーピング	259

な に

内視鏡下椎間板摘出術	141
二相性造影CT	316

は

パラレリング	364
半楕円スリーブ	210

ひ

びまん性特発性骨増殖症	272, 279
ピラティス	67

411

ふ

ファイナルインパクター ……………………………… 365
フィードフォワード機能 ……………………………… 61
フィクセーションピン …………………………………… 368
フィンガーナビゲーション …………………… 248, 256
分節運動 …………………………………………………… 80

ほ

放射線防護の3原則 ……………………………………… 251
ボダイ ……………………………………………………… 117

も

モーターコントロールアプローチ …………………… 24
モビリティ・ファースト …………………………………… 5

より

腰椎多数回手術例 ………………………………………… 373
リフォーマー ……………………………………………… 28

れ ろ

レトラクターブレード …………………………………… 343
ローカル筋 ………………………………… 5, 61, 78, 98

A

adolescent idiopathic scoliosis（AIS） ………… 286
anterior lumbar interbody fusion（ALIF） … 337, 388
axial elogation（AE） …………………………………… 24

B

balloon kyphoplasty（BKP） ……………………… 391
body awareness ……………………………………… 113
buckethandle movement ……………………………… 88

C

cage subsidence ……………………………………… 327
cantilever technique ………………………………… 299
circumferential minimally invasive surgery
　（cMIS） ……………………………………………… 286
closed kinetic chain（CKC） ………………………… 69
compromised host …………………………………… 194
computer assisted orthopaedic surgery（CAOS）
　………………………………………………………… 389
conjoined nerve root ………………………………… 162
Core Power Yoga CPY® ……………………………… 78

D

decortication …………………………………………… 302
diffuse idiopathic skeletal hyperostosis（DISH）
　……………………………………………………… 272, 279
draw-in …………………………………………………… 63

INDEX

E

elbow-toe	64
epiduroscopy	373
exiting nerve root injury（ENRI）	138
extraperitoneal approach	338
extraperitoneal oblique lateral approach	338
extreme lateral interbody fusion（XLIF®）	324

F

failed back surgery syndrome（FBSS）	373
foraminoplastic outside-in法	138
foraminoplasty	174
foraminotomy	336
full-endoscopic discectomy（FED）	154, 178, 203
full-endoscopic foraminoplasty	203
Functional Movement Screen（FMS®）	39

G

great occipital nerve（GON）	334
groove entry technique（GET）	274, 282, 230

H

half & half	134
hand-knee	64
hard hernia	162
high intensity zone（HIZ）	212
Hynes technique	337
hypermobile	14
hypomobile	14

I

inside-out	126, 138
integrated movement approach（IMA）	14, 21
interlaminar endoscopic lumbar discectomy（IELD）	170
interlaminar（IL）法	154

J K

Joint by Joint Theory	2
Kambin's triangle	138, 144, 203
kissing scapula現象	12

L

lateral access corpectomy	286
lateral corpectomy and replacement（LCR）	246
lateral lumbar interbody fusion（LLIF）	230, 246, 310
less imaging cannulated awl and probe method（LICAP）	287
loss of resistance法	310
Luschka関節	363

M

MacNab分類	397
micro-endoscopic discectomy（MED）法	141, 170
minimally invasive cervical pedicle screw fixation（MICEPS）	330
minimally invasive spinal treatment（MIST）	372

minimally invasive spinopelvic fixation
(MIS-SP) ················· 261

minimally invasive surgery–transforaminal
lumbar interbody fusion(MIS-TLIF) ············ 232

Mobi-C® ································· 366

mobility ································· 18

modified cortical bone trajectory(CBT) ········ 384

mostability ······························ 18

motor control approach(MCA) ············· 24, 106

Motor Control：ビヨンド・ピラティス ············ 77

motor control(MC) ······················ 106

motor learning(ML) ····················· 106

multiple operated back(MOB) ·············· 373

myeloscopy ····························· 373

O

oblique lateral interbody fusion(OLIF) ····· 316, 337

oblique take off ····················· 289, 303

OLIF 51 ····························· 337

one unit theory ························ 98

onlay grafting ························· 359

open kinetic chain(OKC) ················· 69

ossification of posterior longitudinal ligament
(OPLL) ···························· 388

outside-in法 ························· 138

P

painful annular tear ··················· 217

percutaneous endoscopic discectomy(PED) ······ 154

percutaneous endoscopic transforaminal lumbar
interbody fusion(PETLIF) ··············· 203

percutaneous endoscopic translaminar approach
(PETA) ····························· 162

percutaneous epidural neuroplasty ··········· 373

percutaneous pedicle screw(PPS) ······ 204, 222, 246

percutaneous transhepatic cholangial drainage
(PTCD) ························· 188, 216

Pilates ····························· 67

posterior longitudinal ligament(PLL) ········· 369

posterior lumbar interbody fusion(PLIF) ········ 339

posterolateral(PL)法 ··················· 155

Prestige LP® ························· 362

proximal junctional kyphosis(PJK) ·········· 291

pseudo closed kinetic chain(PCKC) ········ 28, 69

pseudo open kinetic chain(POKC) ··········· 29

pump-handle movement ·················· 88

R

reverse cantilever technique ············ 299, 307

rod derotation ························ 295

rod rotation technique ················ 251, 307

S

S2 alar-iliac(S2AI)スクリュー ·············· 346

safety triangle ··················· 138, 144, 203

Scoliosis Research Society(SRS)-Schwab
classification ······················ 298

smiley face rod······················· 353

spinal instability neoplastic score(SINS) ········ 270

spine articulation(SA) ·················· 24

stability ···························· 18

switchback technique··················· 251

INDEX

T

tear drop view ·· 275

temporary fixation ·· 246

third occipital nerve(TON) ······························· 334

Thoracolumbar Injury Classification System
(TLICS) ·· 254

total disc replacement(TDR) ···························· 367

train of four(TOF) ·· 309

trans-sacral canal plasty(TSCP) ····················· 372

transforaminal approach ································· 195

transforaminal endoscopic lumbar discectom
(TELD) ·· 170, 178

transforaminal endoscopic lumbar foraminotomy
(TELF) ··· 178

transforaminal full-endoscopic discectomy
(TF-FED) ·· 138

transforaminal lumbar interbody fusion(TLIF)
··· 246, 339

transforaminal(TF)法 ····································· 155

transiliac rod and screw fixation(TIRF) ·········· 261

transperitoneal approach ································ 338

TrEMG ··· 228

two-incision法 ·· 144

U V W

upper instrumented vertebra(UIV) ·············· 294

ventral epiduroscopic observation technique ··· 147

vertebral column resection(VCR) ················· 384

walking technique ······························· 131, 188

匠が伝える低侵襲脊椎外科の奥義

2019 年 12 月 10 日　第 1 版第 1 刷発行

■編　集　西良浩一　さいりょう こういち

　　　　　石井　賢　いしい けん

■発行者　三澤　岳

■発行所　株式会社メジカルビュー社

　　　　　〒162−0845　東京都新宿区市谷本村町 2−30
　　　　　電話　03 (5228) 2050 (代表)
　　　　　ホームページ http://www.medicalview.co.jp/

　　　　　営業部　FAX 03 (5228) 2059
　　　　　E−mail　eigyo @ medicalview.co.jp

　　　　　編集部　FAX 03 (5228) 2062
　　　　　E−mail　ed @ medicalview.co.jp

■印刷所　シナノ印刷株式会社

ISBN978−4−7583−1877−8　C3047

©MEDICAL VIEW, 2019.　Printed in Japan

・本書に掲載された著作物の複写・複製・転載・翻訳・データベースへの取り込みおよび送信 (送信可能化権を含む)・上映・譲渡に関する許諾権は, (株) メジカルビュー社が保有しています.
・ JCOPY 〈出版者著作権管理機構 委託出版物〉
　本書の無断複製は著作権法上での例外を除き禁じられています. 複製される場合は, そのつど事前に, 出版者著作権管理機構 (電話 03−5244−5088, FAX 03−5244−5089, e−mail：info@jcopy.or.jp) の許諾を得てください.

・本書をコピー, スキャン, デジタルデータ化するなどの複製を無許諾で行う行為は, 著作権法上での限られた例外 (「私的使用のための複製」など) を除き禁じられています. 大学, 病院, 企業などにおいて, 研究活動, 診察を含み業務上使用する目的で上記の行為を行うことは私的使用には該当せず違法です. また私的使用のためであっても, 代行業者等の第三者に依頼して上記の行為を行うことは違法となります.

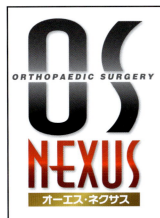

OS NEXUS オーエス・ネクサス

シリーズ完結！(全20巻)

編集委員
- 宗田 大　東京医科歯科大学名誉教授／国立病院機構災害医療センター院長
- 中村 茂　帝京大学医学部附属溝口病院 整形外科学教授
- 岩崎 倫政　北海道大学大学院医学研究院整形外科学教授
- 西良 浩一　徳島大学大学院医歯薬学研究部運動機能外科学主任教授

書籍でも**タブレット，スマホ，パソコン**でも読める！ **オペ室**でも見られる！

スタンダードな手術の最新テクニックが，よりダイナミックになったイラストでよくわかる！

▶ 遭遇する頻度が高い疾患・外傷をシリーズを通して網羅。
▶ 精緻なイラストで手術手技のニュースタンダードを詳細に解説。

◆ 体裁：A4判・オールカラー・180頁程度
◆ 書籍（電子版付き）　1部定価（本体11,000円+税）
◆ 電子版　1部定価（本体10,000円+税）

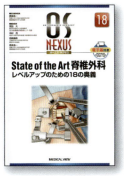

脊椎関連の5冊（担当編集委員：西良 浩一）

- **2** 頚椎・腰椎の後方除圧術
- **6** 脊椎固定術　これが基本テクニック
- **10** 脊椎固定術　匠のワザ
- **14** 脊椎手術と合併症　回避の技とトラブルシューティング
- **18** State of the Art 脊椎外科　レベルアップのための18の奥義

脊椎手術で起こりやすい合併症と手技のポイントが一目瞭然!

脊椎 手術合併症回避のポイント

編集　山崎 正志　筑波大学医学医療系整形外科教授

若手脊椎外科医が執刀する手術で起こりうる合併症に限定して構成。起こる頻度の高い合併症，起こしやすい場面（メルクマール：指標）を術式別に取り上げ，イラスト・写真とともに解説している。
各項目は，「なぜ起こるのか」「起こさないために」「起きてしまったら」「オペ時のメルクマール」の見出し4つで構成。「オペ時のメルクマール」では最初に［起こしやすい場面：注意するポイント／回避のポイント］を青文字で強調しているので，この部分を見ていくだけでも，注意すべき合併症の回避ポイントが理解できる。術式別の合併症情報が一目瞭然になっている本書は若手執刀医の必需本。

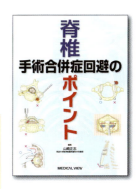

目次

トラブル＆メルクマール　頚椎
頚椎椎弓形成術（片開き）/ 頚椎後方固定術－椎弓根スクリュー，外側塊スクリュー / 頚椎椎孔周囲スクリュー / 他

トラブル＆メルクマール　胸椎・胸腰椎
胸椎・胸腰椎前方除圧固定術 / 胸椎・胸腰椎後方除圧術 / 胸椎・胸腰椎後方固定術 / 他

トラブル＆メルクマール　腰椎
腰椎前方固定術 / 側方進入腰椎前方固定術（OLIF）/ 側方進入腰椎前方固定術（XLIF）/ 経大腰筋側方アプローチを応用した椎体置換術 / 腰椎椎間板ヘルニア摘出術（Love法）/ 腰部脊柱管狭窄症に対する後方除圧術 / 他

トラブル＆メルクマール　脊柱変形
成人脊柱変形に対する変形矯正術（後方骨切り，LLIF）/ 側弯症に対する後方矯正固定術

トラブル＆メルクマール　脊髄
硬膜内髄外腫瘍摘出術 / くも膜嚢腫の手術 / 癒着性くも膜炎に伴う脊髄空洞症に対するシャント術

定価（本体13,000円+税）
B5変型判・308頁・オールカラー
イラスト300点，写真200点
ISBN978-4-7583-1868-6

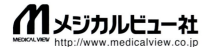

http://www.medicalview.co.jp

スマートフォンで書籍の内容紹介や目次がご覧いただけます。

執刀医となった日から即役立つ！基本的な手技を学べる 現場に即した手術書シリーズ

新 執刀医のための サージカルテクニック

総編集 徳橋 泰明 日本大学医学部整形外科学系 整形外科学分野主任教授

■B5変型判・オールカラー

脊椎

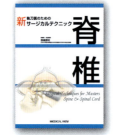

担当編集 徳橋 泰明
日本大学医学部整形外科学系
整形外科学分野主任教授

『執刀医のためのサージカルテクニック』シリーズの刊行から10年以上が経過し、手術手技・使用器具の進歩により大きく変更されている術式や、新たな術式も取り上げ、今の時代に即した手術内容で新シリーズとして刊行。より執刀医の視点に立った記述で、最前線で活躍する経験豊かな臨床医からのアドバイスが豊富に散りばめられている。さらに助手を卒業していざ執刀医となった医師のニーズに応える情報も提供。手術を行うすべての整形外科医必携の書！

定価（本体 13,000円＋税）
256頁・イラスト300点　ISBN978-4-7583-1862-4

目次
- 執刀医の心得
- 腰椎椎間板ヘルニアに対する髄核摘出術（いわゆるLove法）
- 腰椎椎間板ヘルニアに対する内視鏡下椎間板摘出術（MED）
- 腰部脊柱管狭窄症に対する棘突起縦割式椎弓切除術
- 腰椎変性疾患に対する後側方固定術（PLF）
- 腰椎変性すべり症に対する後方進入椎体間固定術
- 頚椎症性脊髄症に対する片開き式椎弓形成術、後方固定術
- 頚椎症性脊髄症に対する棘突起縦割式椎弓形成術（T-saw laminoplasty）
- 頚椎性神経根症、脊髄症に対する前方除圧固定術
- 骨粗鬆症性椎体骨折に対するBalloon kyphoplasty
- 骨粗鬆症性椎体骨折偽関節に対する椎体形成術併用の後方固定術
- 胸腰椎移行部脊椎外傷に対する後方固定術
- 転移性脊椎腫瘍に対するMISt（最小侵襲脊椎安定術）
- 環軸椎亜脱臼に対する後方固定術
- XLIF®（eXtreme Lateral Interbody Fusion）
- 腰椎変性側弯症に対するOLIF（oblique lateral interbody fusion）
- 馬尾腫瘍摘出術

上肢

担当編集 長尾 聡哉
板橋区医師会病院整形外科部長
日本大学医学部整形外科学系整形外科学分野講師

定価（本体 14,000円＋税）
296頁・イラスト300点　ISBN978-4-7583-1860-0

下肢

担当編集 齋藤 修
日本大学医学部整形外科学系
整形外科学分野准教授

定価（本体 14,000円＋税）
280頁・イラスト300点　ISBN978-4-7583-1861-7

整形外科 日常診療のエッセンス

日常診療をより正確に、効率的に行えるエッセンスが詰まったシリーズ

限られた外来時間を有効に使い、診療を行いたい。しかし、明らかな外傷がない場合、問診や臨床所見などから診察を進めても、主症状を訴える場所と原因疾患が一致しないこともあり、注意が必要である。
本シリーズは、日常診療をより正確に、効率的に行えるエッセンスが詰まった、整形外科医の必読書である。

■B5変型判・2色刷（一部カラー）

脊椎

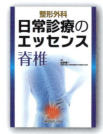

編集 紺野 愼一
福島県立医科大学医学部
整形外科学講座主任教授

定価（本体 8,000円＋税）
236頁・イラスト100点、写真200点
ISBN978-4-7583-1866-2

目次
Ⅰ 外来で必要な基礎知識
【脊椎の解剖】頚椎の解剖／胸椎の解剖／腰椎の解剖
【痛みの評価】痛みの量的評価尺度／痛みの質的評価
【痛みのメカニズム】痛覚投射経路／急性痛と慢性痛／痛みを発生機序から分類する

Ⅱ 診察の進め方
【問診】受診の目的／主訴の把握／病歴の作成／部位別にみた脊椎疾患に関する問診【理学所見の評価】視診／触診／脊柱所見／神経学的所見【鑑別疾患上重要な手技】内臓系に由来する腰背部痛／心因性に由来する腰背部痛／脊柱ならびに傍脊柱以外の運動器に由来する腰背部痛【画像検査の意義と限界〔血液検査も含む〕】単純X線／CT／MRI／脊髄腔造影／神経根造影、椎間板造影／症例供覧【再診時の注意点】初診時以降の経過の確認／身体診察の実施／画像所見の再確認／診断の見直し／治療方針の確認／病状・治療方針に対する理解の確認【患者への接し方】とにかく第一印象を大事にしよう

Ⅲ 疾患別治療法
【脊椎（全体）】脊柱側弯症／胸椎の外傷／後縦靱帯骨化症、黄色靱帯骨化症／骨粗鬆症と骨粗鬆症性脊椎椎体骨折【頚椎】頚椎症性神経根症、頚椎症性脊髄症／頚椎椎間板ヘルニア／関節リウマチに伴う頚椎病変／頚椎の外傷／頚部痛【腰椎】急性腰痛症／慢性腰痛症／腰部脊柱管狭窄症／腰椎椎間板ヘルニア／腰椎の外傷

上肢

編集 池上 博泰　東邦大学医学部整形外科学教授

定価（本体 9,000円＋税）
388頁・イラスト100点、写真200点　ISBN978-4-7583-1865-5

下肢

編集 石橋 恭之　弘前大学大学院医学研究科整形外科学講座教授

定価（本体 9,000円＋税）
412頁・イラスト100点、写真200点　ISBN978-4-7583-1863-1

メジカルビュー社
http://www.medicalview.co.jp

※ご注文、お問い合わせは最寄りの医書取扱店または直接弊社営業部まで。
〒162-0845　東京都新宿区市谷本村町2番30号
TEL.03（5228）2050　FAX.03（5228）2059
E-mail（営業部）eigyo@medicalview.co.jp

スマートフォンで書籍の内容紹介や目次がご覧いただけます。